# コンパクト
# 食品学 総論・各論

日本食品標準成分表2015年版（七訂）準拠

青木　正　齋藤文也
編著

青木　正　江藤正義　加藤隆夫
河村大造　木村幸子　齋藤文也
前田節子　眞鍋　久　三浦芳助
水間智哉
著

朝倉書店

### 編著者

| | | |
|---|---|---|
| 青　木　　　正 | 前 鈴峯女子短期大学食物栄養学科教授 |
| 齋　藤　文　也 | 前 会津大学短期大学部食物栄養学科教授 |

### 執筆者（五十音順）

| | | |
|---|---|---|
| 青　木　　　正 | 前 鈴峯女子短期大学食物栄養学科教授 |
| 江　藤　正　義 | 兵庫県立大学名誉教授 |
| 加　藤　隆　夫 | 前 仁愛大学人間学部教授 |
| 河　村　大　造 | 広島文教女子大学人間科学部教授 |
| 木　村　幸　子 | 兵庫県立大学環境人間学部准教授 |
| 齋　藤　文　也 | 会津大学短期大学部食物栄養学科教授 |
| 前　田　節　子 | 静岡英和学院大学短期大学部食物学科教授 |
| 眞　鍋　　　久 | 淑徳大学看護栄養学部教授 |
| 三　浦　芳　助 | 広島女学院大学名誉教授 |
| 水　間　智　哉 | 関西福祉科学大学健康福祉学部教授 |

# 序

　近年,科学技術の高度な発達,食品工業の急速な発展により,食品の流通機構や消費構造の高度化・近代化が進み,私たちに豊かな食生活をもたらした.その一方で,21世紀の少子,高齢時代を迎え,国民の食生活のあり方や生活習慣病対策,さらには社会福祉の諸問題を正面から捉え,真に国民の健康の維持増進を図るために,多くの課題への取組みが行われている.

　このような最中,2001(平成13)年には,食品の規格基準,表示基準の情報提供を明確化し,いわゆる健康食品を類型化した保健機能食品制度が発足した.そして,2014(平成26)年には,健康な個人または集団を対象として,国民の健康の維持増進,生活習慣病の予防,発症予防,重症化予防も視野に入れ,エネルギーおよび栄養素の摂取量の基準が策定された「日本人の食事摂取基準(2015年版)」が公表された.一方,2010(平成22)年に公表された「日本食品標準成分表2010」をさらに発展させ,国民の栄養と健康への関心の高まりに応え,最新の調査,分析データに基づいた食品成分値を収載した「日本食品標準成分表2015」の公表が本年中に予定されている.

　このように,私たちの健康を守り,健康の維持増進を図るための食生活環境が一段と整備・充実されつつあり,食環境の動的変化のなか,保健・医療・福祉・教育をはじめとした多様な領域で専門的な知識と高度な技能を持った管理栄養士への期待は一段と高まっている.

　2002(平成14)年には,新たに改正された栄養士法が施行され,管理栄養士の業務は,「傷病者に対する療養のため必要な栄養の指導,個人の身体の状況,栄養状態等に応じた高度の専門的知識及び技術を要する健康の維持増進のための栄養の指導並びに特別の配慮を必要とする給食管理及びこれらの施設に対する栄養改善上必要な指導等を行うこと」と定義された.

　この趣旨を踏まえ,保健・医療・福祉・教育をはじめとした多様な分野で社会が専門職として必要とする管理栄養士養成のために,2002(平成14)年に管理栄養士国家試験出題基準(ガイドライン)が発表された.さらに,2010(平成22)年には,科学技術の著しい進歩や社会制度の変化に的確に対応し得る管理栄養士の育成を目指して,国家試験の出題基準が改訂されるなど,管理栄養士養成教育の充実が図られてきた.

　このような管理栄養士養成の社会的状況を踏まえ,本書では,大学などの栄養士・管理栄養士養成課程において,この時代に即応した栄養士・管理栄養士の養成教育の一助となるべく,栄養士・管理栄養士として必要な「食品学」の内容を精選し網羅した.すなわち,現行の管理栄養士国家試験出題基準(ガイドライン)ならびに管理栄養士国家試験内容も踏まえながら,食品標準成分表の内容に沿って,「食品学」の重点をコンパクトにかつ活用しやすくまとめた.現代的課題である食と健康の観点から,「食品の機能性」を具体的にまとめ,さらに「食品成分の化学」,「食品材料の特性」について特に重点を置き,食品(成分)の機能性と健康との関わりを重視した.また,本文中には各所にコラム欄を設け内容の理解が深められるようにし,巻末の「用語解説」の項では本文中のいろいろな用語をわかりやすく解説した.

　本書をまとめるにあたって,参考にさせていただいた多くの書物の著者に対し心から感謝したい.なお,本書は,朝倉書店の『新食品学総論・各論』(2002年)を現代社会の要望に即応し得る内容に発展・充実させながら,管理栄養士を目指す学生のために,新編のテキストとして,コンパクトに「食品学」の重点をまとめるよう企画・編集したものである.

朝倉書店編集部から，現代的課題である食と健康との関わりを明らかにし，保健・医療・福祉・教育の分野の諸課題に取り組む管理栄養士養成の一助となる「食品学」の教科書の出版をと熱心な勧めがあり，しかも編著者の企画に沿って執筆者諸氏の協力によって出版することができた．ここに厚くお礼を申し上げたい．

本書を活用され，専門性の高い，実践力にすぐれた多くの管理栄養士が社会で活躍されることを祈念する．

2015 年 3 月

編著者を代表して　青木　正

### 日本食品標準成分表 2015 年版（七訂）の公表

日本食品標準成分表が 5 年ぶりに改訂され，2015（平成 27）年 12 月に日本食品標準成分表 2015 年版（七訂）が公表された．

今回の改訂では，近年の食生活の変化などが考慮され，収載食品の拡充，食品の調理方法の拡大，原材料から調理加工食品の栄養成分を計算で求める方法などが網羅されている．

日本食品標準成分表 2015 年版（七訂）とともに，日本食品標準成分表 2015 年版（七訂）アミノ酸成分表編，脂肪酸成分表編及び炭水化物成分表編がそれぞれ同時に公表された．

近年，食品成分表は 5 年おきに策定されているが，食生活の多様化は日進月歩である．利用者の便宜を考え，食品の成分に関する情報を速やかに公開し，食生活環境の動向に的確に対応する観点から，次期改訂版公表までの各年に，その時点で食品成分表への収載などを決定した食品について，日本食品標準成分表 2015 年版（七訂）に追加，補完する食品成分表として，日本食品標準成分表 2015 年版（七訂）追補 2016 年，追補 2017 年，追補 2018 年が毎年のように順次公表されている．

本書は，時代の動向と要請に的確に対応するために，日本食品標準成分表 2015 年版（七訂）および同時に公表された各成分表を基盤とし，管理栄養士をはじめとして，食と健康にかかわる分野で必須の専門性と実践力が培われ，育成されるように編集し，刊行したものである．

2020 年 1 月

編著者を代表して　青木　正

# 目　次

**1　人間と食品**……………〔齋藤文也〕…1
　a　食文化と食生活…………………… 1
　　1）食物の歴史的変遷………………… 1
　　2）食物連鎖…………………………… 2
　　3）食品と栄養………………………… 2
　b　食生活と健康……………………… 3
　　1）食生活と健康維持・管理………… 3
　　2）食品の安全と管理………………… 5
　　3）食嗜好の形成……………………… 5
　c　食料と環境問題…………………… 6
　　1）食料生産と食料自給率…………… 7
　　2）フードマイレージ………………… 8
　　3）地産地消…………………………… 9
　　4）食べ残し・食品廃棄……………… 9

**2　食品の分類**……………〔前田節子〕…10
　a　食品の分類…………………………10
　　1）原材料起源による分類……………10
　　2）食品の生産形態による分類………10
　　3）食品の主成分による分類…………10
　　4）主要栄養素による分類……………10
　b　食習慣による分類…………………12
　c　その他の分類………………………12
　d　法令による分類……………………13

**3　食品成分表**……………〔青木　正〕…14
　a　日本食品標準成分表の目的および
　　　性格……………………………………14
　　1）目　的………………………………14
　　2）性　格………………………………14
　b　日本食品標準成分表2015年版（七訂）
　　……………………………………………15
　　1）収載食品……………………………15
　　2）収載成分項目および各成分の
　　　　測定・算出方法……………………16
　　3）数値の表示方法……………………20

　　4）食品の調理と栄養計算……………21

**4　食品成分とその変化**……………………22
　a　水　　分………………〔河村大造〕…22
　　1）水分子の構造と機能………………22
　　2）食品中の水…………………………23
　　3）水分活性と食品の保存・加工……23
　b　炭水化物………………〔水間智哉〕…24
　　1）糖質の化学と機能…………………24
　　2）単糖類の化学構造…………………24
　　3）二糖類および少糖類（オリゴ糖類）
　　　……………………………………………28
　　4）消化性多糖類………………………30
　　5）食物繊維の化学と機能……………32
　c　脂　　質………………〔江藤正義〕…33
　　1）脂肪酸の化学と機能………………34
　　2）脂質の種類と特徴…………………37
　　3）油脂の特徴と変化…………………39
　　4）油脂の変質…………………………39
　　5）油脂の変質の防止法………………42
　　6）食用油脂……………………………42
　d　たんぱく質……………〔水間智哉〕…44
　　1）アミノ酸の構造と性質……………45
　　2）ペプチドの構造と性質……………48
　　3）たんぱく質の構造…………………48
　　4）たんぱく質の分類と機能…………51
　　5）たんぱく質の特徴とその変化……52
　e　酵　　素………………〔青木　正〕…54
　　1）酵素の命名と分類…………………54
　　2）酵素反応の特徴……………………55
　　3）食品と酵素の作用…………………56
　f　核　　酸………………〔木村幸子〕…57
　　1）核酸の構成…………………………57
　　2）核酸系呈味物質……………………57
　g　ビタミン………………〔前田節子〕…59
　　1）ビタミンの種類……………………59

2）食品中のビタミンの加工・調理による変化と安定性……………66
h　ミネラル…………〔前田節子〕…67
　1）食品の灰分とミネラル……67
　2）酸性食品とアルカリ性食品………68
　3）食品中のミネラルとその機能………69
i　食品の有毒成分（有害物質）
　　……………〔木村幸子〕…72
　1）植物性食品の有毒成分………72
　2）動物性食品の有毒成分………75
　3）微生物による有毒成分………76
　4）食品中の変異原性物質………77
　5）有害化学物質（公害物質）………78
j　食品の嗜好成分とその変化………79
　1）食品の味と機能……〔加藤隆夫〕…79
　2）食品の色と機能……〔江藤正義〕…87
　3）食品の香り成分とその変化
　　……………〔眞鍋　久〕…95

## 5　食品の物性………〔三浦芳助〕…101
a　テクスチャー………………101
b　レオロジー…………………102
　1）弾　性………………………102
　2）粘　性………………………102
　3）粘弾性………………………103
c　食品コロイドの特性………104
　1）コロイドの種類と性質……104
　2）エマルション（乳濁液）とサスペンション（懸濁液）………104
　3）乳化剤………………………104
　4）ゾルとゲル…………………105

## 6　食品の官能検査………〔水間智哉〕…106
a　官能検査の目的と留意点…106
　1）目　的………………………106
　2）留意点………………………106
b　分析型官能検査と嗜好型官能検査…107
c　検査員（パネル）の選定…107
　1）分析型パネル………………107
　2）嗜好型パネル………………107
d　官能検査の代表的な手法…107

　1）2点比較法…………………108
　2）3点比較法…………………108
　3）1：2点識別法……………109
　4）順位法………………………109
　5）評点法（採点法）…………109
　6）SD（セマンティック・ディファレンシャル）法…………………109

## 7　食品の機能性………〔齋藤文也〕…110
a　食品の機能性に関する背景と現状…110
b　機能性と特定保健用食品…110
c　食品の一次機能（栄養機能）…110
　1）たんぱく質…………………111
　2）炭水化物（糖質，食物繊維）…111
　3）脂　質………………………112
　4）ビタミン……………………112
　5）ミネラル……………………112
d　食品の二次機能（感覚機能）………113
e　食品の三次機能（生体調節機能）…113
　1）食品の機能性成分とその機能……113
　2）食物アレルゲン……………119
　3）活性酸素，フリーラジカルと抗酸化物質……………………119

## 8　食品材料と特性………………122
### 8-1　植物性食品
a　穀　　類…………〔前田節子〕…122
　1）栄養的特徴…………………122
　2）種　類………………………123
b　いも類……………〔河村大造〕…129
　1）栄養的特徴…………………129
　2）種　類………………………129
c　豆　　類…………〔眞鍋　久〕…132
　1）栄養的特徴…………………132
　2）種　類………………………132
d　種実類……………〔眞鍋　久〕…136
　1）栄養的特徴…………………136
　2）種　類………………………137
e　野菜類……………〔眞鍋　久〕…139
　1）栄養的特徴…………………139
　2）諸条件によるビタミンCの変化…140

3）冷凍野菜と品質保持…………141
　　4）野菜の貯蔵法の注意…………141
　　5）野菜の機能性…………………141
　　6）野菜の分類……………………142
　f　果実類…………〔加藤隆夫〕…147
　　1）栄養的特徴……………………147
　　2）果実類の分類，品種，特徴………151
　g　きのこ類………〔江藤正義〕…154
　　1）栄養的特徴……………………154
　　2）種　類…………………………154
　h　藻　類…………〔江藤正義〕…157
　　1）栄養的特徴……………………158
　　2）藻類成分の機能………………159
　　3）藻類の分類と種類……………159

## 8-2　動物性食品
　a　食肉類…………〔齋藤文也〕…161
　　1）肉用家畜の種類………………161
　　2）食肉の処理と分割，表示…………162
　　3）食肉の特徴……………………163
　　4）食肉（筋肉）の構造…………165
　　5）食肉の成分と機能性…………165
　　6）肉の化学変化…………………168
　　7）食肉加工品……………………170
　　8）鯨…………………………………171
　b　魚介類…………〔三浦芳助〕…172
　　1）魚介類の特徴…………………172
　　2）魚介類の成分…………………174
　　3）魚介類の種類…………………176
　　4）魚介類の加工品………………182
　c　乳　類…………〔河村大造〕…182
　　1）牛乳・乳製品の栄養的特徴………182
　　2）乳類の性状……………………183
　　3）牛乳の特性……………………183
　　4）乳類の用途……………………187
　d　卵　類…………〔齋藤文也〕…191
　　1）卵の構造………………………191
　　2）卵の成分と機能性……………192
　　3）卵の貯蔵による変化と鮮度の
　　　　判定……………………………195
　　4）鶏卵の調理・加工特性………195
　　5）鶏卵を用いた調理・加工食品……196

## 8-3　甘味料，調味料，香辛料，嗜好飲料
　　………………〔水間智哉〕…197
　a　甘味料……………………………197
　　1）砂　糖…………………………197
　　2）液　糖…………………………197
　　3）氷糖みつ………………………197
　　4）でん粉糖………………………197
　　5）ぶどう糖………………………198
　　6）果　糖…………………………198
　　7）異性化液糖……………………198
　　8）カップリングシュガー………198
　　9）パラチノース…………………198
　　10）フルクトオリゴ糖……………198
　　11）糖アルコール…………………198
　　12）その他…………………………199
　b　調味料……………………………199
　　1）食　塩…………………………199
　　2）ソース…………………………199
　　3）ドレッシング…………………200
　　4）化学調味料……………………200
　　5）その他…………………………200
　c　香辛料……………………………200
　　1）香辛料の機能…………………200
　　2）香辛料の種類…………………201
　d　嗜好飲料…………………………202
　　1）茶　類…………………………202
　　2）コーヒー………………………203
　　3）ココア…………………………203
　　4）清涼飲料………………………204
　　5）アルコール飲料………………204

## 8-4　微生物利用食品（発酵食品）
　　………………〔河村大造〕…204
　a　アルコール飲料…………………204
　　1）醸造酒…………………………204
　　2）蒸留酒…………………………205
　　3）混成酒…………………………205
　b　発酵調味料………………………206
　c　その他の微生物利用食品………207

## 8-5　バイオテクノロジー応用食品
　　………………〔河村大造〕…207
　a　遺伝子組換え食品………………207

|   |   |   |   |
|---|---|---|---|
| b | 細胞融合技術による食品……………208 |
| c | 細胞培養・組織培養技術による食品……………………………208 |
| d | バイオリアクター利用食品…………208 |

## 8-6 新しい食品加工技術
〔河村大造〕…209

- a　高圧処理技術……………………209
- b　高温高圧処理技術………………209
- c　膜処理技術………………………209
- d　凍結操作の利用…………………209
- e　電磁波の利用……………………210
- f　超臨界ガスの利用………………210

## 9　食品表示基準………〔青木　正〕…211

- a　表示の種類と基準………………211
  - 1）食品表示基準…………………211
  - 2）栄養成分表示の義務化………212
  - 3）期限表示………………………214
  - 4）アレルギー表示………………214
  - 5）原材料・原産地表示・添加物表示……………………………214
  - 6）遺伝子組換え食品……………214
- b　健康や栄養に関する表示の制度……215
  - 1）特別用途食品…………………215
  - 2）保健機能食品制度……………215
  - 3）「いわゆる健康食品」の表示の概略……………………………219

参　考　書……………………………221
用　語　解　説………………………226
索　　　引……………………………229

---

●コラム一覧●

準必須アミノ酸……………………………………………〔水間智哉〕…46
豆腐のつくり方……………………………………………〔水間智哉〕…50
青果物の貯蔵：CA 貯蔵と MA 包装 ……………………〔眞鍋　久〕…141
なすの漬物と着色…………………………………………〔眞鍋　久〕…145
水中油滴型（O/W 型）エマルションと油中水滴型（W/O 型）エマルション
　……………………………………………………………〔水間智哉〕…200

# 1 人間と食品

　ヒトは食品を食べることにより，エネルギー源や栄養素を得ている．食べたものが体内で消化され，吸収されることにより，体の活動や組織の形成が行われ，それにより生命の維持や次世代への引継ぎも行われてきた．ヒトの生存の歴史において，常にこのことは根幹をなすものであった．この章においては，食品と文化，健康，環境などとの関係について述べる．

## a 食文化と食生活

### 1) 食物の歴史的変遷

　人類と他の動物との大きな違いは，道具や火を用いることであり，このことは人類の進化に大きな影響を与えた．道具の使用により，それまで狩猟採取できなかった動植物が手に入るようになり，食物の範囲が広がった．また人間の歯では噛み切れないような硬いものでも，切り刻むことで食べることが可能となった．火の使用は特に恩恵が大きい．消化が困難な動植物も火を使うことで軟らかくなり，さらに風味を増しておいしく食べることができ，また保存性も高まった．咀嚼力の弱い幼児や老人でも食べることを可能にし，寿命の延びや顎の骨格構造の変化など身体機能にも繋がった．人類は加熱による食物の組織や成分の変化を，経験的に学び活用してきた．人類は動植物の採取，狩猟，漁獲のため世界各地に分散し暮らすようになった．これらのうちある地域では，食物の安定確保を目的に農耕，牧畜，漁労が始まった．

　日本では縄文晩期（約3,000年前）から弥生時代にかけて水田における稲作が始まり，農業社会が形成されていった．米は生産性が高く，食味，栄養価，保存性にすぐれた食物であった．この時期から米が主食となり，他の動植物が副食となる食形式が形成された．奈良時代には仏教の伝来により肉食禁止令が出され，米と植物および魚介類中心の食事となり，現在の和食の基礎ができた．室町時代，安土桃山時代にはポルトガルなど海外との交易が盛んになり，新しい食品や加工技術が国内に広まった．寺院による精進料理，武家による本膳料理，茶の湯による懐石料理などの料理様式も成立した．江戸時代には，都市では町人階層に食を楽しむ文化が成立し，精米された白い飯が常食となり，また握りずしやうなぎの蒲焼きなどを売る屋台，居酒屋，そば屋などの料理屋が多くできた．明治時代には西洋文明が取り入れられ，畜産肉の摂取が再び行われるようになった．また従来の和食に，洋食を組み合わせた和洋折衷の料理様式も生まれ，食物の数も増加した．

　食物の生産安定化は，人類の技術発展により進められてきたが，特に産業革命以降は農漁業技術，運搬手段，貯蔵法，調理加工法の開発が進み，食物の生産量の増加が著しかった．しかし，戦争や自然災害は，深刻な食糧不足をもたらすことには変わりなかった．日本は第二次世界大戦による敗戦（1945年）により，その後しばらくの間，食糧事情が最悪の状況に陥った．現在でも食糧不足の問題は，先進国と発展途上国との間に飽食と飢餓という形で存在している．

　近年に入り，日本では食品の加工化，商品化が盛んに行われるようになった．冷凍食品，インスタント食品，レトルトパウチ食品などの加工食品である．これらは食料の増産，加工方法，長期貯蔵，大量輸送などの技術が発達したため可能となった．これらに用いる加工用食材は，

効率化を求めて世界各地から大量に輸入されるようになった.

現在,日本における食生活は,脂質の多い欧米型の食事に変わってきているが,それに伴い,生活習慣病などが増加した.この反省から,健康に配慮した食事として,従来からの和食の見直しが行われている.また新たな食品として,病者や乳幼児・高齢者向けの食品,個々の栄養要求に応じた特定保健用食品や栄養機能食品などが,開発され商品化されている.

## 2) 食物連鎖

生き物は,生命活動において栄養源が必要である.植物や植物プランクトンは光合成によって無機物(二酸化炭素,水,ミネラルなど)から有機物(炭水化物,脂質,たんぱく質など)を合成することができる.このような生物を独立栄養生物といい,生産者とよぶ.これに対し,動物は栄養素を自らつくり出すことはできない.栄養素を補うために,草食動物は植物を摂取し,肉食動物は草食動物を摂取する.さらに肉食動物を摂取する動物もいる.このような生物を従属栄養生物という.また生産者である植物に対し,動物は消費者という.草食動物は一次消費者,肉食動物は二次消費者,肉食動物を摂取する動物は三次消費者である.さらにこれを食べる動物を高次消費者といい,ヒトはこの頂点に立つ消費者である.

生産者や消費者の死骸や排泄物などの有機物は,微生物(分解者)などにより二酸化炭素やアンモニアなどに分解され,再び生産者の栄養素となる.このように生産者,消費者,分解者,再び生産者というサイクルを繰り返すことを,食物連鎖という(**図1.a.1**).高次にいくほど構成する数は減り,体型は大型化していく.ヒトは高次消費者として,生態系に組み込まれ,その一部に変化が生じると食物連鎖がうまく循環せず,大きな問題となる.食物連鎖においては,栄養素以外にメチル水銀,ダイオキシン,放射性物質などの有害物質が存在すれば同様に移動する.これらは消費者が高次になるほど,徐々に濃縮され高濃度になる.これを生物濃縮という.食物連鎖の頂点に立つヒトは,最終的に生物濃縮された高濃度の有害物質を取り込む危険性がある.

## 3) 食品と栄養

栄養素であるたんぱく質,脂質,炭水化物,無機質,ビタミンなどを含んだものを食品(food material)といい,この食品に調理や加工を行い,ヒトが摂取するものを食物(food)という.ヒトは食事から必要な物質(栄養素)を体内に取り入れ,それを利用して生命を維持するとともに成長や健康の維持増進を図る.このような営みを総称して栄養という.

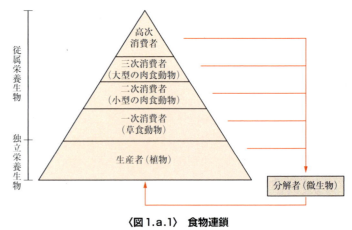

〈図1.a.1〉 食物連鎖

食物に含まれるたんぱく質,脂質,炭水化物(糖質),微量栄養素である無機質(ミネラル),ビタミンを五大栄養素という(**図1.a.2**).これら栄養素から構成された身体の各組織は,摂取した栄養素により常につくり替えられている.また,活動に必要なエネルギーも食物を通して補っている.このように,食物から摂取する栄養素は,ヒトの健康に欠かせないものである(**図1.a.3**).

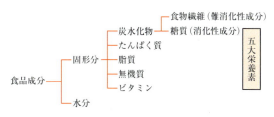

〈図1.a.2〉 食品成分

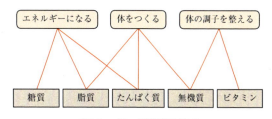

〈図1.a.3〉 栄養素の働き

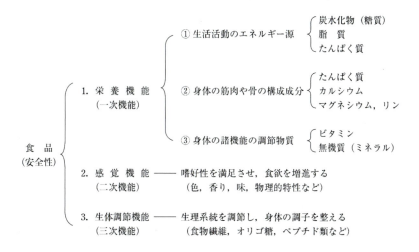

〈図1.a.4〉 食品の機能

　水と食物繊維も，重要な生理的役割を果たしている．水は体内での物質輸送や化学反応に関与し，また発汗作用による体温調節など新陳代謝に関与した重要な働きを担っている．食物繊維は難消化性ではあるが，消化管の働きを活発にして整腸作用を行うとともに，その生理機能は健康維持に大きな役割をもっている．

　ヒトの生命を維持し，健康を増進する食品は，第一に安全なものでなければならない．そして，食品には，健康を維持するために必要な栄養素を供給する働き（栄養機能：一次機能），感覚を刺激し嗜好性を満足させ，おいしさを味わわせる働き（感覚機能：二次機能），さらに生理系統を調節することにより病気を予防し，身体の調子を整える働き（生体調節機能：三次機能）がある（図1.a.4）．

## b　食生活と健康

### 1）食生活と健康維持・管理

#### ①食生活と健康

　世界保健機関（World Health Organization：WHO）の憲章では，健康とは「病気でなく，虚弱でなく，身体的にも精神的にも社会的にも健全で順応した生活が営まれること」としている．ヒトは生命活動や健康の維持に必要な栄養素は，すべて食物から補わなければならない．栄養素のバランスがとれた適切な食生活を行うことは，重要なことである．

　近年，朝食の欠食，野菜の摂取不足，脂肪や塩分の過剰摂取，カルシウムの摂取不足，過剰摂取による肥満者の増加，極端な減食による痩せ過ぎなどの問題が起きている．このようなこ

とから，国民の健全な食生活の実践を図るため2000（平成12）年に「食生活指針」が策定され，これらをより具体的な行動に結びつけるため2005（平成17）年には，「食事バランスガイド」が策定された（第2章 p.11 食事バランスガイドの項参照）．この間，食育基本法が制定され，2013（平成25）年からは10年計画の国民健康づくり運動「健康日本21（第二次）」が開始するとともに，同年12月には「和食：日本人の伝統的な食文化」がユネスコ無形文化遺産に登録され，さらに2016（平成28）年3月には「第3次食育推進基本計画」が作成された．こうした食生活に関する幅広い分野での施策の進展および食生活環境の動きを踏まえ，同年6月に「食生活指針」が改定された（表1.b.1）．その内容は，生活の質（QOL）の向上を重視し，バランスのとれた食事内容を中心に，食の安定供給や食文化，環境にまで配慮したものとなっている．

② **食生活と生活習慣病**

高血圧，糖尿病，脂質異常症，肥満，脳卒中，心臓病などは，生活習慣と密接に関係していることから生活習慣病とよばれる．生活習慣病は「食習慣，運動習慣，休養，喫煙，飲酒など生活習慣がその発症，進行に深く関係する疾患群」と定義されている．このことから，健康的な食生活の実践など，生活習慣の見直しを通して疾病の発症を予防する「一次予防」の推進が

〈表1.b.1〉 **食生活指針**（文部科学省，厚生労働省，農林水産省 2016年改定）

食事を楽しみましょう
- 毎日の食事で，健康寿命をのばしましょう
- おいしい食事を，味わいながらゆっくりよく噛んで食べましょう
- 家族の団らんや人との交流を大切に，また，食事づくりに参加しましょう

1日の食事のリズムから，健やかな生活リズムを
- 朝食で，いきいきした1日を始めましょう
- 夜食や間食はとりすぎないようにしましょう
- 飲酒はほどほどにしましょう

適度な運動とバランスのよい食事で，適正体重の維持を
- 普段から体重を量り，食事量に気をつけましょう
- 普段から意識して身体を動かすようにしましょう
- 無理な減量はやめましょう
- 特に若年女性のやせ，高齢者の低栄養にも気をつけましょう

主食，主菜，副菜を基本に，食事のバランスを
- 多様な食品を組み合わせましょう
- 調理方法が偏らないようにしましょう
- 手作りと外食や加工食品・調理食品を上手に組み合わせましょう

ごはんなどの穀類をしっかりと
- 穀類を毎食とって，糖質からのエネルギー摂取を適正に保ちましょう
- 日本の気候・風土に適している米などの穀類を利用しましょう

野菜・果物，牛乳・乳製品，豆類，魚なども組み合わせて
- たっぷり野菜と毎日の果物で，ビタミン，ミネラル，食物繊維をとりましょう
- 牛乳・乳製品，緑黄色野菜，豆類，小魚などで，カルシウムを十分にとりましょう

食塩は控えめに，脂肪は質と量を考えて
- 食塩の多い食品や料理を控えめにしましょう．食塩摂取量の目標値は，男性で1日8g未満，女性で7g未満とされています
- 動物，植物，魚由来の脂肪をバランスよくとりましょう
- 栄養成分表示を見て，食品や外食を選ぶ習慣を身につけましょう

日本の食文化や地域の産物を活かし，郷土の味の継承を
- 「和食」をはじめとした日本の食文化を大切にして，日々の食生活に活かしましょう
- 地域の産物や旬の素材を使うとともに，行事食を取り入れながら，自然の恵みや四季の変化を楽しみましょう
- 食材に関する知識や調理技術を身につけましょう
- 地域や家庭で受け継がれてきた料理や作法を伝えていきましょう

食料資源を大切に，無駄や廃棄の少ない食生活を
- まだ食べられるのに廃棄されている食品ロスを減らしましょう
- 調理や保存を上手にして，食べ残しのない適量を心がけましょう
- 賞味期限や消費期限を考えて利用しましょう

「食」に関する理解を深め，食生活を見直してみましょう
- 子供のころから，食生活を大切にしましょう
- 家庭や学校，地域で，食品の安全性を含めた「食」に関する知識や理解を深め，望ましい習慣を身につけましょう
- 家族や仲間と，食生活を考えたり，話し合ったりしてみましょう
- 自分たちの健康目標をつくり，よりよい食生活を目指しましょう

重要となる．しかし近年，食物による栄養素摂取の傾向として，各種栄養素の過剰や偏りが問題となり，また，ビタミン，ミネラル，食物繊維などは低い状況にある．「食生活指針」および「食事バランスガイド」などを参考とした適切な食生活によって，健康の維持と管理が望まれる．2008（平成 20）年からは，40 歳以上の健康保険加入者に，メタボリックシンドローム検診も義務化されている．生活習慣病は，現在，医療費の約 3 割，死因別死亡割合の約 6 割を占めており，これらの克服が課題となっている．

### 2）食品の安全と管理

食品はヒトの生命や健康の維持増進に不可欠なものであり，その安全性の確保は重要である．しかし現実には，食中毒など食品に起因する様々な問題が起きている．また食品流通の発展・拡大に伴い，世界各国から多くの食品が輸入されるようになり，食品の安全確保が複雑化してきている．WHO は，食品衛生を次のように定義している．「食品衛生とは，食べ物を育て，生産し，加工して，最終的にヒトがそれを摂取するまでのすべての段階において，安全で，健康で，有益であることを確保するための方法である．」

わが国においては食品の安全性確保のために，食品安全基本法，食品衛生法，屠畜場法，食鳥検査法，農林物資の規格化等に関する法律（JAS 法），食品表示法，その他関連法などの法律があり，これらに基づき実施されている．また安全性確保を，包括的・効果的に実施するため 2003（平成 15）年に「食品安全基本法」が制定され，内閣府に食品安全委員会を発足させた（**図 1.b.1**）．食品の安全性確保は，ヒトの健康保護の優先，科学的根拠の重視，関係者間の情報共有と意思疎通，政策決定過程の透明化などを重視した考え方で進められている．そしてこれらは，リスク分析の 3 要素であるリスク評価，リスク管理，リスクコミュニケーションによって行われている（**表 1.b.2**）．

食品製造工場における食品の安全性確保は，従来，最終製品に対しサンプル検査を行い，合格したロットの製品を出荷する手法がとられていた．しかし，この手法ではすべての製品の検査は実施できない．このため，リスク分析によって明確となったリスク管理措置を製造の工程管理の中に組み込み，危害や事故を低減させる手法が推奨されている．HACCP（Hazard Analysis and Critical Control Point：危害分析・重要管理点）は，危害防止のために特に重点的に管理すべきポイント（重要管理点）を，常に監視し記録する工程管理手法である．国際連合食糧農業機関（Food and Agriculture Organization：FAO）と WHO により設置された合同食品規格委員会（コーデックス委員会：CODEX）が，食品の安全性を高める手法として HACCP を推奨しており，わが国でも積極的に導入することが重要である．

また，食品の生産から出荷されて消費者の手に渡るまでのすべての過程を把握できるシステムとして，トレーサビリティ（生産履歴管理）がある．食品がいつ，どこで，どのように生産，流通されたかを消費者が把握でき，また食品事故が起きたときに問題食品の迅速な回収・撤去と原因解明が期待できる．特に牛肉についてはトレーサビリティシステムが平成 16 年から義務付けられ，肥育の生産記録などが細かく管理されている．その他の畜産肉や農産物の生産も順次制定され，また加工，流通に関しても自主的な取り組みが進められている．

### 3）食嗜好の形成

食品の機能性として，感覚を刺激し嗜好性を満足させ，おいしさを味わわせる働き（感覚機能：二次機能）がある（**図 1.a.4** 参照）．食物のおいしさは，味覚，嗅覚，触覚，視覚，聴覚の五感をすべて使い，総合的に判断される．食嗜好の形成に関わる要因には，人種，民族，性別など先天的要因と，食経験や育った環境など後天的要因があげられる．先天的要因である人種

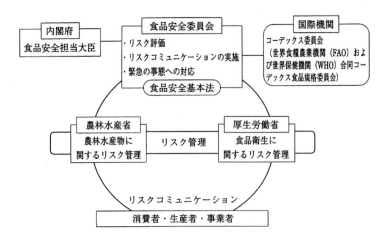

〈図1.b.1〉 食品安全行政の体制
(福田・小川編, 2007 より引用)

〈表1.b.2〉 食品安全に係るリスク分析の三要素

問題発生の未然防止や悪影響の起きる可能性低減のためのプロセス
・リスク管理：どの程度のリスクがあるのかを関係者と情報や意見を交換したり，実態調査をしながら，リスク低減のための措置（政策）を検討し，必要に応じて適切な措置をとる
・リスク評価：食品中の有害物質などの摂取により，どのくらいの確率でどの程度の健康への悪影響が起きるかを科学的に評価
・リスクコミュニケーション：リスク分析の全過程において，食品事業者，消費者など関係者間でリスクについての情報・意見を交換

や民族のもっている食嗜好は，地域，国土などの地理的条件に大きく影響される．稲作に適した日本においては，米を中心とした食嗜好が強い．後天的要因として，食経験の積み重ねによる食嗜好の形成がある．味・香り・テクスチャーなど好ましい食事環境や満足感が記憶・学習され，この繰り返しにより食嗜好が形成される．また環境的要因や社会的要因（家族構成，生活環境，地域の気候・風土・習慣など）によっても食嗜好が形成される．社会の流行，教育の影響，食品企業の情報（宣伝など）などの要因もある．食嗜好は年齢に伴い，変化することが知られている．加齢による生理機能の変化，味覚受容器の変化，運動量の低下，微量栄養素（亜鉛）の摂取量低下などに起因する．また，年齢に伴った社会や家庭の境遇により，食物に対する認識の変化や経済的な事情なども関連する．

　ヒトは甘味，酸味，苦味，塩味，旨味の5つの基本味に対し，生理的な要求または拒絶として嗜好性を示すことがある．甘味はエネルギー源としての糖，旨味は栄養素としてのたんぱく質，塩味はミネラルとして，酸味は腐敗の示唆，苦味は毒物の示唆としてそれぞれを感じ取る．しかし，食嗜好だけに頼ることは栄養素の摂取過剰，あるいは欠乏につながる恐れもある．正しい食習慣を身に着け，嗜好と栄養素の関係を理解することは，生活習慣病などの予防としても重要である．

## c 食料と環境問題

　現代の食生活は多様化し，国際化も進んだが，同時に食品の安全性や食料資源などの問題も生じるようになった．食物連鎖の中で生きるヒトの存在は，自然環境と切り離して考えること

# c 食料と環境問題

はできない．農業・畜産業・漁業，農薬や化学肥料の使用，大規模な食料輸送，遺伝子組換え作物など，食料生産の現状と地球環境との関わりを知る必要がある．

## 1）食料生産と食料自給率

食料自給率とは，国内で消費された食料が，国産の食料でどの程度賄われているかを示す指標である．総合食料自給率には，供給熱量または生産額を基にした2つの計算方法がある．日本では一般に供給熱量ベース（カロリーベース）で食料自給率を示すことが多い．また食料品目別の自給率は，生産量と消費量の重量を基に計算される．

### ①総合食料自給率

$$供給熱量ベースの食料自給率（\%）= \frac{食料の国産供給熱量（kcal）}{食料の国内総供給熱量（kcal）} \times 100$$

$$生産額の食料自給率（\%）= \frac{食料の国内生産額（円）}{食料の国内消費仕向額（円）} \times 100$$

### ②品目別自給率

$$品目別自給率（\%）= \frac{食料の国内生産量（t）}{食料の国内消費仕向量（t）} \times 100$$

食料自給率は長期的に低下傾向を示していたが，近年はカロリーベースで40％前後，生産額ベースでは70％前後で推移している（図1.c.1）．先進国の中では最低の水準にある．食料自給率が低下した要因としては，消費と生産の両面が考えられ，消費面では，米の消費量の減少など食生活の大幅な変化，生産面では，農地面積の減少など国内供給力の低下が背景にある．

日本の地形は傾斜が急で険しく，国土面積の約7割を森林が占めており，国民1人当たりで算出した農用地面積は4アール（are：a）ときわめて少ない．農地面積の比較では，フランスは日本の約12倍の48a，ドイツは約5倍の21a，イギリスは約7倍の29aである．日本の農地面積は，工業用地や住宅用地の需要増加も影響し，年々減少している（図1.c.2）．

品目別自給率については，米と野菜は高い水準で推移している（図1.c.3）．これらは国内の生産量が多い作物であるが，米については消費の減少も要因となっている．一方，肉類，小麦，大豆は低い水準で推移している（肉類など畜産物に関し，国内の家畜生産は，輸入飼料に大きく依存しているので飼料自給率も考慮して算出）．このように日常の食卓における食品は，米以外はほとんどが輸入食材で成り立っている（図1.c.4）．これは諸外国産の食材の方が，一般に安価で品質がすぐれていることが，輸入の拡大となり結果的に自給率の低下につながっている．輸入先は世界中の各地に及び，大量輸送が行われている．しかし国により食品衛生に関す

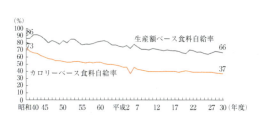

〈図1.c.1〉 総合食料自給率の推移
（農林水産省，平成30年度「日本の食料自給率」）

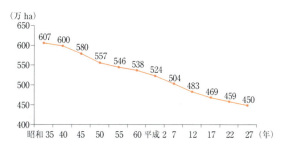

〈図1.c.2〉 農地面積の推移（農林水産省，平成30年度「耕地及び作付面積統計」）
平成27年の農地面積の内約9.4％は，作物を作るのをやめた耕作放棄地である．

る法律や認識などが異なることから，安全性に対する問題が残る．また貿易は経済活動として行われるため，食料の安定供給に対する不安もある．さらに作物生産の一極集中による自然環境への影響，大量輸送に伴う化石燃料消費や温室効果ガスなど地球環境への影響も考えなければいけない．食料自給率の向上を図るとともに，農地の維持や生産の担い手，生産技術の向上など潜在的な供給能力を高めることが必要である．

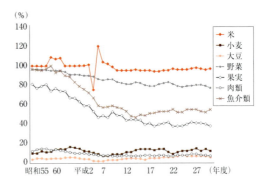

〈図1.c.3〉 品目別自給率の推移（農林水産省，平成30年度「食料需給表」）肉類については，飼料自給率を考慮した品目別自給率を示す．

## 2) フードマイレージ

消費者の間では，食品の品質や安全性に対する関心が高まるとともに，温室効果ガスなどが環境に与える負荷など，地球環境問題の重要性が認識されるようになっている．

現在，多くの農産物・魚介類・畜産物が，世界各地から輸入されている．これらは，生産地から船舶，航空機，鉄道，トラックなどを用い，膨大なエネルギーを使って運ばれてくる．化石燃料の消費に伴う二酸化炭素の排出は，地球温暖化に影響を及ぼすことになる．そこで，環境への負荷を低減させようと提唱されたのが，フードマイレージである．食料の価値について，価格など経済面からだけではなく，食料の輸送にかかるエネルギーの消費量（環境負荷）も指標として，判断するものである．フードマイレージは次の計算式により算出され，数値が少ないほど環境負荷が小さいと評価される．

フードマイレージ（t・km）＝食料輸入量（t）×輸送距離（km）

なお，フードマイレージの計算は，輸送面に限定された指標であり，生産や加工，消費，廃棄面での環境負荷は考慮されていない．

作物や家畜用飼料の栽培には，水が大量に必要である．このため作物や家畜肉などを輸入することは，間接的に輸出国の水も輸入していることになる．このような輸入食料の生産のために必要な水の量に関し，バーチャルウォーターという指標がある（**図1.c.5**）．これにより，生産・輸出国の水資源消費量（輸出量）が推定され，食品と環境の関係を示す指標の一つとなっている．

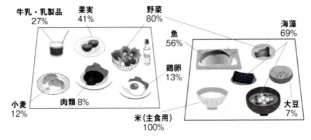

〈図1.c.4〉 食卓における自給率（農林水産省，平成28年度「食料自給率の推移」）
注：畜産物（牛乳・乳製品，肉類及び鶏卵）については，飼料自給率を考慮している．

## 3）地産地消

近年，地元で取れた食料は地元で消費しようという**地産地消**への取り組みが，国内各地で行われている．この活動は，農産物の輸送距離を少なくすることによりフードマイレージの低減につながる．さらに生産者と消費者を結びつけることにより，食に対する安全と信頼の確保が見込める．生産地や生産方法が明確であり，また新鮮な食材が購入できることにより，消費者の関心が高まり，また生産者にとっても，消費者の反応がわかり生産意欲が高まる．これらにより地域経済の活性化が期待される．具体的な取り組みとして，直売所での地場農産物の販売，加工品の販売，地域の学校給食や社員食堂での利用，消費者の交流・体験などである．

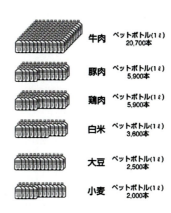

〈図1.c.5〉 食料を1kg生産するのに必要な水の量（国土交通省，国立大学法人東京大学生産技術研究所 沖・鼎研究室のデータを基に作成）

学校給食への地場農産物の利用は，学校給食法の改正（平成21年4月施行）により努めるよう規定され，食育基本法に基づく第二次食育推進基本計画では利用割合を2015（平成27）年までに30%以上とすることを目標としている．

また農産物の生産地において，地域資源を活用した新たな産業を生み出して振興を図り，食料自給率の向上と環境負荷の低減を目的とした**六次産業化**・地産地消法が，2010（平成22）年に制定された．これらによって，地産地消がさらに推進されることが期待される．

## 4）食べ残し・食品廃棄

現在，日本における食品の年間使用量は，国内産と輸入を合わせて約8,100万tである．一方，食品の廃棄物は，食品関連事業者（製造業者，流通業者，小売業者）から約770万t，一般家庭から約790万t，あわせて年間約1,560万t（約19%）が排出されている．食品廃棄物には，製造・加工の過程で発生する副産物（大豆カス，ふすまなど）や調理くずなど，食用に供するには適さないものだけではなく，本来食べられるにもかかわらず廃棄されているもの（食品ロス）が相当量含まれている．食品ロスの内訳は，料理の量が多すぎたための食べ残し，大根の皮の厚むきや食肉可食部の脂肪除去などの過剰除去，鮮度低下・腐敗・カビ・消費期限切れなどで，食べることができなくなった直接廃棄である．食品ロスは年間約600万から700万tと推計され，食材・食品全体の約7～9%，食品由来の廃棄物の約38～45%を占めると推計される（農林水産省：食品廃棄物などの利用状況，平成28年度推計より）．

$$食品ロス率（\%）＝\frac{食べ残し量＋過剰除去量＋直接廃棄量}{食品使用量}×100$$

食料自給率が低い日本において，大量の食料品が食べられずに廃棄されることは，結果として必要以上の食料が輸入されていることになる．世界的な人口増加，発展途上国の食料需要の増大，地球温暖化の進行など，世界の食料需要には不安定要因が多い．食料の安定供給を確保するため，国内の農林水産業や食品産業の発展・強化と併せて，食品ロスの低減が重要である．

食品ロスをなくすため，適量の食品購入，適量の調理量，適切な食品保存，賞味期限・消費期限への注意などを消費者がそれぞれ意識し，行動することが必要である．

これを目的とし，「食品ロスの削減の推進に関する法律（食品ロス削減推進法）」が2019（令和元）年に施行された．

# 2 食品の分類

## a 食品の分類

　私たちの生活に関わる食品の数は 2,000 種類を超えている．ヒトは長い年月をかけて食べることが可能な動植物を選抜し，栽培・飼育方法を学んできた．さらに，育種，調理方法，加工技術，貯蔵法の進歩および輸送技術の発展などにより，利用できる食品の種類や数は急増している．それらの食品を原材料起源，生産様式，主成分および主要栄養素などの観点から分類する．

### 1) 原材料起源による分類

　食品のほとんどは，生物起源の植物性食品（穀類，いも類，豆類，種実類，野菜類，果実類，きのこ類，藻類など）と動物性食品（食肉類，魚介類，乳類，卵類など）である．その他に，無機物からなる食塩や炭酸水素ナトリウム（重曹）などの鉱物性食品がある．

### 2) 食品の生産形態による分類

　生産形態（一次産業の形態）により，農産食品（穀類，いも類，種実類，豆類，野菜類，果実類），林産食品（きのこ類，山菜類），畜産食品（肉類，卵類，乳類），水産食品（藻類，魚介類）などに分類される．それぞれの様式には，それぞれの加工品も含まれる．

### 3) 食品の主成分による分類

　食品の主成分により，糖質食品〔炭水化物食品，でん粉質食品ともよばれる．穀類，いも類，豆類（大豆および大豆製品を除く）〕，たんぱく質食品〔魚介類，肉類（獣鳥鯨肉類）およびその加工品，卵類，乳類，乳製品，大豆，大豆製品〕，油脂食品（脂質食品ともよばれる．バター，ラード，マーガリン，植物油脂類）に分類される．

### 4) 主要栄養素による分類

　栄養素をバランスよく摂取するためには，食品の原材料や生産形態による分類よりも栄養素に基づく食品の分類の方がわかりやすい．主要栄養素による分類は，食品に含まれている栄養素の特徴により分類したもので，献立作成，栄養教育および栄養指導の際にも利用される．

　**六つの基礎食品**：　食生活の改善および向上を目的とした栄養教育の教材として，「栄養教育としての『六つの基礎食品』の普及について」（昭和 56 年厚生省公衆衛生局長）が通知された．栄養成分の類似している食品を六群に分類することにより，どの食品をどのように組み合わせて摂取すれば，バランスよく栄養素を補給できるかを具体的に示している（**表 2.a.1**）．第一類を主菜（主としてたんぱく質の供給源），第五類を主食（糖質性エネルギー源）とし，第二類（主としてカルシウムの供給源），第三類（主としてカロテンの供給源），第四類（主としてビタミン C の供給源）および第六類（脂肪性エネルギー源）を副菜として分類してある．毎日の食事でこれら六つの食品群のすべてからどのような食品を組み合わせて摂取すれば，栄養バランスのとれた食生活を送ることができるかを，誰にもわかりやすく工夫されたものである．

　**日本食品標準成分表による分類**：　2015（平成 27）年に公表された「日本食品標準成分表 2015 年版（七訂）」は，国民が通常摂取する食品を 18 の食品群（1 穀類，2 いも及びでん粉類，3 砂糖及び甘味類，4 豆類，5 種実類，6 野菜類，7 果実類，8 きのこ類，9 藻類，10 魚介類，11

## a 食品の分類

〈表2.a.1〉 六つの基礎食品－毎日の食事に必ず六つを組み合わせましょう－（厚生省公衆衛生局）

| | 食品の分類 | 特徴と供給される主な栄養素 |
|---|---|---|
| 第一類 | 魚，肉，卵，大豆 | 主菜となり，良質たんぱく質の給源．副次的栄養素として，脂肪，カルシウム，鉄，ビタミンA，$B_1$，$B_2$の給源． |
| 第二類 | 牛乳，乳製品，骨ごと食べられる魚 | カルシウムの主たる給源．そのほか良質たんぱく質，鉄，ビタミン$B_2$の給源．海藻を含む． |
| 第三類 | 緑黄色野菜，食物繊維 | カロテン（プロビタミンA）の主たる給源．そのほかビタミンC，$B_2$，カルシウム，鉄，食物繊維の給源．この類に分類される野菜は原則として，100g 中にカロテンとして 600μg 以上含有している野菜． |
| 第四類 | その他の野菜，果物 | ビタミンCの給源．そのほかカルシウム，ビタミン$B_1$，$B_2$，食物繊維の給源．主として3群以外の野菜および果実類が含まれる． |
| 第五類 | 米，パン，めん，いも | 主食となり，糖質性エネルギー源となる．そのほか食物繊維，ビタミン$B_1$，Cの給源．穀類とその加工品および砂糖類，菓子類も含まれる． |
| 第六類 | 油脂 | 脂肪性エネルギー源となる．植物油，動物脂および多脂性食品が含まれる． |

肉類，12 卵類，13 乳類，14 油脂類，15 菓子類，16 し好飲料類，17 調味料及び香辛料類，18 調理加工食品類）に分類し，分析値および文献値などをもとに標準的な成分値を定め，1 食品 1 標準成分値を原則として 2,191 の食品が収載されている（第 3 章「食品成分表」参照）．

**国民健康・栄養調査による分類**： 厚生労働省が健康増進法に基づいて，毎年 1 回行っている国民栄養調査で用いられる国民健康・栄養調査食品群別表では，食品を 18 群に分類している．①穀類，②いも類，③砂糖・甘味料類，④豆類，⑤種実類，⑥野菜類（緑黄色野菜，その他の野菜），⑦果実類，⑧きのこ類，⑨藻類，⑩魚介類，⑪肉類，⑫卵類，⑬乳類，⑭油脂類，⑮菓子類，⑯嗜好飲料類，⑰調味料・香辛料類，⑱補助栄養素・特定保健用食品

**FAO（国際連合食糧農業機関）による分類**： FAO が世界的な食糧生産と消費に関する統計調査を実施する際に使われる食品群別分類では，食品を 11 の食品群に分類している．①穀類，②いも類およびでん粉，③砂糖類，④豆類，⑤野菜類，⑥果実類，⑦肉類，⑧卵類，⑨魚介類，⑩牛乳および乳製品，⑪油脂類

**食事バランスガイド**： 2000（平成 12）年に策定された「食生活指針」を，食生活の中でより具体的な行動に結びつけるために，2005（平成 17）年に厚生労働省と農林水産省が，食品や食材ではなく，料理として 1 日に「何を」「どれだけ」食べたらよいかを決定し，玩具として親しまれているコマをイメージしたイラストを用いて示した．コマのイラストによって 1 日分の食事を表し，食事のバランスをとることでコマが倒れないような食習慣を身につけることを目的としている．すなわち，毎日の食事を，主食（ごはん，パン，麺），副菜（野菜，きのこ，いも，海藻料理），主菜（魚，肉，卵，大豆料理），牛乳・乳製品（牛乳，ヨーグルト，チーズなど），果物とする 5 つの料理グループに分類し，1 日に摂取すべき各グループの目安量を「つ」または「SV（サービング）」という特別な単位で表している（**図 2.a.1**）．コマの上層に位置する料理グループほど，面積が大きく必要量も多いことを示している．水とお茶などの水分はコマの軸として描かれ，食事の中で欠かせない存在であることを強調している．菓子・嗜好飲料はコマをバランスよく回すために必要なヒモで表現され，イラストには「楽しく適度に」と注記されている．また，運動することによって初めてコマが安定して回転することも表している．このように，「何を」「どれだけ」食べたらよいかがわかりやすく示されており，最近では学校教育現場，外食・中食産業，流通現場，社員食堂，食品メーカーや地域などさまざまな場面での食育への取り組みに利用されている．

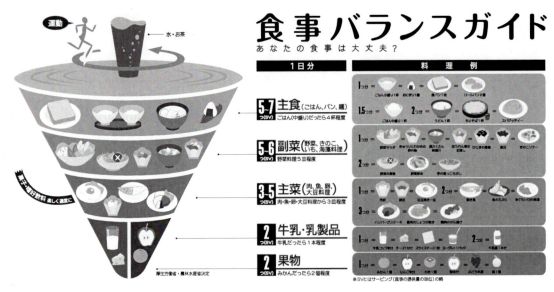

〈図2.a.1〉 食事バランスガイド（農林水産省ホームページより）

## b 食習慣による分類

　日本では，米をはじめとした主食から糖質エネルギーを摂取し，主食を食べるために副食（主菜，副菜）が存在するという食習慣が根付いている．主食とは，米，パン，めん類などの穀類で，炭水化物エネルギーの供給源となる．副食のうち主菜とは，魚や肉，卵，大豆製品などを使った中心となる料理で，植物性および動物性たんぱく質や脂質の供給源となる．副食のうち副菜とは，野菜などを使った料理で，主食と主菜に不足するビタミン，ミネラル，食物繊維などを補う役割を果たす．主食，副食（主菜，副菜）という分類をすることで，多様な食品を組み合わせて必要な栄養素をバランスよく摂取することができる．

## c その他の分類

　食生活の多様化と食品加工技術の進歩により，様々な加工食品が開発されてきた．その中でも，新たな食品形態をもった調理済み食品および下調理済み食品が近年増えている．これらの食品を利用することにより，手間や調理にかける時間を短縮することができるようになってきた．

　**冷凍食品**：冷凍食品は，食品の風味・食感・色・栄養・衛生状態などを，とれたてあるいは作りたての状態のまま長時間保存するために開発されたものである．冷凍食品は，①新鮮な原料を洗浄後，不可食部分を除いた後に調理するなどの前処理が施されていること．②食品の組織が破壊され品質が劣化するのを防ぐため急速冷凍されていること．③汚染・型くずれ防止のために包装され，包装には取扱いや調理方法，法律で定められた情報などが記載されていること．④温度（品温）を生産・貯蔵・輸送・配送・販売の各段階を通して一貫して−18℃以下に保つよう管理し，製造後約1年間は品質が変わらないことなどの条件を満たすように作られている．冷凍食品を選ぶ場合は，品温や包装の状態，包装内の霜の付着状況，乾燥や酸化が進んでいないかなど，食品そのものを見て判断することが大切である．

**レトルトパウチ食品**： レトルトパウチ食品は，合成樹脂フィルムやアルミ箔などをはり合わせた光を通さない材質のパウチ（袋）または成型容器を用い、内容物を詰めて完全に密封したうえ加圧加熱殺菌（レトルト殺菌）を行った袋詰または成型容器詰食品を指す．レトルトパウチ食品の例には，カレー，米飯類，ハンバーグなど，本来火をよく通して調理する品目が多いのが特徴である．

**乾燥食品（インスタント食品）**： 乾燥食品（インスタント食品）の起こりは，保存・貯蔵のために食品の水分をとばしたものであった．フリーズドライ（真空凍結乾燥）技術の発達により多様な食品を加工することができるようになり，粉ミルク，即席めん，インスタントコーヒー，宇宙食など乾燥食品の種類は多岐にわたる．乾燥状態からもどした後も生食時の食感や味に近く復元できるものも多くあり，近年の技術向上はめざましい．

**その他の加工食品**： その他の加工食品として，チルド食品，組み立て食品，成形食品，コピー食品，シート食品（フィルム食品）などがある．

（1）チルド食品：チルド温度帯（−5〜5℃）は，食品の鮮度を保ちながら長期間保蔵できるという利点がある．チルド乳製品，チルドデザートなど多種類の食品が流通している．

（2）組み立て食品：異なる組成の食品素材を組み合わせて加工した食品で，植物性油脂と脱脂乳からの各種のコーヒー用クリーム，大豆たんぱく質を肉たんぱく質代替としたハンバーグ，マッシュポテトからのポテトチップスなどがある．

（3）成形食品：食品素材のある部分を使ってもとの組織や形に似せて作った食品で，成形肉などがある．

（4）コピー食品：主として高価な食品を，別の食品素材で代用し外観や香りなどを本物と似せて作った食品で，魚肉，でん粉，かにエキスで作られたかに風味かまぼこなどがある．

（5）シート食品（フィルム食品）：伝統乾燥食品の海苔や湯葉，昆布やクレープ，オブラートなどの食品に加え，最近では大豆シート食品，パイ，ピザシートなどが市販されている．

## d　法令による分類

法令による分類（特別用途食品，特定保健用食品）については，第9章「食品表示基準」参照．

# 3 食品成分表

## a 日本食品標準成分表の目的および性格

### 1) 目的

　食品は人々の生命と健康を支えるうえで基本的な物質である．国民が日常摂取する食品の成分を明らかにすることは，国民の健康の維持増進を図るうえできわめて重要であり，また，食料の安定供給を確保するための計画を策定する基礎としても必要不可欠である．

　わが国においては，「日本食品標準成分表」（以下「食品成分表」という）が1950（昭和25）年に初めて公表されて以降，食品成分表は食品成分に関する最新の基礎データを提供する役割を目的とし，時代の要求に応えながら国民の健康増進を図るために改訂を重ね，2015（平成27）年に最新の調査，分析データに基づいた「日本食品標準成分表2015年版（七訂）」が公表された．食品成分表の沿革を**表3.a.1**に示す．さらに，たんぱく質，脂質および炭水化物の組成について，別冊として，「日本食品標準成分表2015年版（七訂）アミノ酸成分表編」（以下「アミノ酸成分表2015年版」という），「日本食品標準成分表2015年版（七訂）脂肪酸成分表編」（以下「脂肪酸成分表2015年版」という）および「日本食品標準成分表2015年版（七訂）炭水化物成分表編」（以下「炭水化物成分表2015年版」という）も同時に公表され，たんぱく質，脂質および炭水化物の的確な摂取量が示された．

　食品成分表は，学校給食，病院給食などの給食管理，食事制限，治療食などの栄養指導面はもとより，国民の栄養，健康への関心の高まりとともに，一般家庭における日常生活面においても広く利用されている．また，厚生労働省の日本人の食事摂取基準の作成のための基礎資料，国民健康・栄養調査などの各種調査および農林水産省の食料需給表の作成などの様々な重要施策の基礎資料として活用されている．さらに，高等教育の栄養学科，食品学科および中等教育の家庭科，保健体育などの教育分野や栄養学，食品学，家政学，生活科学，医学，農学などの研究分野においても利用されている．

　加えて，近年，加工食品などへの栄養成分表示の義務化の流れの中で，栄養成分を合理的に推定するための基礎データとしても利用されている．

　このように食品成分表は，国民が日常摂取する食品の成分に関する基礎データとして，関係各方面での幅広い利用に供することを目的としている．

### 2) 性格

　国民が日常摂取する食品の種類はきわめて多岐にわたる．日本食品標準成分表2015年版（七訂）には，わが国において常用される食品について標準的な成分値が収載されている．

　原材料的食品の成分値に

〈表3.a.1〉 食品成分表の沿革

| 名称 | 公表年 | 食品数 | 成分項目数 |
|---|---|---|---|
| 日本食品標準成分表 | 昭和25年（1950年） | 538 | 14 |
| 改訂日本食品標準成分表 | 昭和29年（1954年） | 695 | 15 |
| 三訂日本食品標準成分表 | 昭和38年（1963年） | 878 | 19 |
| 四訂日本食品標準成分表 | 昭和57年（1982年） | 1,621 | 19 |
| 五訂日本食品標準成分表 | 平成12年（2000年） | 1,882 | 36 |
| 五訂増補日本食品標準成分表 | 平成17年（2005年） | 1,878 | 43 |
| 日本食品標準成分表2010 | 平成22年（2010年） | 1,878 | 50 |
| 日本食品標準成分表2015年版（七訂） | 平成27年（2015年） | 2,191 | 52 |

は，動植物や菌類の品種，成育（生育）環境などの種々の要因により，かなりの変動がある．また，加工品は原材料の配合割合，加工方法の相違などにより製品の成分値に幅があり，調理食品は調理方法により成分値に差異が生ずる．

日本食品標準成分表 2015 年版（七訂）においては，これらの数値の変動要因を十分配慮しながら，分析値，文献値などをもとに標準的な成分値を定め，1 食品 1 標準成分値を原則として，可食部 100 g 当たりの数値で収載されている．

なお，標準成分値とは，国内において年間を通じて普通に摂取する場合の全国的な平均値を表すという概念に基づき求められた値である．

## b 日本食品標準成分表 2015 年版（七訂）

### 1) 収載食品

#### ①食品群の分類および配列

食品群の分類および配列は，植物性食品，きのこ類，藻類，動物性食品，加工食品の順に，18 食品群に並べられ，2,191 食品が収載されている．

1 穀類，2 いも及びでん粉類，3 砂糖及び甘味類，4 豆類，5 種実類，6 野菜類，7 果実類，8 きのこ類，9 藻類，10 魚介類，11 肉類，12 卵類，13 乳類，14 油脂類，15 菓子類，16 し好飲料類，17 調味料及び香辛料類，18 調理加工食品類

#### ②収載食品の概要

**原材料的食品**：生物の品種，生産条件などの各種の要因により，成分値に変動があることが知られているので，これらの変動要因が留意され，選定されている．「生」，「乾」など未調理食品を収載食品の基本とし，摂取の際に調理が必要な食品の一部について，「ゆで」，「焼き」などの基本的な調理食品が収載されている．また，刺身，天ぷらなどの和食の伝統的な料理も収載されている．

**加工食品**：原材料の配合割合，加工方法により成分値に幅がみられるので，生産，消費の動向を考慮し，可能な限り標準的な食品が選定されている．

#### ③食品の分類，配列，食品番号および索引番号

**食品の分類および配列**：収載食品は，大分類，中分類，小分類および細分の四段階に分類，配列してある．大分類は原則として動植物の名称が当てられ，五十音順に配列してある．ただし，「いも及びでん粉類」，「魚介類」，「肉類」，「乳類」，「し好飲料類」および「調味料及び香辛料類」は，大分類の前に副分類（〈 〉で表示）を設けて食品群を区分し，また，食品によっては，大分類の前に類区分（（ ）で表示）が五十音順に設けてある．中分類（［ ］で表示）および小分類は，原則として原材料的形状から順次加工度の高まる順に配列されている．原材料が複数からなる加工食品は，原則として主原材料の位置に配列してある．

**食品番号**：各食品には，5 桁で表される食品番号が決められている．最初の 2 桁は食品群を，次の 3 桁は小分類または細分を示している（**表 3.b.1**）．

**索引番号**：本成分表で

〈表 3.b.1〉 食品番号の例

| 食品番号 | 食品群 | 区 分 | 大分類 | 中分類 | 小分類 | 細 分 |
|---|---|---|---|---|---|---|
|  |  | 穀類 | — | あわ | — | 精白粒 | — |
| 01002 | 01 |  | — |  | — | 002 | — |
|  |  | 穀類 | — | こむぎ | [小麦粉] | 強力粉 | 一等 |
| 01020 | 01 |  | — |  |  |  | 020 |
|  |  | 魚介類 | (かに類) | がざみ | — | 生 |  |
| 10332 | 10 |  |  |  | — | 332 | — |

は，食品の名称，分類，収載食品および食品番号を一致させ，食品の検索を容易にするために，各食品に通し番号として索引番号が付けられている．

#### ④食品名

原材料的食品の名称は学術名または慣用名が，加工食品は一般名称や食品規格基準などで公的に定められている名称が用いてある．また，広く用いられている別名などは備考欄に記載されている．

食品名の英名については，英語版の成分表が下記のホームページ上に公開されている．

http://www.mext.go.jp/a_menu/syokuhinseibun/index.htm

### 2) 収載成分項目および各成分の測定・算出方法

#### ①項目およびその配列

項目の配列は，廃棄率，エネルギー，水分，たんぱく質，アミノ酸組成によるたんぱく質，脂質，トリアシルグリセロール当量，脂肪酸，コレステロール，炭水化物，利用可能炭水化物（単糖当量），食物繊維，灰分，無機質，ビタミン，食塩相当量，備考の順である．なお，「16 し好飲料類」と「17 調味料及び香辛料類」ではアルコールが追加されている．

#### ②廃棄率および可食部

廃棄率は，通常の食習慣において廃棄される部分を食品全体あるいは購入形態に対する重量の割合（％）で示してあり，廃棄部位は備考欄に記載されている．可食部は，食品全体あるいは購入形態から廃棄部位を除いたものであり，本食品成分表の各成分値は，可食部 100 g 当たりの数値で示されている．

#### ③エネルギー

食品のエネルギー値は，可食部 100 g 当たりのたんぱく質，脂質および炭水化物の量（g）に各成分のエネルギー換算係数を乗じて算出された合計値である．エネルギー換算係数の個別食品への適用は，原則として次のように行われている．

①穀類，動物性食品，油脂類，大豆および大豆製品のうち主要な食品については，科学技術庁「日本食品標準成分表の改訂に関する調査」に基づくエネルギー換算係数が適用されている．②上記以外の食品については，原則として FAO/WHO 合同特別専門委員会報告のエネルギー換算係数がそれぞれ適用されている．③適用すべきエネルギー換算係数が明らかでない食品および複数の原材料からなる加工食品については，Atwater の係数（1 g 当たり，たんぱく質 4 kcal，脂質 9 kcal，炭水化物 4 kcal：4,9,4 係数）が適用されている．④油いためと野菜類の素揚げについては，原材料と吸着した油に対してそれぞれの換算係数が適用されている．⑤アルコールを含む食品については，アルコールのエネルギー換算係数として FAO/WHO の 7.1 kcal/g が適用されている．⑥酢酸を多く含む食品については，酢酸のエネルギー換算係数として 3.5 kcal/g が適用されている．

エネルギーの単位については，キロカロリー（kcal）とキロジュール（kJ）が併記されている．FAO/WHO 合同特別専門委員会報告により，1 kcal＝4.184 kJ の関係にある．

#### ④一般成分

一般成分とは，水分，たんぱく質，脂質，炭水化物および灰分である．

**水分：** 水分は食物から摂取する成分のうちで最も量が多く，食品の性状を表す最も基本的な成分の一つであり，食品の構造の維持に寄与している．人体はその約 60％を水で構成され，1 日に約 2 リットルの水を摂取し，そして排泄している．通常，水分の約 2 分の 1 を食品から摂取している．食品中の水分量は常圧加熱乾燥法，減圧加熱乾燥法，カールフィッシャー法ま

**たんぱく質：** アミノ酸の重合体であるたんぱく質は，人体の水分を除いた重量の2分の1以上を占める．たんぱく質は，体組織，酵素，ホルモンなどの材料，栄養素運搬物質，エネルギー源などとして重要である．本成分表には，基準窒素量から計算したたんぱく質とともに，アミノ酸組成から計算したたんぱく質が収載されている．基準窒素量から計算したたんぱく質は，改良ケルダール法または燃焼法（改良デュマ法）によって定量された窒素量に，各食品個別の「窒素-たんぱく質換算係数」を乗じて算出されている．個別の係数のない食品の場合は6.25の係数を乗じて算出されている．一方，アミノ酸組成から計算したたんぱく質は，アミノ酸成分表2015年版収載のアミノ酸組成に基づいて，アミノ酸の脱水縮合物の量，すなわちアミノ酸残基の総量として求められた値がアミノ酸組成によるたんぱく質として収載されている．

**脂質：** 脂質は，食品中の有機溶媒に溶ける有機化合物の総称である．脂質は生体内でエネルギー源，細胞構成成分などとして重要な物質である．多くの食品では，脂質の大部分を占めるのは中性脂肪である．中性脂肪のうち，自然界に最も多く存在するのはトリアシルグリセロールである．本成分表には，脂質の全体量をジエチルエーテルによるソックスレー抽出法，クロロホルム-メタノール混液抽出法，レーゼ・ゴットリーブ法または酸分解法で求めた脂質とともに，脂肪酸成分表2015年版収載の各脂肪酸量をトリアシルグリセロールに換算した量の総和として算出されたトリアシルグリセロール当量が収載されている．

**炭水化物：** 炭水化物は，生体内で主にエネルギー源として利用される重要な成分である．炭水化物は，従来同様いわゆる「差し引き法による炭水化物」，すなわち，水分，たんぱく質，脂質および灰分の合計（g）を可食部100gから差し引いた値で示されている．炭水化物の成分値には食物繊維，酢酸を除く有機酸も含まれている．食物繊維の成分値は別項目として掲載されている．

さらに，本成分表では，でん粉，ぶどう糖，果糖，ガラクトース，しょ糖，麦芽糖，乳糖，トレハロースなどを利用可能炭水化物として直接分析または推計し，これらを単糖換算した利用可能炭水化物（単糖当量）が収載されている．なお，炭水化物成分表2015年版には，利用可能炭水化物（単糖当量）および糖アルコール（ソルビトール，マンニトール）の成分値が収載されており，さらに別表として有機酸の成分値が収載されている．

**灰分：** 灰分の量は，直接灰化法（550℃）で恒量となるまで灰化して得られた残渣の量であり，差し引き法で求められる炭水化物の算出に必要である．食品を焼いて残る灰は無機質の総量を反映していると考えられているが，灰化中に酸化物や炭酸塩が生成したり，塩素などの一部の元素は気化するので，灰分の量と真の無機質の量とは必ずしも一致しない．

### ⑤ 脂肪酸

脂肪酸は，一般にカルボキシル基1個をもつカルボン酸のうち，鎖状構造をもつものの総称であり，脂質の主要な構成成分として，グリセロールとエステル結合した形で存在するものが多い．脂肪酸は，食品から脂質を抽出後，エステル化し，水素炎イオン検出-ガスクロマトグラフ法で測定されている．本成分表では脂肪酸組成に基づき，分子内の炭素鎖に二重結合をもたない飽和脂肪酸，一つもつ一価不飽和脂肪酸，二つ以上もつ多価不飽和脂肪酸に分けて表示してある．さらに脂肪酸組成（各脂肪酸の成分値）は，必須脂肪酸の$n-3$系および$n-6$系多価不飽和脂肪酸とともに脂肪酸成分表2015年版に収載されている．

### ⑥ コレステロール

コレステロールは，食品中や体内では遊離型と，脂肪酸と結合したエステル型で存在する．

体内でも合成され，細胞膜の構成成分や胆汁酸や各種ホルモンの前駆物質として重要である．血液中では，リポたんぱく質として全身を移動し，合成されたコレステロールを末端組織に運搬する低密度リポたんぱく質（LDL），余分なコレステロールを肝臓に運搬する高密度リポたんぱく質（HDL）などがある．コレステロールは，食品をケン化後，不ケン化物を抽出分離し，水素炎イオン化検出-ガスクロマトグラフ法で測定されている．

⑦ **食物繊維**

食物繊維は「ヒトの消化酵素で消化されない食品中の難消化性成分の総体」と定義される．測定には酵素-重量法（プロスキー変法）が用いられ，成分値は水溶性食物繊維，不溶性食物繊維および両者の合計値の総量で示してある．食物繊維は，消化管機能や腸の蠕動運動を促進し，栄養素の吸収を緩慢にするなど様々な生理作用が知られているが，その生理作用には水溶性食物繊維と不溶性食物繊維とでは違いがあるといわれている．両者の分別定量が困難な藻類などの食品では総量のみが示されている．動物性食品では，食物繊維の供給源としての寄与率が低いと判断されて測定されず，記号（0）で示してある．

⑧ **無機質**

本成分表に収載されている無機質は，すべてヒトにおいて必須性が認められたものであり，ナトリウム，カリウム，カルシウム，マグネシウム，リン，鉄，亜鉛，銅，マンガン，ヨウ素，セレン，クロムおよびモリブデンが収載されている．このうち成人の1日の摂取量が概ね100 mg以上となる無機質は，ナトリウム，カリウム，カルシウム，マグネシウムおよびリン，100 mgに満たない無機質は，鉄，亜鉛，銅，マンガン，ヨウ素，セレン，クロムおよびモリブデンである．ナトリウム，カリウムの量は，食品を希酸抽出または乾式灰化し，原子吸光光度法，誘導結合プラズマ発光分析法（ICP-AES）により，鉄，亜鉛，銅，マンガンは，乾式灰化後，原子吸光光度法，ICP-AESにより，カルシウム，マグネシウムは，乾式灰化後，原子吸光光度法，ICP-AESにより，リンは乾式灰化後，バナドモリブデン酸吸光光度法，モリブデンブルー吸光光度法，ICP-AESにより，ヨウ素はアルカリ抽出後に，誘導結合プラズマ質量分析法（ICP-MS）により，セレン，クロム，モリブデンはマイクロ波による酸分解後に，ICP-MSにより，それぞれ求められている．

⑨ **ビタミン**

脂溶性ビタミンのビタミンA（レチノール，$\alpha$-および$\beta$-カロテン，$\beta$-クリプトキサンチン，$\beta$-カロテン当量およびレチノール活性当量），ビタミンD，ビタミンE（$\alpha$-，$\beta$-，$\gamma$-および$\delta$-トコフェロール），ビタミンK，水溶性ビタミンのビタミン$B_1$，ビタミン$B_2$，ナイアシン，ビタミン$B_6$，ビタミン$B_{12}$，葉酸，パントテン酸，ビオチンおよびビタミンCが収載されている．

**ビタミンA**： ビタミンAは，レチノール，$\alpha$-および$\beta$-カロテン，$\beta$-クリプトキサンチン，$\beta$-カロテン当量およびレチノール活性当量で表示されている．

(1) レチノール：レチノールは主として動物性食品に含まれるビタミンAの物質名称である．視覚の正常化，成長および生殖作用，感染予防などの生理作用がある．レチノールは，紫外部吸収検出-高速液体クロマトグラフ法で測定されている．成分値は異性体の分離を行わず全トランスレチノール相当量を求め，レチノールとして記載されている．

(2) $\alpha$-カロテン，$\beta$-カロテンおよび$\beta$-クリプトキサンチン：$\alpha$-カロテン，$\beta$-カロテンおよび$\beta$-クリプトキサンチンは，レチノールと同様の活性を有するプロビタミンAである．プロビタミンAは生体内でビタミンAに転換される物質の総称であり，主として植物性食品に含まれ，カロテノイド色素群に属する．これらの成分は，プロビタミンAとしての作用のほかに，

抗酸化作用, 抗発がん作用および免疫賦活作用などが知られている. $\alpha$-カロテン, $\beta$-カロテンおよび$\beta$-クリプトキサンチンは, 可視部吸収検出-高速液体クロマトグラフ法により測定され, 次項目の式に従って$\beta$-カロテン当量が求められている.

(3) $\beta$-カロテン当量：$\beta$-カロテン当量は, 次式に従って求められている.

$$\beta\text{-カロテン当量}(\mu g) = \beta\text{-カロテン}(\mu g) + \frac{1}{2}\alpha\text{-カロテン}(\mu g) + \frac{1}{2}\beta\text{-クリプトキサンチン}(\mu g)$$

(4) レチノール活性当量 (RAE)：ビタミンAとしての作用を示すレチノールの働きには, 日本人の食事摂取基準 (2015年版) との整合性から, レチノール活性当量の表記が用いられている. $\beta$-カロテンの吸収率は1/6, レチノールへの転換効率は1/2と見積もられているので, 食品由来の$\beta$-カロテンのビタミンAとしての生体利用率は, 1/12 (＝1/6×1/2) となる. したがって, ビタミンAとしての働きを表すレチノール活性当量 ($\mu$g) は, 次式に基づいて算出してある.

$$\text{レチノール活性当量}(\mu g RAE) = \text{レチノール}(\mu g) + \frac{1}{12}\beta\text{-カロテン当量}(\mu g)$$

そして, レチノール活性当量とレチノール, $\beta$-カロテン, $\alpha$-カロテンおよび$\beta$-クリプトキサンチンの関係は上記の両式より, 次式で表される.

$$\text{レチノール活性当量}(\mu g RAE) = \text{レチノール}(\mu g) + \frac{1}{12}\beta\text{-カロテン}(\mu g)$$
$$+ \frac{1}{24}\alpha\text{-カロテン}(\mu g) + \frac{1}{24}\beta\text{-クリプトキサンチン}(\mu g)$$

**ビタミンD**：ビタミンD (カルシフェロール) は, カルシウムの吸収および利用, 骨の石灰化などに関与し, 植物性食品に含まれるビタミン$D_2$ (エルゴカルシフェロール) と動物性食品に含まれる$D_3$ (コレカルシフェロール) がある. 両者の分子量は異なるが, ヒトに対してほぼ同等の生理活性を示すことから, 分けることなくビタミンDとして記載されている. なお, プロビタミン$D_2$ (エルゴステロール) とプロビタミン$D_3$ (7-デヒドロコレステロール) は, 紫外線照射によりビタミンDに変換されるが, 小腸での変換は行われない. ビタミンDは紫外部吸収検出-高速液体クロマトグラフ法により測定されている.

**ビタミンE**：ビタミンEは, 脂質の過酸化の阻止, 細胞壁および生体膜の機能維持などに関与している. ビタミンEは, 蛍光検出-高速液体クロマトグラフ法により測定され, ビタミンEとして, $\alpha$-, $\beta$-, $\gamma$-および$\delta$-トコフェロールの成分値が示されている.

**ビタミンK**：ビタミンKには, $K_1$ (フィロキノン) と$K_2$ (メナキノン類) があり, 両者の生理活性はほぼ同等である. ビタミンKは, 血液凝固促進, 骨の形成などに関与している. ビタミンKの測定は蛍光検出-高速液体クロマトグラフ法により行われ, 成分値は原則としてビタミン$K_1$と$K_2$ (メナキノン-4) の合計で示されている.

**ビタミン$B_1$**：ビタミン$B_1$ (チアミン) は, 各種酵素の補酵素として糖質および分岐鎖アミノ酸の代謝に不可欠である. ビタミン$B_1$の測定は蛍光検出-高速液体クロマトグラフ法により行われ, 成分値はチアミン塩酸塩相当量で示されている.

**ビタミン$B_2$**：ビタミン$B_2$ (リボフラビン) は, フラビン酵素の補酵素の構成成分として栄養素の代謝に関わっている. ビタミン$B_2$の測定は蛍光検出-高速液体クロマトグラフ法によ

**ナイアシン**：ナイアシンは，体内で同じ作用をもつニコチン酸，ニコチン酸アミドなどの総称であり，酸化還元酵素の補酵素の構成成分として重要である．ナイアシンは微生物学的定量法により測定され，成分値はニコチン酸相当量で示されている．

**ビタミン $B_6$**：ビタミン $B_6$ は，ピリドキシン，ピリドキサール，ピリドキサミンなどの総称であり，アミノトランスフェラーゼ，デカルボキシラーゼなどの補酵素として，アミノ酸，脂質の代謝，神経伝達物質の生成などに関与している．微生物学的定量法により測定され，成分値はピリドキシン相当量で示されている．

**ビタミン $B_{12}$**：ビタミン $B_{12}$ は，シアノコバラミン，メチルコバラミン，アデノシルコバラミン，ヒドロキソコバラミンなどの総称であり，アミノ酸，奇数鎖脂肪酸，核酸などの代謝に関与する酵素の補酵素として重要である．微生物学的定量法により測定され，成分値はシアノコバラミン相当量で示されている．

**葉酸**：葉酸は，プリンヌクレオチドの生合成，ピリジンヌクレオチドの代謝などに関与する補酵素として重要であり，測定には微生物学的定量法が用いられている．

**パントテン酸**：パントテン酸は，補酵素であるコエンザイム A およびアシルキャリアープロテインの構成成分であり，測定には微生物学的定量法が用いられている．

**ビオチン**：ビオチンはカルボキシラーゼの補酵素として，炭素固定反応や炭素転移反応に関与している．微生物学的定量法により測定されている．

**ビタミン C**：ビタミン C は，生体内の各種の物質代謝，特に酸化還元反応に関与するとともに，コラーゲンの生成と保持作用を有するなど，多くの重要な生理作用をもっている．食品中のビタミン C は，L-アスコルビン酸（還元型）と L-デヒドロアスコルビン酸（酸化型）として存在する．その効力値は同等とみなされているので，成分値は両者の合計で示されている．可視部吸光検出-高速液体クロマトグラフ法により測定されている．

#### ⑩ 食塩相当量

食塩相当量は，ナトリウム量に 2.54 を乗じて算出された値が g 単位で表示されている．ナトリウム量には食塩のほか，グルタミン酸ナトリウム，アスコルビン酸ナトリウム，リン酸ナトリウム，炭酸水素ナトリウムなどに由来するナトリウムも含まれる．

注：ナトリウム量に乗じる 2.54 は，食塩（NaCl）を構成するナトリウム（Na）の原子量（22.989770）と塩素（Cl）の原子量（35.453）から算出したものである．

$$NaCl の式量/Na の原子量 = (22.989770+35.453)/22.989770 \fallingdotseq 2.54$$

#### ⑪ アルコール

し好飲料類および調味料に含まれるエチルアルコールの量は，浮標法，水素炎イオン化検出-ガスクロマトグラフ法または振動式密度計法により測定されている．

#### ⑫ 備考欄

食品の内容と各成分値などに関連の深い重要な事項について，次の内容がこの欄に記載されている．①食品の別名，性状，廃棄部位あるいは加工食品の材料名，主原材料の配合割合，添加物など．②食品本来の成分で，その食品を特徴づける硝酸イオン，酢酸，カフェイン，ポリフェノール，タンニン，テオブロミン，有機酸，しょ糖，調理油などの含量．

### 3）数値の表示方法

成分値は，すべて可食部 100 g 当たりの値として表示されている．

廃棄率の単位は重量%とし，10 未満は整数，10 以上は 5 の倍数で表示されている．

エネルギーの単位はkcalとkJ（1 kcal＝4.184 kJ）とし，整数で表示されている．
　一般成分の水分，たんぱく質，アミノ酸組成によるたんぱく質，脂質，トリアシルグリセロール当量，炭水化物，利用可能炭水化物（単糖当量）および灰分の単位はgとし，小数第1位まで表示されている．
　脂肪酸の単位はgとして小数第2位まで，コレステロールの単位はmgとして整数で，食物繊維の単位はgとして小数第1位までそれぞれ表示されている．
　無機質は，ナトリウム，カリウム，カルシウム，マグネシウムおよびリンの単位はmgとして整数で，鉄と亜鉛の単位はmgとして小数第1位まで，銅とマンガンの単位はmgとして小数第2位まで，ヨウ素，セレン，クロムおよびモリブデンの単位はμgとして整数でそれぞれ表示されている．
　ビタミンAの単位はμgとして整数で，ビタミンDの単位はμgとして小数第1位まで，ビタミンEの単位はmgとして小数第1位まで，ビタミンKの単位はμgとして整数でそれぞれ表示されている．ビタミン$B_1$，$B_2$，$B_6$およびパントテン酸の単位はmgとして小数第2位まで，ナイアシンの単位はmgとして小数第1位まで，ビタミンCの単位はmgとして整数でそれぞれ表示されている．ビタミン$B_{12}$およびビオチンの単位はμgとして小数第1位まで，葉酸の単位はμgとして整数でそれぞれ表示されている．
　食塩相当量の単位はgとして小数第1位まで表示されている．
　備考欄に記載されている成分は，原則として単位はgとし，小数第1位まで表示されている．
　各成分において，「—」は未測定であること，「0」は食品成分表の最小記載量の1/10（ヨウ素，セレン，クロムおよびモリブデンにあっては3/10，ビオチンにあっては4/10）未満または検出されなかったこと，「Tr（微量，トレース）」は最小記載量の1/10以上含まれているが5/10未満であることをそれぞれ示している．食塩相当量の「0」は算出値が最小記載量（0.1g）の5/10未満であることを示している．
　また，文献などにより含まれていないと推定され，測定をしていない場合は「(0)」，同様に微量に含まれていると推定される場合は「(Tr)」と記載されている．
　「アミノ酸組成によるたんぱく質」，「脂肪酸のトリアシルグリセロール当量」および「利用可能炭水化物（単糖当量）」については，アミノ酸成分表2015年版，脂肪酸成分表2015年版または炭水化物成分表2015年版に収載されていない食品は「—」と記載されている．

## 4）食品の調理と栄養計算

　栄養計算に当たっては，本成分表の調理した食品の成分値（可食部100 g当たり）と調理前の可食部重量を用い，次式により調理された食品全重量に対する成分量が算出できる．

$$\text{調理した食品全重量に対する成分量(g)} = \text{調理した食品の成分値(g/100 gEP)} \times \frac{\text{調理前の可食部重量(g)}}{100\,(g)} \times \frac{\text{重量変化率(\%)}}{100}$$

　また，本成分表の廃棄率と，調理前の食品の可食部重量から，廃棄部を含めた原材料重量（購入量）が算出できる．

$$\text{廃棄部を含めた原材料重量 (g)} = \frac{\text{調理前の可食部重量 (g)} \times 100}{100 - \text{廃棄率 (\%)}}$$

　さらに，本成分表に収載されている原材料から調理加工食品の栄養成分を計算で求める方法がそう菜を事例に示されており，原材料から調理加工食品および料理などの栄養成分の計算を的確に行えるよう配慮されている．

# 4 食品成分とその変化

## a 水　分

　水は生物にとって不可欠で重要な構成成分である．食品の多くは生物由来なので，多かれ少なかれ水を含んでいる．食品中の水は，食品の鮮度，保存性，物性，食味などに影響を及ぼしており，また，食品の加工・調理においても水が大きな役割を果たしている．水は，水分子の集合体であるが，沸点，融点，比熱，表面張力などにおいて特異な性質を有している．このことが，生体や食品にとって有利な特性となっている．ここでは，その特異な性質を示す水の化学構造と食品中での水の存在形態について述べる．

### 1）水分子の構造と機能

　**図4.a.1**に示すようにH原子，O原子それぞれを構成している電子が，共有結合をして水の分子になっている．水分子全体では電気的に中性であるが，共有結合の電子は電気的に陰性の原子（水分子の場合はO原子）の方に強く引きつけられる性質をもつので，その結果，水分子は「極性をもった分子」として存在し，分極をしている．水の化学的性質の多くはこの分極に密接に関係づけられる．すなわち，水分子の正電荷をもつH原子は隣接の水分子の負電荷をもつO原子にも引かれて，水分子は互いに引き合い水を構成する．このときH原子は二つのO原子の間の橋となって新しい結合をしており，これを水素結合とよぶ（**図4.a.2**）．水素結合は，水が食品中や生体中で存在する場合に，重要な役割を果たしている．また，氷を融解させたり水を沸騰させる場合には，通常考えられるよりも，この水素結合を切るために高いエネルギーが必要である．

　次に，水分子と食品や生体成分とのかかわりについて考えてみる．砂糖水では，**図4.a.3**でわかるように，水分子のH原子が砂糖分子のO原子と水素結合している．このようにして，溶質の砂糖の分子は溶媒の水の中に溶かされ，水溶液になっている．水分子のH原子はO原子だけでなく他の極性をもつ原子，例えばN原子とも水素結合をする．このようにして，食品ではOH基をもつ糖質やNH基をもつたんぱく質などの成分が，水素結合によって水分子と結びつき，大きな組織構造をつくりあげている．

〈図4.a.1〉水分子の電子配置と分極

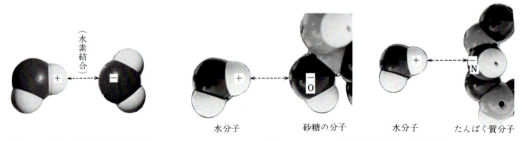

〈図4.a.2〉水分子間の水素結合　　〈図4.a.3〉水分子と他物質の水素結合

## 2) 食品中の水

### ①自由水と結合水

　食品中の水が糖質，たんぱく質などと水素結合をしている状態を水和とよぶ．この結合している水の束縛力が非常に強い場合を結合水とよぶ．この水は蒸発，凍結しにくく，溶媒としての性質を示さないので微生物や酵素反応に利用されにくい．その性質により，この水は食品の安全保蔵にも役立っている．この結合水を**単分子層吸着水**分量以下に取り除くと，食品成分が直接空気に触れることになり，酸化が促進され，食品が劣化する．それに対して，束縛力がほとんどなく，乾燥，凍結しやすい水を自由水（遊離水）とよぶ．この水は，微生物や酵素反応に利用されやすいので，この水を多く含有している食品は保存性が低く，腐敗や褐変が起こりやすい．結合水と自由水の中間の性質をもつ水を準結合水とよぶ．

### ②水分含量

　食品中の総水分量，すなわち水分含量（％）は一般に常圧下 105℃恒量乾燥したときの減量から，次式によって求められる．

$$水分含量（％）= \frac{W_1 - W_2}{W_1} \times 100$$

$W_1$：乾燥前の試料重量，$W_2$：乾燥後の試料重量，$W_1 - W_2$：乾燥により失われた水分重量．この水分含量によって，食品は次の3群に大別される．

　(1) 水分が多い生鮮食品，加工食品（60〜96％）：野菜，果実，魚介，肉，ジュース，ハムなど．

　(2) 水分が非常に少ない自然の乾燥食品（4〜16％）：米，小麦，大豆，落花生，くるみなど．

　(3) 水分をできるだけ少なくした人工による乾燥食品（2〜40％）：干し魚，するめ，干し柿，つくだ煮，脱脂粉乳，コーンフレークなど．

　しかし，食品の生鮮的な役割と保存面などを考える場合には，総水分量よりも，微生物の繁殖や酵素作用と関連のある自由水について考えることが大切である．このような考え方から出された概念が，次の水分活性である．

## 3) 水分活性と食品の保存・加工

　水分活性（$A_w$：water activity）とは，食品を密封容器内に入れ，水分が出入りしなくなって平衡に達した器内空気の相対湿度（$RH$：relative humidity）のことであり，次式によって表される．

$$A_w = \frac{食品の蒸気圧}{純水の蒸気圧} < 1, \qquad RH（％）= A_w \times 100$$

　**図 4.a.4** に示すように，食品の水分活性は，その水分含量とは必ずしも相関していない．生鮮さが要求される野菜，果実，魚介，肉，ジュース，ハムなどの水分含量はおよそ 60〜96％で幅があるが，$A_w$ はいずれも 0.9 以上である．束縛力のほとんどない自由水が多い状態なので，微生物が繁殖しやすく酵素も活発に作用することから腐敗や褐変を起こしやすく，これらの食品は保存しにくい．

　$A_w$ が 0.65〜0.85 の間の食品は中間水分食品とよばれ，適度な水分量を保持し，微生物の繁殖や酵素の働きを抑えて保存性を高めた食品である．中間水分食品としては，乾燥果実，ゼリー，ジャム，米，大豆，つくだ煮，干し魚，塩漬魚などがある．このように，$A_w$ は食品の貯蔵や加工を考えるうえで重要な目安となる．また，食品に食塩（塩蔵）や砂糖（糖蔵）を加えると，自由水の一部は結合水に変わるので水分活性は低くなり，微生物による変質を防ぐことが

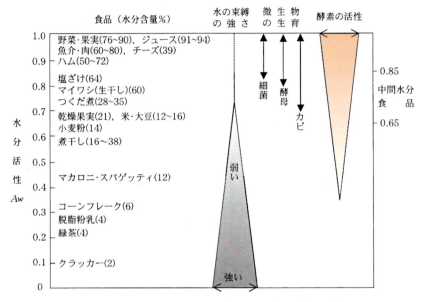

〈図4.a.4〉 食品の水分活性と束縛力・微生物・酵素の関係

でき保存性が高まる.

　一方,乾燥食品の脱脂粉乳,緑茶,コーンフレーク,クラッカーなどでは自由水はなくなり,束縛された水ばかりとなる.しかし,水分活性が極端に低くなると,空気中の酸素と光により酸化や退色などの変化を起こしやすくなるので注意が必要である.

## b 炭水化物

　炭水化物は,ヒトが消化吸収しエネルギーとして利用される糖質と,消化吸収されずエネルギーとならない食物繊維の総称である.炭水化物の名称は,これらが分子式 $C_m(H_2O)_n$ で表されることから炭素(C)と水($H_2O$)の化合物のようであることに由来している.炭水化物は,単糖を構成単位としており,単糖が2～10個程度結合した少糖類(オリゴ糖類)と単糖が多数重合した多糖類に分類される.

### 1) 糖質の化学と機能

　食品成分表では炭水化物は差し引き法〔炭水化物(g)＝可食部100(g)－(水分(g)＋たんぱく質(g)＋脂質(g)＋灰分(g))〕で算出されている.食物繊維は炭水化物とは別の欄に記載されているので,糖質は炭水化物から食物繊維を差し引いた値として求められる.糖質には,単糖,少糖(オリゴ糖)および消化性多糖が含まれるが,これらの消化性成分は体内で最小構成単位の単糖まで加水分解されたのち吸収されエネルギーとして利用される.

### 2) 単糖類の化学構造

　単糖は1分子中にカルボニル基と2個以上のヒドロキシ基(－OH)をもつ有機化合物と定義され,カルボニル基がアルデヒド基(－CHO)のものをアルドース,ケトン基(＞C＝O)のものをケトースという.また,単糖は分子内の炭素数 $m$ の値により三炭糖($m=3$),四炭糖($m=4$),五炭糖($m=5$),六炭糖($m=6$)に分類される.さらに単糖は,この骨格となる炭素が直線状に並ぶ鎖状構造および環状構造に分けられる.六炭糖の分子式は $C_6H_{12}O_6$ で示されるが,これには性質の異なった主に4種の糖がある.それぞれ,グルコース(ぶどう糖),フルク

## b 炭水化物

トース（果糖），マンノース，ガラクトースと区別するが，これらは平面構造でなく立体的な構造式で説明する必要がある．

### ①単糖類の鎖状構造

単糖類の骨格は枝分かれのない炭素鎖であるため，一般的に直線的な鎖状構造となる．メタン $CH_4$ の炭素 $C$ は4本の結合手を等しい角度につき出している（**図4.b.1**）が，この4本の手に異なった原子または原子団が結合すると，ちょうど鏡が中間にあって実像と鏡像とを立体配置するように，どのようにしても重ね合わせることができない2つの異なった構造が存在することになる（**図4.b.2**）．このような構造をとる炭素 $C$ を不斉炭素原子（$C^*$ で示す）とよび，この物質どうしを鏡像異性体または光学異性体という．簡単な例として，三炭糖（$C_3H_6O_3$）のアルドースであるグリセルアルデヒドおよびケトースのジヒドロキシアセトンについて考えてみる．グリセルアルデヒドを四面体構造で表すと，2位の炭素が不斉炭素原子（$C^*$）となる2種の**異性体**ができることがわかる（**図4.b.3**）．この図に示すように，アルデヒド基を上に書いた際に不斉炭素原子（$C^*$）に結合する水酸基が右側にあるものを D 型，左側にあるものを L 型という．自然界に存在する糖のほとんどが D 型である．一方，ケトースであるジヒドロキシアセトンには異性体は存在しない．

### ②単糖類の環状構造

単糖類の多くは鎖状構造よりも，アルデヒド基（−CHO）を上に書いた際に $C_1$ にあるアルデヒド基（−CHO）と他の水酸基とが分子内結合（**ヘミアセタール**結合）して環状構造をとることが多い．**図4.b.4** にグルコースの鎖状構造と環状構造を示す．グルコースの鎖状構造では

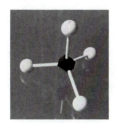

〈図4.b.1〉 メタン $CH_4$ の分子モデル写真と炭素原子に結合する立体配置図

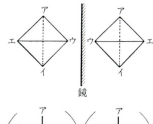

〈図4.b.2〉 異性体のモデル

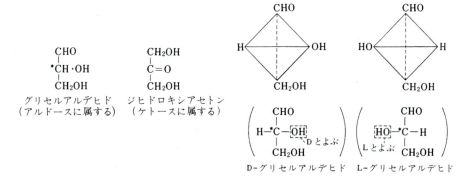

〈図4.b.3〉 グリセルアルデヒドの異性体とジヒドロキシアセトン

不斉炭素（C*）は4つ存在するが、環状構造ではC1位も新たに不斉炭素（C*）となる．1位の不斉炭素（C*）に結合する水酸基が下側にあるものをα-D-グルコース，上側にあるものをβ-D-グルコースという．環状構造では化学者のハース（W. N. Haworth）の提案により，右側の図のように六員環の環状構造（ピラノース型）で示すことになっている．

D-フルクトースでは**図 4.b.5**に示すように，C2位のケトン基（>C=O）とC5位の水酸基とが環をつくり五員環の環状構造（フラノース型）になると，新たに2位の炭素が不斉炭素（C*）になり，α-D-フルクトースとβ-D-フルクトースができる．ただし，水溶液中では，フラノース型（五員環）とピラノース型（六員環）の平衡混合物として存在し，スクロース（しょ糖）を構成する場合はフラノース型，単糖の場合はピラノース型で安定である．

環状構造においても，鎖状構造と同様に，D型とL型は互いに鏡像関係である（**図 4.b.6**）．食品中に含まれる主な単糖類を**表 4.b.1**に示す．

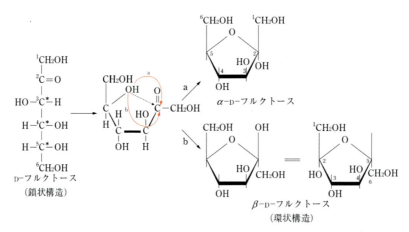

〈図 4.b.4〉 グルコースの鎖状構造と環状構造

〈図 4.b.5〉 フルクトースの鎖状構造と環状構造

注：β-D-ガラクトースとβ-L-ガラクトースの場合もある．

〈図 4.b.6〉 ガラクトースのD型，L型の構造

### 〈表 4.b.1〉 食品中に含まれる単糖類（吉岡・遠藤著, 1980 を参考）

| 分類 | 名称 | 構造式 | 食品 単糖のまま | 食品 構成成分・所在など | 比旋光度 $[\alpha]_D$（α・β型混合の平衡） |
|---|---|---|---|---|---|
| 五炭糖 pentose | D-キシロース D-xylose | | たけのこ | キシラン（麦・イネわら，とうもろこし穂軸） | +19° |
| | D-リボース D-ribose | | — | RNA（動植物細胞）<br>イノシン酸（呈味成分） | −24° |
| | L-アラビノース L-arabinose | | — | 植物ゴム，粘物質，アラバン | +105° |
| 六炭糖 hexose | D-グルコース D-glucose | | 果物 | でん粉（穀類，いも類）<br>グリコーゲン（肝臓，かき貝）<br>セルロース（植物細胞壁）<br>グリコシド（各種配糖体）<br>しょ糖（サトウキビ，テンサイ）<br>マルトース（麦芽糖） | +52° |
| | D-ガラクトース D-galactose | | — | ラクトース（乳汁）<br>ガラクタン（マメ科植物，さといも） | +81° |
| | L-ガラクトース L-galactose | | — | 寒天（てんぐさ，ふのり） | −84° |
| | D-マンノース D-mannose | | — | コンニャクマンナン（こんにゃく） | +14° |
| | D-フルクトース D-fructose | | 果物，はちみつ | しょ糖（サトウキビ，テンサイ）<br>イヌリン（きくいも，ごぼう） | −92° |
| | L-ソルボース L-sorbose | | 熱帯果樹 | ビタミンCの原料<br>トケイ草の果皮 | −43° |
| デオキシヘキソース deoxy-hexose | L-ラムノース（6-デオキシ-L-マンノース）L-rhamnose（6-deoxy-L-mannose） | | — | ルチン（そば）<br>ナリンギン（かんきつ類）<br>ソラニン（じゃがいも） | +8° |
| | L-フコース（6-デオキシ-L-ガラクトース）L-fucose（6-deoxy-L-galactose） | | — | 細胞間多糖（褐藻類） | −76° |

### ③ 変旋光

単糖類は還元性をもつので**還元糖**とよばれ，水に溶けると旋光度が変化する．α型グルコースの結晶を水に溶かした直後の比旋光度は $[\alpha]_D +112°$ であるが，時間とともに異性化しβ型が生成するにつれて値は低下し，α型とβ型の平衡状態に達して比旋光度は一定（$[\alpha]_D +52°$）となる（**図 4.b.7**）．この現象を変旋光という．グルコースの甘味度は溶かした直後で最も高

く，β型が混じると低下する．一方，フルクトースでは，溶かした直後はβ型で最も甘く，α型が混じるにしたがって甘さは低下する．

④ **糖誘導体**

単糖を構成する一部の官能基が酸化・還元あるいは置換されて糖アルコール，アルドン酸，ウロン酸，糖酸，アミノ糖，イオウ糖などの誘導体が生成される．**図 4.b.8**に，最もよく利用されるグルコースを例示する．糖アルコールはアルデヒド基が還元された誘導体であり低カロリー甘味料などに広く利用されている．他の誘導体はほとんどが動植物内の構成成分として存在している．**表 4.b.2**に主な糖誘導体の構造式と所在を示す．

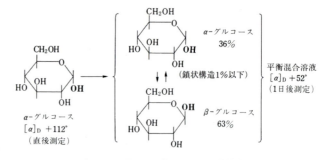

〈図 4.b.7〉 D-グルコースの変旋光

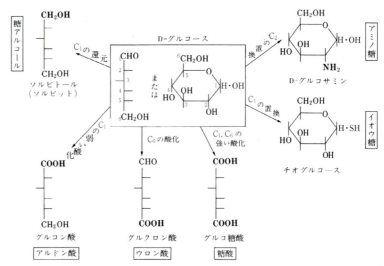

〈図 4.b.8〉 D-グルコースの主な反応と糖誘導体

## 3) 二糖類および少糖類（オリゴ糖類）

二糖類の化学式は$C_{12}H_{22}O_{11}$で表され，炭水化物の最小構成単位である単糖2分子が**グリコシド結合**したものである．ヒトの消化酵素により単糖に加水分解され吸収されるものを消化性二糖類という．

### ① マルトース（麦芽糖）

2分子のD-グルコースがα-1,4結合した還元糖である（**図 4.b.9**）．アミラーゼによりでん粉を加水分解（糖化）することにより生成する．麦芽でん粉をアミラーゼ処理したものに多く含まれ水あめの主原料となっている．

### ② ラクトース（乳糖）

D-ガラクトースとD-グルコースがβ-1,4結合した還元糖である（**図 4.b.10**）．哺乳動物の乳汁中に含まれ甘味は少ない．

### ③ スクロース（しょ糖）

α-D-グルコースとβ-D-フルクトースのグリコシド性水酸基（OH）が脱水縮合しα-1,2結合した非還元糖である（**図4.b.11**）．サトウキビやテンサイ，果物に多く含まれ，甘味料として使用される．二糖であるスクロース（$[α]_D+66.5°$）を加水分解するとグルコース（$[α]_D+52°$）とフルクトース（$[α]_D-92°$）の等量混合物（$[α]_D-20°$）が生じる．これによって右旋性のス

〈表 4.b.2〉 主な糖誘導体

| | 名称 | 構造式 | 所在 |
|---|---|---|---|
| ウロン酸 | グルクロン酸<br>D-glucuronic acid | | 植物ゴム，ヘミセルロース，軟骨（結合組織の主成分） |
| | ガラクツロン酸<br>D-galacturonic acid | | 細胞壁，特にかんきつ類の皮，りんご，いちご（ペクチンの部分） |
| | マンヌロン酸<br>D-mannuronic acid | | 褐藻（アルギン酸の成分） |
| アミノ糖 | グルコサミン<br>D-glucosamine | | エビやカニなどの甲殻類の殻（キチンの成分） |
| | ガラクトサミン<br>D-galactosamine | | 糖たんぱく質，人乳オリゴ糖の成分 |
| 糖アルコール | ソルビトール<br>（ソルビット）<br>D-sorbitol (sorbit) | | 植物，特に果実に多い．甘味のある結晶，ビタミンCの原料 |
| | マンニトール<br>（マンニット）<br>D-mannitol (mannit) | | 海藻類（こんぶ），干しがき，きのこ類に多い |
| | キシリトール<br>（キシリット）<br>D-xylitol (xylit) | | ダイエット甘味料，低う蝕性甘味料<br>シュガーレスガムに使用 |
| | マルチトール<br>（マルチット）<br>D-maltitol (maltit) | | ダイエット甘味料，難消化性二糖類である |

クロース水溶液が左旋性に転じるので，この現象を転化（inversion）といい，これらの混合物を転化糖とよぶ．なお，転化糖は還元糖である．

#### ④ トレハロース

2分子の α-D-グルコースが α-1,1 結合した非還元糖である．甘味料としての用途以外にも，高い保水力により保湿剤としても利用されている．

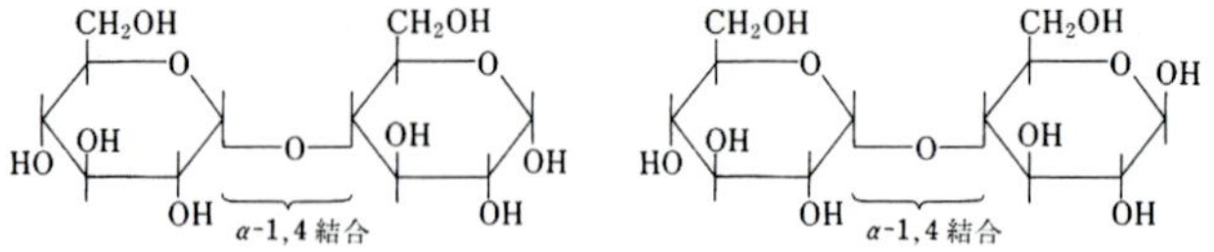

α-マルトース　　　　β-マルトース

〈図 4.b.9〉　マルトース（麦芽糖）

α-ラクトース　　　　β-ラクトース

〈図 4.b.10〉　ラクトース（乳糖）

スクロース

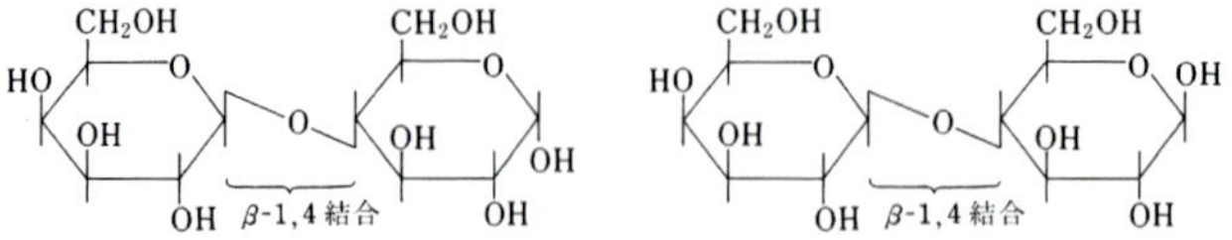

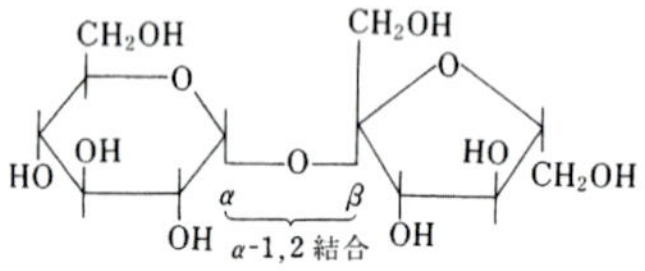

〈図 4.b.11〉　スクロース（しょ糖）

**⑤ラフィノースとスタキオース**

ラフィノースは，しょ糖のD-グルコース部位に$\alpha$-D-ガラクトースが$\alpha$-1,6結合した非還元性の三糖である．スタキオースはそのガラクトース部位にさらに$\alpha$-D-ガラクトースが結合した非還元性の四糖である．これらは大豆に多く含まれるため大豆オリゴ糖ともよばれ，近年，大腸内でのビフィズス菌増殖効果などの機能性が期待されている（第8章8-1c「豆類」参照）．

## 4）　消化性多糖類

多糖類は単糖が多数グリコシド結合した非還元性の高分子化合物で，甘味をもたないことが特徴である．多糖類は，ヒトが消化できる消化性多糖類と消化できない難消化性多糖類（食物繊維）に分類される．消化性多糖類はエネルギー貯蔵物質として重要である．

**①でん粉**

穀類，いも類，豆類などの植物に広く存在するエネルギー源である．その構成成分はアミロースとアミロペクチンであり，構成比率がでん粉の特性に大きな影響を与える．うるち米はアミロースを17～19％程度含有するが，もち米はアミロペクチンのみで構成される（**表 4.b.3**）．また，同じでん粉の結晶（でん粉粒）でも植物種により大きさや形状が異なっており（**図 4.b.12**），これもでん粉を特徴づける要因となっている．

**アミロースとアミロペクチンの化学構造**：　アミロースはD-グルコースが$\alpha$-1,4結合により鎖状に結合し，グルコース6分子で一巻きするらせん構造となっている．アミロペクチンは，アミロースの$\alpha$-1,4結合のグルコース残基のところどころで$\alpha$-1,6結合により枝分かれした

〈表 4.b.3〉　穀類，いも類中のアミロース含量と所在

| 植物名 | うるち米 | もち米 | さつまいも | じゃがいも | とうもろこし | 小　麦 |
|---|---|---|---|---|---|---|
| アミロース(%) | 17～19 | 0 | 19 | 24～25 | 21～25 | 24～30 |
| でん粉量(%) | 75～85 | | 15～29 | 14～25 | 68～77 | 70～77 |
| 所　在 | 種　子 | | 塊　根 | 塊　茎 | 種　子 | 種　子 |

## b 炭水化物

房状構造である（図 4.b.13）．

**糊化と老化**： でん粉粒にはアミロースとアミロペクチンが含まれているが，水素結合により規則的に集合した結晶性部分（ミセル）と非結晶性部分が混在した状態となっている．生でん粉（β-でん粉）に水を加えて加熱すると熱エネルギーによってミセルに水が入り込んで膨潤し，ミセル構造が崩壊して糊（のり）となる．この現象を糊化（α化）といい，この状態のでん粉を糊化でん粉（α-でん粉）という．糊化でん粉を放置すると，再びミセル構造が形成されβ-でん粉に戻る（老化）．老化現象は，低温（0〜5℃）かつ適度な水分含量（30〜60％）で最も進行しやすい．図 4.b.14 にでん粉の糊化と老化の概略を示す．老化防止には，α-でん粉にした加工食品を熱風乾燥法や凍結乾燥法により，水分を 10〜13％前後に調整する．応用食品には **α化米**，インスタントめん，即席餅，乾燥飯，あられ，せんべいなどがある．

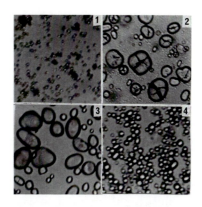

〈図 4.b.12〉 **各種でん粉粒の顕微鏡写真**（小田原図）（青木編著，2002 より転載）(1) もち米でん粉，(2) あずきでん粉，(3) じゃがいもでん粉，(4) さつまいもでん粉．同倍率（×600）での拡大写真．大小，形が比較できる．

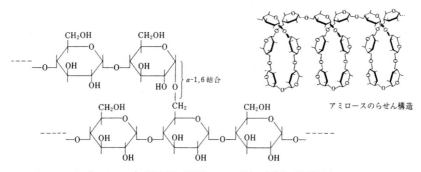

〈図 4.b.13〉 **アミロースとアミロペクチンの構造式**

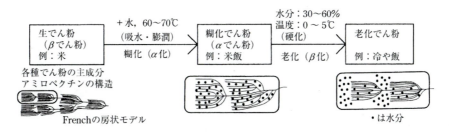

〈図 4.b.14〉 **でん粉の糊化と老化**（豊沢ら著，1998 を参考）

### ②グリコーゲン

牛や鶏の肝臓，かき（牡蠣）などに多く含まれる動物性の貯蔵多糖類であり，動物性でん粉とよばれることもある．アミロペクチンと類似した構造（$\alpha$-1,4結合，$\alpha$-1,6結合）であるが，$\alpha$-1,6結合による分岐が多いのが特徴である．

## 5）食物繊維の化学と機能

食物繊維は，1972年トロウェル（Trowell）博士により提唱されたダイエタリー・ファイバー（dietary fiber）の訳語であり，「ヒトの消化酵素で消化されない食品中の難消化性成分の総体」と定義されている．したがって，近年注目されている食物繊維の機能性は，消化管において消化吸収されず通過することで発揮される．

食物繊維には，水溶性食物繊維と不溶性食物繊維があり機能性が異なる．水溶性食物繊維は胃で膨張し食塊の粘性を高めてグルコースやコレステロールの吸収を低下させるため食後の血糖値や血清コレステロール値の上昇を抑制する．このほかにも，ナトリウム排泄効果による高血圧の防止，発がん促進物質の腸内滞留時間の減少による大腸がんの予防などがある．不溶性食物繊維は水分吸着によるかさ効果により便量が増加するため排便促進効果がある．

このように食物繊維には多くの機能性があり，様々な生活習慣病予防効果が期待されている（第7章eの1）「食品の機能性成分とその機能」参照）．食物繊維の分類と食品例を**表4.b.4**に示した．

〈表4.b.4〉 食物繊維の分類と含有食品例 （辻・森編, 2000を改変）

| | | 水溶性食物繊維 | 不溶性食物繊維 | 食品例 |
|---|---|---|---|---|
| 植物起源 | | | セルロース | 穀類，野菜 |
| | | | ヘミセルロース | ふすま，りょくとう |
| | | | リグニン | ココア，野菜 |
| | | | 寒天 | 紅藻類 |
| | | ペクチン | | 果物，野菜 |
| | | グアーガム | | グアー豆 |
| | | グルコマンナン | | こんにゃく |
| | | アルギン酸ナトリウム | | 褐藻類 |
| | | 低分子アルギン酸 | | 褐藻類 |
| | | 低分子グアーガム | | 飲料 |
| | | 難消化性デキストリン | | パン |
| 動物起源 | | | キチン | かに，えび |
| | | | コラーゲン | 畜肉，ふかひれ |
| | | コンドロイチン硫酸 | | 魚肉 |
| 多糖類 | 化学修飾 | カルボキシメチルセルロース | キトサン | |

### ①セルロース

食物の細胞壁の主成分でD-グルコースが$\beta$-1,4結合した直鎖状の多糖類である（**図4.b.15**）．セルロースは自然界で最も多く存在する有機化合物である．セルロースの誘導体（CMC：カルボキシメチルセルロース）はアイスクリームなどの増粘剤として利用されている．

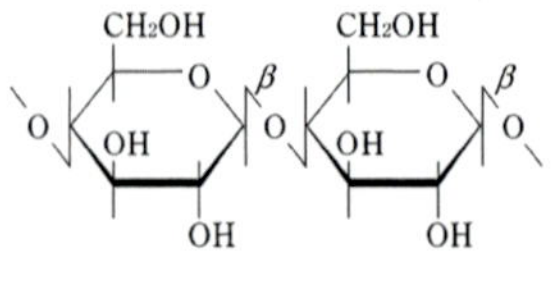

〈図4.b.15〉 セルロースの構造式

### ②ヘミセルロース

セルロースとペクチン以外の植物細胞壁を構成する多糖類の総称であり，キシランやマンナンなどが該当する．

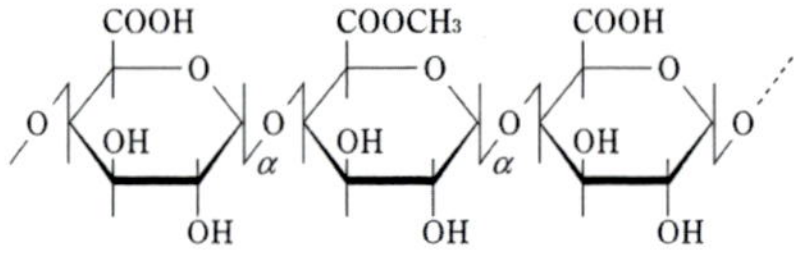

〈図4.b.16〉 ペクチンの構造式

### ③ペクチン

果実や野菜などに広く存在し，細胞壁を構成するセルロースやヘミセルロースと結合することによって細胞と細胞を接着する役割を担っている．組織内では水不溶性のプロトペクチンと

して存在する．分子構造は，D-ガラクツロン酸が$\alpha$-1,4結合しており，その構造の一部がメチルエステル化しメトキシル基となっている（**図 4.b.16**）．

ペクチンは，メトキシル基含量7％以上の高メトキシルペクチンと7％未満の低メトキシルペクチンに分類される．高メトキシルペクチンは酸性下（pH 3付近）でスクロース（60％以上）とともに加熱するとゲル化するため，これを利用して高糖度ジャムやマーマレードがつくられる．低メトキシルペクチンは二価の金属イオン（$Ca^{2+}$，$Mg^{2+}$）により架橋してゲル化するため低糖度ジャムなどに利用されている．

#### ④イヌリン

ごぼうやきくいもなどの根に貯蔵される多糖類で，D-フルクトースが$\beta$-2,1結合するフルクトースの重合体である．

#### ⑤グアーガム

グアー豆種子から得られる植物細胞壁の粘性物質で，ガラクトースとマンノースからなる多糖類（ガラクトマンナン）の一種である．食品の増粘剤やゲル化剤として広く利用されている．

#### ⑥グルコマンナン（コンニャクマンナン）

こんにゃくいもに存在する多糖類でグルコースとマンノースの重合体である．大量の水を吸収し，水酸化カルシウムなどを加えて加熱するとゲル化してこんにゃくができる．

#### ⑦寒天

てんぐさなどの紅藻類の細胞壁成分で，アガロース（約70％）とアガロペクチン（約30％）からなる．熱水で可溶化し抽出されるが温度が下がるとゲル化する．トコロテンや製菓用以外にも実験用培地として使用される．

#### ⑧アルギン酸

こんぶなどの褐藻類の細胞壁成分で，D-マンヌロン酸とL-グルロン酸の重合体である．この塩溶液（ナトリウム塩溶液やカルシウム塩溶液）は粘性水溶液となるため，食品の**増粘剤**やゲル化剤として広く利用されている．

#### ⑨フコイダン

こんぶやわかめなどの褐藻類に含まれるいわゆるネバネバ成分で，ガラクトースの誘導糖であるフコース（6-デオキシ-ガラクトース）の硫酸エステルが重合したものである．

#### ⑩キチン・キトサン

えびやかになどの甲殻類に含まれる成分で，N-アセチル-D-グルコサミンの重合体である．キトサンは，キチンの脱アセチル化合物（アセチル化度60％以上）である．この両者を総称してキチン質という（**図 4.b.17**）．キトサンはコレステロールの吸収を抑え血清コレステロールを低下させる働きがある．

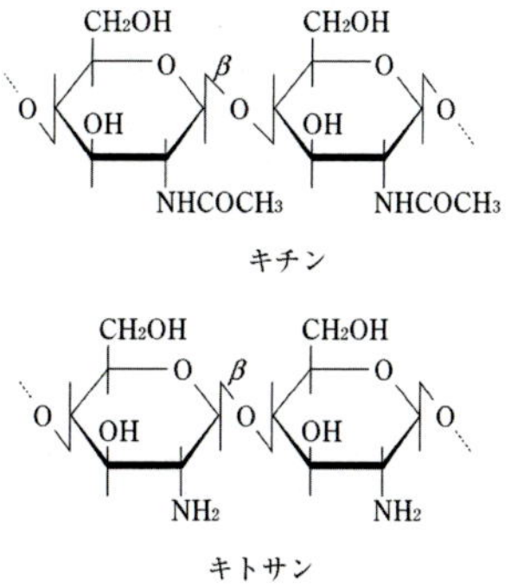

〈**図 4.b.17**〉 **キチン，キトサンの構造式**

## C 脂　　質

脂質（lipid）とは，動植物に広く分布し，一般に水に溶けず，エーテル，クロロホルムなどの有機溶剤に溶ける有機物を総称していう．食品中の脂質には，主成分である脂肪（グリセリンと脂肪酸の縮合物）をはじめとして，ロウ，リン脂質，ステロール，カロテイド色素なども含まれる．これらの脂質には，様々な機能がある．栄養的な機能として，エネルギー源，必須脂

肪酸の供給源，食品中の脂肪性成分の利用性の向上などがあり，また，生理的な機能として，動脈硬化などの血管疾患，がん，脳神経機能，免疫機能などに関与している．

### 1）脂肪酸の化学と機能

脂肪酸（fatty acid）とは，脂肪族炭化水素基の末端にカルボキシル基（－COOH）が1個結合した化合物である．脂肪酸はアセチル CoA から出発し $C_2$ 単位で鎖を伸長し生合成されるので，通常は偶数個の炭素をもつ．

#### ①飽和脂肪酸

脂肪酸の脂肪族炭化水素基がすべて単結合（－$CH_2$－$CH_2$－）のものを飽和脂肪酸という．飽和脂肪酸の分類，名称，所在および融点・溶解度などを**表 4.c.1** に示す．

**〈表 4.c.1〉 飽和脂肪酸** （日本油化学会編，2001 を一部改変）

| 分類 | 炭素数 | 名称 | 示性式 | 所在 | 融点（℃） | 溶解度（水） |
|---|---|---|---|---|---|---|
| 短鎖脂肪酸 | 2 | 酢酸 | $CH_3COOH$ | （脂肪の構成成分にならない） | 16.6 | 易溶 |
| 短鎖脂肪酸 | 4 | 酪酸 | $CH_3(CH_2)_2COOH$ | バター | -7.9 | 易溶 |
| 短鎖脂肪酸 | 6 | カプロン酸 | $CH_3(CH_2)_4COOH$ | バター，やし油 | -3.4 | 易溶 |
| 中鎖脂肪酸 | 8 | カプリル酸 | $CH_3(CH_2)_6COOH$ | バター，やし油 | 16.7 | 可溶 |
| 中鎖脂肪酸 | 10 | カプリン酸 | $CH_3(CH_2)_8COOH$ | バター，やし油 | 31.6 | 冷水に難溶 |
| 長鎖脂肪酸 | 12 | ラウリン酸 | $CH_3(CH_2)_{10}COOH$ | バター，やし油 | 44.2 | 不溶 |
| 長鎖脂肪酸 | 14 | ミリスチン酸 | $CH_3(CH_2)_{12}COOH$ | バター，やし油 | 53.9 | 不溶 |
| 長鎖脂肪酸 | 16 | パルミチン酸 | $CH_3(CH_2)_{14}COOH$ | 一般動植物油 | 63.1 | 不溶 |
| 長鎖脂肪酸 | 18 | ステアリン酸 | $CH_3(CH_2)_{16}COOH$ | 一般動植物油 | 69.6 | 不溶 |
| 長鎖脂肪酸 | 20 | アラキン酸（アラキジン酸） | $CH_3(CH_2)_{18}COOH$ | 落花生油 | 75.3 | 不溶 |
| 長鎖脂肪酸 | 22 | ベヘン酸 | $CH_3(CH_2)_{20}COOH$ | 落花生油 | 79.9 | 不溶 |
| 長鎖脂肪酸 | 24 | リグノセリン酸 | $CH_3(CH_2)_{22}COOH$ | 落花生油 | 84.2 | 不溶 |

炭素数6個以下の脂肪酸を短鎖脂肪酸といい，主としてバターなどの構成成分である．炭素数8〜10個までの脂肪酸を中鎖脂肪酸といい，牛乳，母乳，パーム核油，やし油の構成成分である．通常，炭素数12〜20個の長鎖脂肪酸が多く，天然の飽和脂肪酸ではパルミチン酸（$C_{16:0}$）とステアリン酸（$C_{18:0}$）が多く存在する．

これら飽和脂肪酸は，生体への吸収機序が異なることから様々な機能がみられる．中鎖飽和脂肪酸は門脈から直接肝臓に送られ，$\beta$-酸化されてエネルギーに変わるので，病人，乳幼児，高齢者などの効率的なエネルギー源である．長鎖飽和脂肪酸はリンパ管・静脈を通って，筋肉，肝臓の脂肪組織に送られ，分解・貯蔵されエネルギー源となる．さらに，飽和脂肪酸のステアリン酸（$C_{18:0}$）はステロイル CoA 不飽和化酵素の作用により，不飽和脂肪酸のオレイン酸（$C_{18:1}$）に変換される．

#### ②不飽和脂肪酸

脂肪酸の脂肪族炭化水素基に二重結合（－CH＝CH－）

を1個以上含むものを不飽和脂肪酸という．不飽和脂肪酸の二重結合の位置を示す方法には，$\Delta$（デルタ）表記法，$n-x$表記法，$\omega$（オメガ）表記法がある．カルボキシル基の炭素を1として順次炭素に番号を付けて数え，二重結合を形成している炭素の小さい方の炭素番号をギリシャ文字の$\Delta$に付して示す方法を$\Delta$表記法という（**表4.c.2**参照）．また，メチル基末端（$CH_3-$）側に最も近い二重結合がカルボキシル基から数えて何番目の炭素にあるかを示す方法を$n-x$表記法（$n$は炭素数）という．最初の二重結合の位置を$n-3$（$n$マイナス3とよむ），$n-6$，$n-9$などと表す．さらに，二重結合の位置をギリシャ文字で「最後」を意味する$\omega$を用い，メチル基末端の炭素から$\omega1$，$\omega2$…と数えて，$\omega3$，$\omega6$，$\omega9$などと示す方法を$\omega$表記法という．

二重結合を1個もつ代表的な不飽和脂肪酸のオレイン酸は，末端メチル基から9番目に二重結合をもつので$C_{18:1}$，$n-9$と表記される．オレイン酸はオリーブ油に多く含まれており，地中海式料理の基本となり，健康面で注目されている．

二重結合を2個以上もつ不飽和脂肪酸には，末端メチル基から6番目の炭素に二重結合をもつリノール酸（$C_{18:2}$，$n-6$），$\gamma$-リノレン酸（$C_{18:3}$，$n-6$），アラキドン酸（$C_{20:4}$，$n-6$）などの$n-6$系列不飽和脂肪酸と3番目の炭素に二重結合をもつ$\alpha$-リノレン酸（$C_{18:3}$，$n-3$），イコサペンタエン酸（IPA；$C_{20:5}$，$n-3$），ドコサヘキサエン酸（DHA；$C_{22:6}$，$n-3$）などの$n-3$系列不飽和脂肪酸がある．

パルミトレイン酸（$C_{16:1}$，$n-7$）からテトラコサヘキサエン酸（$C_{24:6}$，$n-3$）までの$n-x$表記による不飽和脂肪酸の名称，炭素数と二重結合数，所在および融点などを**表4.c.2**に示す．二重結合を2個以上もつ不飽和脂肪酸を多価不飽和脂肪酸（高度不飽和脂肪酸）という．

二重結合をもつ化合物には，シス型とトランス型の二つの幾何異性体がある．天然の不飽和脂肪酸の二重結合は通常シス型である．

**共役リノール酸**： 天然の多価不飽和脂肪酸の多くは通常2個の二重結合の炭素の間にメチレン基（$-CH=CH-CH_2-CH=CH-$）が介在する．一方，二重結合が隣り合わせにつながった結合（$-CH=CH-CH=CH-$）をもつ多価不飽和脂肪酸も存在する．このような二重結合を共役二重結合という．リノール酸にはこの共役二重結合をもつ異性体が存在し，これを共役

〈表4.c.2〉 **不飽和脂肪酸** （日本油化学会編，2001より一部改変）

| 名　称 | 炭素数：二重結合数 | 二重結合の位置（$\Delta$表記） | $n-x$表記 | 所　在 | 備　考 融点（℃） |
|---|---|---|---|---|---|
| パルミトレイン酸 | 16:1 | $\Delta^9$ | $n-7$ | バター，動物油 | 2.0 |
| オレイン酸 | 18:1 | $\Delta^9$ | $n-9$ | 一般動植物油 | $\alpha$:13.3 $\beta$:16.3 |
| リノール酸 | 18:2 | $\Delta^{9,12}$ | $n-6$ | 一般植物油 | -5.0 |
| $\alpha$-リノレン酸 | 18:3 | $\Delta^{9,12,15}$ | $n-3$ | あまに油，えごま油 | $-10\sim-11.3$ |
| $\gamma$-リノレン酸 | 18:3 | $\Delta^{6,9,12}$ | $n-6$ | 月見草種子油 | -11 |
| アラキドン酸 | 20:4 | $\Delta^{5,8,11,14}$ | $n-6$ | リン脂質 | -49.5 |
| イコサペンタエン酸(IPA)[1] | 20:5 | $\Delta^{5,8,11,14,17}$ | $n-3$ | 魚　油 | $-54\sim-53$ |
| エルカ酸（エルシン酸） | 22:1 | $\Delta^{13}$ | $n-9$ | なたね油 | 34.0 |
| ドコサペンタエン酸（DPA）（イワシ酸） | 22:5 | $\Delta^{4,8,12,15,19}$ | $n-3$ | 魚　油 | -78 |
| ドコサヘキサエン酸(DHA) | 22:6 | $\Delta^{4,7,10,13,16,19}$ | $n-3$ | 魚　油 | -44 |
| テトラコサヘキサエン酸（ニシン酸） | 24:6 | $\Delta^{4,8,12,15,18,21}$ | $n-3$ | 魚　油 | -75 |

[1] エイコサペンタエン酸（EPA）ともよぶ．

リノール酸（Conjugated Linoleic Acid：CLA）という．このCLAは，自然界では反すう動物の第一胃（ルーメン）に存在する嫌気性菌のリノール酸イソメラーゼの生体内水素添加経路において一次中間代謝物として生成する．反すう動物の肉や乳製品に含まれるCLAのほとんどは，9シス，11トランス-CLAである．共役リノール酸には，①抗がん作用，②抗肥満作用，③抗動脈硬化作用，④糖尿病改善作用，⑤不飽和化酵素の阻害作用，⑥イコサノイド産生への影響，⑦免疫能の改善，⑧骨粗鬆症の改善，などのような様々な生理機能が明らかにされている．

　**トランス酸**：　トランス型脂肪酸（トランス酸）は天然には反すう動物の乳・乳製品，肉にわずかに含まれる．また，水素添加による硬化油の製造過程では大量に生ずることもある．これら硬化油はマーガリンやショートニングの原料となる．水素添加の過程で必須脂肪酸がトランス酸に変換されると，必須脂肪酸としての役割を果たせず，その他の弊害も指摘されており，大量摂取による健康への影響が懸念される．この章の6）食用油脂の②水素添加の項参照．

### ③必須脂肪酸

　植物中では，飽和脂肪酸からオレイン酸（$C_{18:1}$, $n-9$）→リノール酸（$C_{18:2}$, $n-6$）→$\alpha$-リノレン酸（$C_{18:3}$, $n-3$）の生合成過程が存在するが，動物体内では二重結合を1個もつパルミトレイン酸（$C_{16:1}$, $n-7$）とオレイン酸（$C_{18:1}$, $n-9$）は生合成できるが，C10位と末端のメチル基との間には二重結合を形成することはできないので，$n-6$系および$n-3$系の不飽和脂肪酸は合成できない．$n-6$系のリノール酸とアラキドン酸および$n-3$系の$\alpha$-リノレン酸は動物の正常な成長と健康の維持のために不可欠な脂肪酸であり，食物として摂取しなければならないので必須脂肪酸とよばれる．

　食べ物として摂取された$n-6$系列のリノール酸と$n-3$系列の$\alpha$-リノレン酸は，動物体内でそれぞれの系列の脂肪酸に変換される．$n-6$系列のリノール酸は食用油，穀物，動物性食品に比較的多く，生体内でリノール酸→$\gamma$-リノレン酸→ジホモ-$\gamma$-リノレン酸→アラキドン酸に変換される．一方，$n-3$系列の$\alpha$-リノレン酸は葉菜，根菜，植物プランクトン，魚介類に多く，$\alpha$-リノレン酸→イコサペンタエン酸（IPA）→ドコサペンタエン酸（DPA）→→→ドコサヘキサエン酸（DHA）に変換される．動物体内ではこれら2系列の間に相互変換はない．

　$n-6$系列のリノール酸は動物の成長，皮膚状態などを正常に保つうえで必須である．主にアラキドン酸に変換され，ホルモン様イコサノイドであるプロスタグランジン（PG），プロスタサイクリン（PGI），トロンボキサン（TX）やロイコトリエン（LT）などの前駆体となり，血小板凝集作用などの種々の働きをする．

　$n-3$系列の$\alpha$-リノレン酸はIPAに変換され，$n-6$系列の脂肪酸と同様にホルモン様イコサノイドの前駆体になる．疾病に関連する機能としては，①抗血栓作用，②血圧降下作用，③脂質異常症の改善作用，④抗動脈硬化作用，⑤抗炎症・アレルギー作用，⑥がんの増殖緩和・抑制作用などが明らかにされている．IPAから変換されるDHAは，脳・神経機能を高く保つうえで必須であり，網膜のリン脂質にも多い．

　さらに，必須脂肪酸の機能の中で重要なものに構造的機能がある．生体膜はリン脂質を含む脂質二重層からなり，数種のリン脂質ではグリセリン残基の2位にリノール酸，$\alpha$-リノレン酸および両者から変換された多価不飽和脂肪酸を含んでいる．$n-6$系列のアラキドン酸と$n-3$系列のIPAやDHAは，生体膜に流動性や柔軟性を与え，物質の透過を容易にしている．

### ④脂肪酸の溶解度と融点

　脂肪酸は，親油性（疎水性）の脂肪族炭化水素基（アルキル基）と親水性のカルボキシル基（$-COOH$）からなる．炭化水素基の炭素数が増すにつれて親油性の部分が大きくなり，カルボ

## c 脂　　質

キシル基の親水性が発揮されにくくなり水に溶けにくくなる．

さらに，油脂が水に溶けないのは，油脂を構成する脂肪酸のカルボキシル基がグリセリンの水酸基とエステル結合して親水性が低下しているうえに，構成脂肪酸の大部分が $C_{16}$ や $C_{18}$ の長鎖脂肪酸だからである．

飽和脂肪酸では $C_8$ までの脂肪酸の融点は比較的低く，常温では液体であって，不快臭がある．$C_{10}$ 以上は，炭素数が増すにつれて融点は高くなり固体となる（**表4.c.1**）．

一方，不飽和脂肪酸の融点は，同一炭素数の飽和脂肪酸の融点に比較して著しく低く，しかも二重結合の数が多くなるほど融点は低くなり，通常常温では液状となる（**表4.c.2**）．

## 2) 脂質の種類と特徴

脂質は構造の上から，単純脂質，複合脂質，誘導脂質に分けることができる．

### ①単純脂質

単純脂質の脂肪は，多価アルコールのグリセリン（グリセロール）が3個の脂肪酸と縮合してトリグリセリド（triglyceride）となったもので，トリアシルグリセロール，中性脂肪または「油脂」(oil and fat) ともよばれる（**図4.c.1**）．そのほかに，ロウ（脂肪酸の高級一価アルコールエステル）も単純脂質の一つである．

### ②複合脂質

**リン脂質**：　リン脂質は複合脂質の一種であって，アルコール類に脂肪酸およびリン酸が結合した生体成分である．**図4.c.2**に示すように，アルコールの種類によってグリセリンを含有

〈図4.c.1〉　グリセリンおよびトリグリセリド

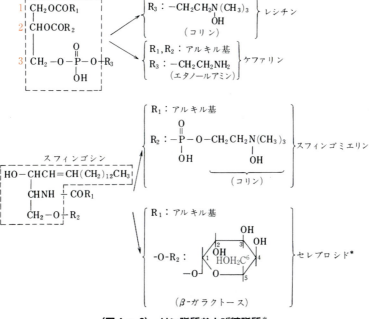

〈図4.c.2〉　リン脂質および糖脂質*

するもの（レシチン，ケファリン）と，長鎖状塩基のスフィンゴシンを含有するもの（スフィンゴミエリン）とがある．

　レシチンは，親水性を帯びたコリンリン酸の部分と，グリセリンの1位，2位に結合した長鎖脂肪酸の親油性を帯びた炭化水素鎖（アルキル基）をもつので乳化性がある．この性質は，生体膜の構造と機能に関係し，生体成分として重要な意味をもっている．食品では，大豆や卵黄に多く含まれている．大豆レシチンはマーガリン，チョコレート，アイスクリームなどに用いられるが，ほかに酸化防止剤としての働きもあるので食用油脂などにも利用される．一方，卵黄レシチンはマヨネーズの乳化に役立っている．

　そのほかに，リン脂質としてケファリン，スフィンゴミエリンなどがある．前者はエタノールアミンを，後者はコリンを含む．

**糖脂質**：　スフィンゴミエリンと同様，スフィンゴシンを構成成分にもつ糖脂質のセレブロシドはガラクトースの配糖体である．これはスフィンゴミエリンとともに，動物の脳，神経組織に多く含まれる．

### ③誘導脂質

**ケン化と不ケン化物**：　脂質中のトリグリセリドはアルカリ（KOH）の作用で，水溶性の脂肪酸アルカリ塩（石けん）（RCOOK）とグリセリンに加水分解される．この反応をケン化とよぶ．脂質中の単純脂質，複合脂質はケン化されるが，ケン化されずに水層に移動しない成分もある．これを不ケン化物とよび，高級アルコール，高級炭化水素，ステロール，トコフェロールなどがこれに属し，誘導脂質とよばれる．

　食用油脂の不ケン化物には，ステロールやトコフェロールが主で，レチノールやカロテンなども含まれている（**図 4.c.3**）．

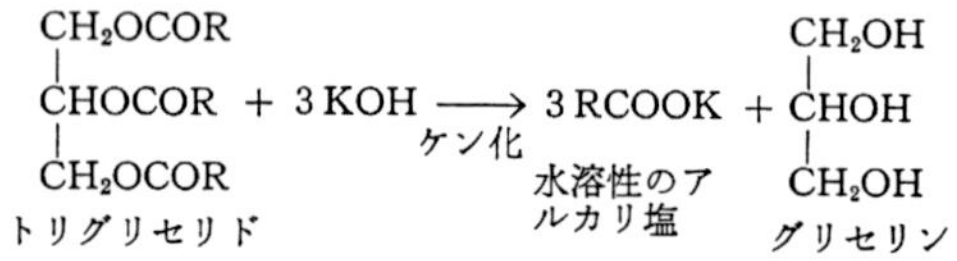

**ステロール**：　ステロール類には側鎖Rと二重結合の数や位置などの違いにより多くの同族体があるが，動物に含まれるものはほとんどがコレステロール（cholesterol）で，動

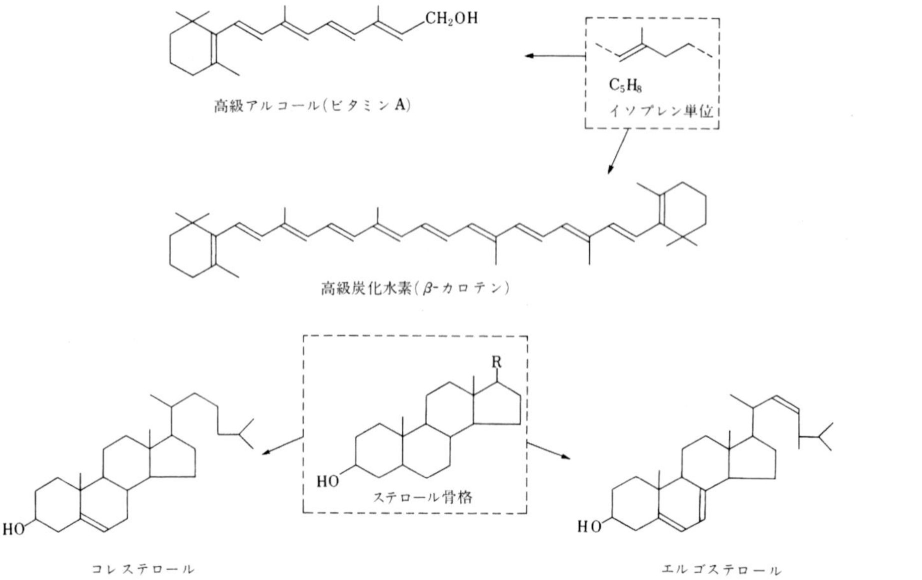

〈**図 4.c.3**〉　不ケン化物の例
イソプレン単位またはステロール骨格をもつもの．

物脂（卵黄，バター，肝臓，畜肉）に多く含まれる．一方，植物ではコレステロールは含まれず，β-シトステロール（β-sitosterol）やプロビタミン $D_2$ のエルゴステロール（ergosterol）などが含まれている．

コレステロールは，生体において様々な役割を果たしている．①ステロイドホルモン（性ホルモンや抗ストレスホルモンのコルチゾール）の原料，②胆汁酸（長鎖脂肪酸の吸収に関与）の原料，③細胞膜の主要な構成成分（細胞膜はリン脂質とコレステロールとたんぱく質で構成），④ビタミン $D_3$ の原料など．

### 3）油脂の特徴と変化
#### ①天然油脂の種類と脂肪酸組成
天然の油脂は，種々の脂肪酸からなるトリグリセリドを主成分とする混合物なので，油脂の利用価値を大きく左右する物理的・化学的性質は，構成脂肪酸の組成およびその性質に大きく依存する．

主要な動植物油の分類と脂肪酸組成などの特徴を**表4.c.3**に示す．

#### ②油脂の化学的性質
油脂の化学的性質を示す化学的指標の定義や試験法を**表4.c.4**にあげる．これらの指標の数値のうち，脂肪酸組成によって決まり，各油脂に特有の値を示す化学的指標を特数とよぶ．一方，油脂の精製や変敗の程度によって異なる値を示す化学的指標を変数とよぶ．

#### ③油脂の物理的性質
油脂の物理的性質として，融点，凝固点，発煙点，引火点，燃焼点，粘度，屈折率，比重，色調などが測定される．

**融点**： 油脂は各種のトリグリセリドの混合物なので，融点は単一の脂肪酸とは異なって一定の値を示さない．**表4.c.3**に示すように，不飽和脂肪酸（$C_{18:1}$, $C_{18:2}$, $C_{18:3}$）を構成成分として多く含む植物油は，融点0℃以下のものが多く，常温では液状である．一方，$C_{18:2}$ の不飽和脂肪酸が少なくて $C_{16:0}$, $C_{18:0}$ の飽和脂肪酸を多く含む動物脂および植物脂は融点が高く，常温では固体となる．海産動物の魚油は多価不飽和脂肪酸を多く含むため，常温では液状となる．

**発煙点・引火点・燃焼点**： 遊離脂肪酸などを含む油脂および中鎖脂肪酸からなる油脂は発煙点，引火点が低い．多くの油脂の引火点は300℃以上あって，燃焼点は引火点より約30〜50℃高い．油脂のこれらの性質は揚げ物を伴う食品加工では重要となる．

**粘度**： 一般に粘性は高いが，構成脂肪酸の炭素数が少ない場合や不飽和度の高い場合には，粘度は若干低下する．高温で加熱すると油脂が酸化重合して，粘度は高くなる．

**屈折率**： トリグリセリド構成脂肪酸の種類に関係し，長鎖の脂肪酸や不飽和脂肪酸などの含量の高い油脂ほど屈折率は大きい．油脂の品質鑑定や水素添加の際の反応の進行程度を知るのに利用する．

**比重**： 油脂の比重は，短鎖脂肪酸，不飽和脂肪酸，ヒドロキシ脂肪酸（例：リシノール酸，$C_{17}H_{32}(OH)COOH$，ひまし油に含まれる）の含量が増加するほど大きくなる．油脂の比重は15℃で0.91〜0.95のものが多い．

### 4）油脂の変質
油脂の変質をもたらす反応には，自動酸化，熱酸化重合および加水分解がある．

#### ①自動酸化
油（脂）や揚げ物などは，はじめは無臭でも長時間保存すると，きわめて初期の酸化で生じ

〈表4.c.3〉 主要な動植物油脂（日本食品標準成分表 2015年版（七訂）脂肪酸成分表編；藤田，2011；日本油化学会編，2001；湯木著，1978 より一部改変）

| 分類 | 脂肪酸 営業名/二重結合数 | 名称 | 飽和 4:0～6:0 短鎖 | 8:0～10:0 中鎖 | 12:0～14:0 | 16:0 パルミチン酸 | 18:0 ステアリン酸 | 長鎖 | 一価不飽和 16:1 パルミトレイン酸 n-7 | 18:1 オレイン酸 n-9 | 20:1 イコセン酸 n-9 | 22:1 エルカ酸 n-9 | 多価不飽和 18:2 リノール酸 n-6 | 20:4 アラキドン酸 n-6 | 18:3 リノレン酸 n-3 | 20:5 IPA n-3 | 22:5 DPA n-3 | 22:6 DHA n-3 | 物理的特徴 融点・凝固点（℃） | 化学的特数 ケン化価 | ヨウ素価 | 用途 | 特徴 |
|---|---|---|---|---|---|---|---|---|---|---|---|---|---|---|---|---|---|---|---|---|---|---|---|
| | 営業用（食用）不使用バ | 人乳 | 1.2 | | 10.0 | 21.2 | 5.4 | | 2.3 | 40.9 | 0.5 | 0.1 | 14.1 | 0.4 | 1.4 | 0.2 | 0.2 | 0.9 | 30～32 | 205～209 | 36～47 | 母乳として乳児用 | 中鎖脂肪酸を含む。IPA, DHAも含む |
| 飽和脂肪酸の系列の油脂 | | 牛乳（食用バター不使用バ） | 6.0 | 4.3 | 15.5 | 32.8 | 10.0 | | 1.7 | 21.8 | 0.2 | | 2.1 | 0.1 | 0.5 | | | | 28～38 | 210～245 | 25～47 | 食卓用、炒め物用、製菓 | 短鎖脂肪酸を含み、加水分解を受けると酪酸臭を生ずる。風味がよい、クリーミング性が劣る |
| | | パーム核油 | 0.2 | 7.7 | 63.4 | 8.2 | 2.4 | | | 15.3 | 0.1 | | 2.6 | | | | | | 25～30 | 240～257 | 12～20 | 冷菓、揚げ油、食用加工油脂 | ラウリン酸含量大、中鎖脂肪酸量大。口どけがよく、加水分解によって異臭を生ずる |
| | | やし油（ココナッツオイル） | 0.6 | 14.4 | 64.1 | 9.3 | 2.9 | | | 7.1 | | | 1.7 | | | | | | 20～28 | 245～271 | 7～16 | 冷菓、揚げ油、食用加工油脂 | ラウリン酸含量大、中鎖脂肪酸量大。口どけがよく、加水分解によって異臭を生ずる |
| | | 豚脂（ラード） | | | 1.9 | 25.1 | 14.4 | | 2.5 | 43.2 | 0.7 | | 9.6 | 0.1 | 0.5 | | | | 28～48 | 193～202 | 40～70 | 炒め物用、揚げ油、食用加工油脂 | クリーミング性はないが、どくのある風味でショートニングしてしまう |
| | | 牛脂（ヘット） | | | 2.6 | 26.1 | 15.7 | | 3.0 | 45.5 | 0.4 | | 3.7 | | 0.2 | | | | 35～50 | 190～202 | 25～60 | 食用加工油脂、石鹸 | 豚脂より融点の高い固体脂として利用される。主に加工用としてマーガリンやカレールーなどの特殊用途がある |
| | | パーム油 | | | 1.6 | 44.0 | 4.4 | | 0.2 | 39.2 | 0.2 | | 9.7 | | 0.2 | | | | 27～50 | 196～210 | 43～60 | 石けん、食用加工油脂 | 果肉から搾油する。トコフェロール類含量多く、酸化に熱酸化対して安定。生産量わが国で第3位の消費量。世界第1位 |
| | | カカオ脂（ココアバター） | | | | 25.4 | 35.0 | | 0.3 | 34.2 | | | 3.3 | | 0.2 | | | | 32～39 | 189～202 | 29～38 | 製菓用、医薬品 | 酸化に対して安定、融点幅がシャープで口どけ、カカオ特有の香気を有する |
| 一価不飽和脂肪酸系列の油脂 | | 落花生油 | | | | 11.7 | 3.3 | | 0.1 | 45.5 | 1.3 | | 31.2 | | | | | | 0～3 | 188～197 | 82～109 | サラダ油、揚げ油、工油脂 | 酸化安定性大、風味良好。低温で固体脂成分が析出するため、バージン油、その精製油、オレインブレンド油とがある |
| | | オリーブ油 | | | | 10.4 | 3.1 | | 0.7 | 77.3 | 0.3 | | 7.0 | | 0.6 | | | | 0～6 | 185～197 | 75～90 | サラダ油、揚げ油、化粧品 | 果肉から圧搾してバージン油。オレイン酸含量高い。酸化安定性が高い |
| | | サフラワー油（高オレイン酸） | | | 0.1 | 4.7 | 2.0 | | 0.1 | 77.1 | 0.3 | | 14.2 | | 0.2 | | | | | 185～195 | 80～100 | 食用油 | オレイン酸含量高い、加熱調理用にも向く |
| | | ひまわり油（ハイオレイック） | | | | 3.6 | 3.9 | | 0.1 | 83.4 | 0.3 | | 6.9 | | 0.2 | | | | | 188～194 | 78～88 | | オレイン酸含量高い、加熱調理用にも向く |
| n-6系列の油脂 | | サフラワー油（ハイリノール） | | | 0.1 | 6.8 | 2.4 | | 0.1 | 13.5 | 0.3 | | 75.7 | | 0.2 | | | | -5 | 186～194 | 122～150 | サラダ油、塗料 | 生食用に向く、リノール酸含量高い、不飽和度が高いため塗料として、くせがない、ビタミンE含量が植物油中で最も高い |
| | | ひまわり油（ハイリノール） | | | | 6.0 | 4.3 | | 0.1 | 28.4 | 0.1 | | 60.1 | | 0.4 | | | | -16～-18 | 186～194 | 113～146 | サラダ油、揚げ油、工業用 | リノール酸に富む、くせがなく植物油中で最も高い |
| | | とうもろこし油（コーン油） | | | | 11.3 | 2.0 | | 0.1 | 29.8 | 0.3 | | 54.9 | | 0.8 | | | | -10～-15 | 187～198 | 88～147 | サラダ油、揚げ油 | トコフェロール類含量大、特有の風味が好まれる |
| | | ごま油 | | | | 9.4 | 5.8 | | 0.1 | 39.8 | 0.2 | | 43.6 | | 0.3 | | | | -3～-6 | 186～195 | 103～118 | 揚げ油、サラダ油、炒め物用 | 原料ごまをよく炒ってから圧搾。ろ過して製造。トコフェロールの含量が高いので酸化安定性に富み保存性に優れる。ネオリザノールが特徴的に含まれる |
| | | 米ぬか油 | | | 0.3 | 16.9 | 2.4 | | 0.2 | 42.6 | 0.6 | | 35.0 | | 1.3 | | | | -5～-10 | 179～196 | 99～103 | サラダ油、揚げ油 | トコフェロール含量高く、γ-リノレン酸などの成分として、アザレン酸、フライ条件下で酸化しにくい |
| | | 綿実油 | | | 0.6 | 19.2 | 2.4 | | 0.5 | 18.2 | 0.1 | | 57.9 | | 0.4 | | | | 4～6 | 189～199 | 81～121 | サラダ油、揚げ油、炒め物用 | ゴシポールを含むため、比較的酸化を受けやすい、リノール酸の給源 |
| | | 大豆油 | | | 0.1 | 10.6 | 4.3 | | 0.1 | 23.5 | | | 53.5 | | 6.6 | | | | -7～-8 | 188～196 | 114～138 | サラダ油、揚げ油、食用加工油脂 | リノール酸含量が多い、うまい、わが国で第2位の消費量、世界第2位の生産量 |
| | | 月見草種子油 | | | | 6 | 2 | | | 12 | | | 71 | | 10* | | | | | 187～189 | | 健康食品 | γ-リノレン酸（n-6系）を含む |
| n-3系列の油脂 | | あまに油 | | | | 4.8 | 3.3 | | | 15.9 | | | 15.2 | | 59.5 | | | | -18～-27 | 187～197 | 168～190 | 塗料、健康食品 | α-リノレン酸含量多く、自動酸化されやすい、α-リノレン酸の給源として注目されている |
| | | えごま油 | | | | 5.9 | 2.0 | | 0.2 | 16.8 | | | 12.9 | | 61.3 | | | | -4～-5 | 187～197 | 162～202 | 工業用、サラダ油 | シソ科植物の油、古くから栽培されている、α-リノレン酸の給源として注目されている |
| | | なたね油（カノーラ） | | | 0.2 | 4.3 | 2.0 | | 0.2 | 62.7 | 1.2 | 0.1 | 19.9 | | 8.1 | | | | -10～-15 | 188～205 | 110～115 | サラダ油、揚げ油、食用加工油脂 | 加熱安定性よいが、保存性が悪く加工油脂には不適、大豆より重要、耐冷性がよい、植物油のカノーラ給源として消費わが国で消費量第1位、生産量は世界第3位 |
| | | まいわし** | | | 6.8 | 22.4 | 5.0 | | 5.9 | 15.1 | 3.1 | 1.8 | 1.3 | 1.5 | 1.3 | 11.2 | 2.5 | 12.6 | | | 163～195 | 食用硬化油、工業用、薬用 | 多価不飽和脂肪酸を多く含む。含有するIPAやDHA |
| | | きはだまぐろ** | | | 1.3 | 18.9 | 9.3 | | 2.6 | 14.2 | 1.1 | 0.3 | 1.3 | 4.9 | 0.3 | 4.2 | 1.9 | 27.7 | | | | | はじめ多数、魚肉中の油脂 |

## c 脂　質

〈表 4.c.4〉　油脂の化学的特数および変数

| | 名称 | 定　義 | 得られる情報 | 備　考 |
|---|---|---|---|---|
| 特数 | ケン化価 | 油脂 1 g をケン化するのに必要な KOH の mg 数 | 構成脂肪酸の平均分子量<br>（ケン化価大<br>　→分子量小）<br>（ケン化価小<br>　→分子量大） | 油脂をアルカリ性アルコールの中で加熱するとグリセリンと脂肪酸のアルカリ塩（石ケン）を生じ，水に溶けるようになる．この反応をケン化という．ケン化されない成分を不ケン化物という<br>（各油脂のケン化価は表 4.c.3 参照） |
| | ヨウ素価 | 油脂 100 g と反応するヨウ素の g 数 | 構成脂肪酸の不飽和度 | 二重結合にはヨウ素などのハロゲンが容易に付加するので，不飽和脂肪酸を多く含む油脂はこの値が高い．乾性油：130 以上，塗布して空気中に放置すると自動酸化を受け乾燥皮膜をつくる．半乾性油：100〜130．不乾性油：100 以下（各油脂のヨウ素価は表 4.c.3 参照） |
| | 水酸基価 | 油脂 1 g に含まれる遊離の水酸基をアセチル化するために要した酢酸を中和するために要する KOH の mg 数 | 水酸基の量 | ひまし油ではリシノール酸を一定量含むので特数（156〜174）．一般の油脂では変数であり，酸敗した油脂や，ジグリセリド，モノグリセリドを含む油脂では高くなる．アセチル価も同様な意味をもつ |
| 変数 | 酸　価 | 油脂 1 g に含まれている遊離脂肪酸を中和するのに必要な KOH の mg 数 | 油の品質の良否 | 精製食用油脂では 0.3 以下が普通で，米ぬか原油は高い．油脂の精製度合いや，保存中の酸敗によって生じた遊離脂肪酸の量が知られる．<br>この値が高い物は食用には適さない |
| | 過酸化物価 | 油脂 1 kg に含まれている過酸化物の mg 当量数 | 初期の酸敗度 | 油脂中の過酸化物の量を示す．<br>新鮮な食用油では普通 2 以下である |
| | カルボニル価 | 油脂 1 kg に含まれているカルボニル化合物の mg 当量数 | 変敗の程度 | 油脂の自動酸化の第二次生成物であるカルボニル化合物の量を示す．<br>2,4-ジニトロフェニルヒドラジン法が一般的 |
| | TBA（チオバルビツール酸）価 | 油脂 1 kg に含まれるマロンアルデヒドの mg 数．または，油脂 1 g 中のマイクロモル数 | 変敗の程度 | TBA は油脂の二次酸化生成物のマロンアルデヒドと反応して赤色色素（波長 532nm）を作る．この色素を比色定量して数値を求める．特に，畜肉，乳製品の酸化の程度の判定に有用 |

る「戻り臭」や，かなりの酸化が進んだ状態で生ずる刺激性の「変敗臭」が発現して商品価値が低下する．この変化は自動酸化によるもので，その反応の機構を以下に示す．

　図 4.c.4 に示すように，脂肪酸残基における二重結合に隣接するメチレン基（$-CH_2-$）の水素が熱，光，金属などの作用で離れ，フリーラジカル（R・）を生成し反応が開始される．次いで，R・に分子状酸素が結合してペルオキシルラジカル（ROO・）となる．ROO・は未反応の脂肪酸残基から水素を引き抜いて，ヒドロペルオキシド（ROOH）となり，その際，R・を生じる（1）．この段階は連鎖反応であって，加速されていき，過酸化物価が上昇する．またROOH 自身も分解して，反応を連鎖させる（2）．そこで生ずる RO・は二次分解して，アルデヒド，ケトン，アルコール，酸などを生成する．このようにして生じたカルボニル化合物は，変香の原因となる．この段階では，過酸化物価が減少し，カルボニル価および酸価が上昇する．ROOH が蓄積し未反応の不飽和脂肪酸が減少してくると，フリーラジカル間で結合が起こり，安定な重合物を生成し連鎖反応は停止する（3）．変敗と同時にこのような重合物が多くなると油脂の粘度が上昇する．

　なお，ヒドロペルオキシド類は毒性を示し，食中毒の原因となる．また，生体においても細胞膜のリン脂質の多価不飽和脂肪酸が同じように酸化されることが老化の原因の一つと考えられている．

### ②熱酸化重合

　天ぷらを揚げ続けていると，ブクブクと泡が立ち，なかなか消えにくくなる．この泡を「カニ泡」とよぶが，これは油が劣化してきた証拠である．このような変化は，油を空気中で 200〜300℃程度に加熱した場合に起こる熱酸化重合の結果である．この酸化重合反応は，乾性油において最も起こりやすく，半乾性油，不乾性油の順に起こりにくくなる．生じた熱酸化重合物は，極性基を多量に含む半環状のもので炭素-炭素結合をしている．油を加熱したときの

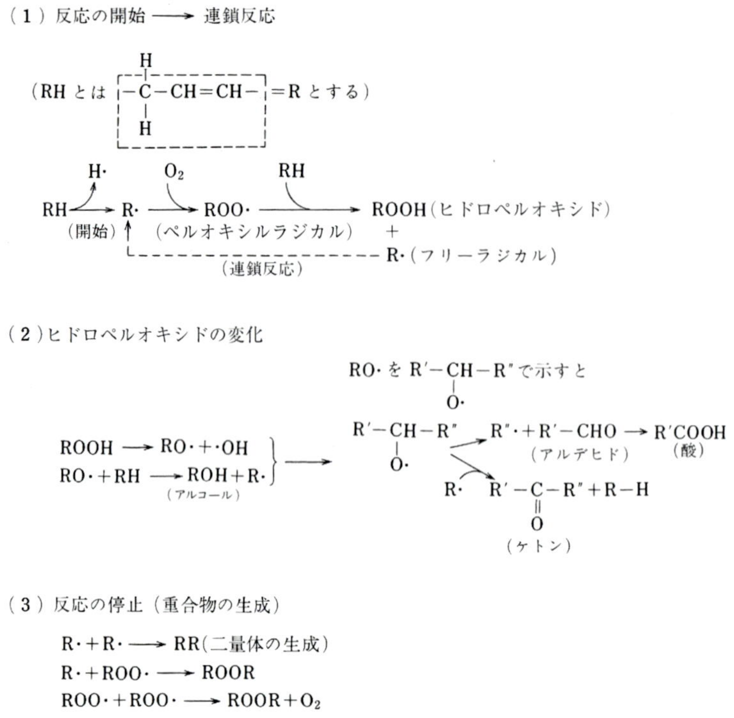

（1）反応の開始 ⟶ 連鎖反応

$$(RH \text{ とは } \boxed{-\underset{H}{\overset{H}{C}}-CH=CH-} = R \text{ とする})$$

$$RH \xrightarrow{H\cdot} R\cdot \xrightarrow{O_2} ROO\cdot \xrightarrow{RH} ROOH(\text{ヒドロペルオキシド})$$
（開始） （ペルオキシルラジカル） + R·（フリーラジカル）
（連鎖反応）

（2）ヒドロペルオキシドの変化

$$\left.\begin{array}{l} ROOH \longrightarrow RO\cdot + \cdot OH \\ RO\cdot + RH \longrightarrow ROH + R\cdot \end{array}\right\}$$
（アルコール）

RO·を R′−CH−R″ で示すと
　　　　　　O·

$$R'-\underset{O\cdot}{\overset{|}{C}H}-R'' \nearrow R''\cdot + R'-CHO \longrightarrow R'COOH$$
　　　　　（アルデヒド）　　（酸）
$$\searrow R\cdot \quad R'-\underset{O}{\overset{\|}{C}}-R'' + R-H$$
　　　　　　　　　（ケトン）

（3）反応の停止（重合物の生成）

$$R\cdot + R\cdot \longrightarrow RR(\text{二量体の生成})$$
$$R\cdot + ROO\cdot \longrightarrow ROOR$$
$$ROO\cdot + ROO\cdot \longrightarrow ROOR + O_2$$

〈図 4.c.4〉 自動酸化の機構

変化としては，ヨウ素価が低下し，粘度が増大し，屈折率は一般に増加する．その他，油の発煙，油の減りの増加，油の着色，油の保存安定性の低下などがある．

### ③加水分解

油の変質には，上述のような酸化のほかに加水分解反応がある．これは主に高温で油が水蒸気に触れる揚げ物の場合に問題となる．またリパーゼなどによる酵素的加水分解があるが，これがバター，やし油などで起こると低級の揮発性脂肪酸を遊離し，悪臭を放つ．

## 5) 油脂の変質の防止法

油脂の自動酸化は空気の存在下，熱，光，金属などによって促進されるので，これらの促進因子を取り除くことが油脂食品の貯蔵にとって重要である．このために，低温貯蔵，光のしゃ断，空気の $CO_2$ または $N_2$ による置換，真空包装などが行われている．また，酸化防止剤の使用も，油脂の酸化防止に効果がある．一方，熱酸化重合は，油の過熱を避け，空気との接触を少なくすることでかなり防止される．また，リポキシゲナーゼなどによる酸化やリパーゼによる加水分解は，加熱処理によって酵素を不活性化することによって防止される．

**酸化防止剤**： 酸化防止剤は，油脂の自動酸化の初期に生じるペルオキシルラジカルと反応して，これをヒドロペルオキシドに変え，連鎖反応を停止させたり，アルキルラジカルに働き，これに水素を与えてフリーラジカルを消失させることにより酸化を防止する．一方，相乗剤は，酸化防止剤に水素を与え，その酸化を防止するが，クエン酸などは，油の酸化を促進する金属とキレート化合物をつくり，その触媒作用を不活性化する．酸化防止剤ならびに相乗剤を**表 4.c.5** に，また，それらの代表的な構造式を**図 4.c.5** に示す．酸化防止剤の活性はフェノール部によるものであり，相乗剤の活性は多価の酸による．

## 6) 食用油脂

動物原料からの採油には融出法と煮取り法があり，植物油脂には圧搾法と抽出法が主に用い

〈表4.c.5〉 主要な酸化防止剤と相乗剤

| 酸化防止剤 | 天然 | ビタミンE（α-, β-, γ-, δ-トコフェロール）, α-, β-, γ-, δ-トコトリエノール, γ-オリザノール（米ぬか）, フェルラ酸（米ぬか）, セサモール（ごま）, セサミノール（ごま）, カロテノイド, ゴシポール（綿実）, フラボノイド, コーヒー酸誘導体, アミノカルボニル反応物 |
|---|---|---|
| | 合成 | BHA, BHT, 没食子酸プロピル, ノルジヒドログアヤレチック酸, dl-α-トコフェロール, エリソルビン酸, エリソルビン酸ナトリウム, L-アスコルビン酸ステアレート, L-アスコルビン酸パルミテート |
| 相乗剤 | | クエン酸, リン酸, 酒石酸, リンゴ酸, アスコルビン酸, フィチン, リン脂質 |

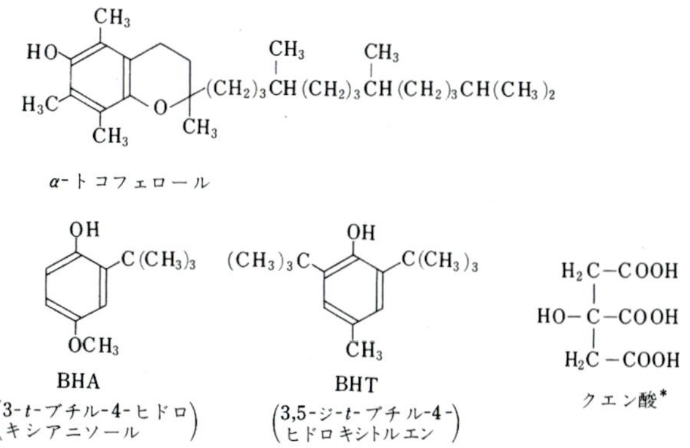

〈図4.c.5〉 代表的な酸化防止剤と相乗剤*の構造

られている．採油した原油は精製し，用途に応じて，さらに食用油脂の利用価値を高めるために，水素添加による硬化，エステル交換および乳化などの処理が行われる．

#### ①精製
一般に原油は脱ガム，脱酸，脱色，脱臭などの操作で精製され，天ぷら油ができる．サラダ油はさらに高融点の物質を除去するウィンタリング（脱ロウともいう）を行って耐寒性をつける．

#### ②水素添加
不飽和脂肪酸を多く含んでいる油脂に，ニッケルなどを触媒として水素を添加すると，不飽和度の低い脂肪酸を含む油脂となり，融点が上昇し硬化する．このようにして生じたものを硬化油という．この方法は，多価不飽和脂肪酸を多く含む動植物油脂から，利用価値の高いマーガリン，ショートニングの原料を製造するために用いられてきた．しかし，この製造過程でトランス酸が大量に生じることがある．トランス酸は摂取量依存的に血清LDLコレステロール濃度の増加を引き起こすだけでなく，同時にHDLコレステロールの低下を引き起こすので問題視されている．トランス酸の血清コレステロール濃度への影響は，摂取量がエネルギー比で2％以下（4％以下という説もある）では認められないことから，エネルギー比で1％程度のトランス酸しか摂取していない日本人の場合は問題とならないと判断されているが，トランス酸を大量に摂取する食習慣の欧米諸国では摂取量を規制している所もある．

#### ③エステル交換
天然のラードのきめを細かくする目的や，マーガリンやショートニングなどの食品加工脂の可塑性の範囲を広げる目的のため，エステル交換の原理を利用する．油脂にナトリウムメチラート（CH₃ONa）などの触媒を加えて加熱すると，グリセリド分子内または分子間で脂肪酸残基が交換され，異なったグリセリド組成をもった油脂が得られる．この反応をエステル交換反応とよぶ（**図4.c.6**）．

この交換反応の応用例として，健康・医療面から利用価値が高いが発煙点が低いという欠点をもつ中鎖脂肪酸を含む油脂を，発煙点の高い長鎖脂肪酸を含む油脂と粉末リパーゼを触媒として用いエステル交換反応を行い，揚げ油に利用できるように改変した例がある．

#### ④油脂の利用
食用油脂は風味がよいことが第一の条件である．**表4.c.6**に食用油脂の用途別の調理・加工機能と必要な性質を示す．なお，主要な食用油脂の用途と特徴については**表4.c.3**に示してある．

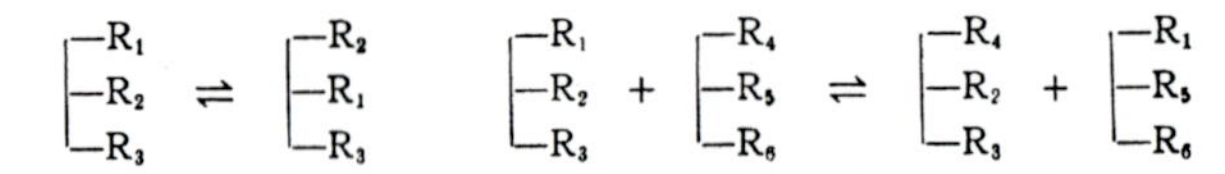

$$\begin{bmatrix} -R_1 \\ -R_2 \\ -R_3 \end{bmatrix} \rightleftarrows \begin{bmatrix} -R_2 \\ -R_1 \\ -R_3 \end{bmatrix} \qquad \begin{bmatrix} -R_1 \\ -R_2 \\ -R_3 \end{bmatrix} + \begin{bmatrix} -R_4 \\ -R_5 \\ -R_6 \end{bmatrix} \rightleftarrows \begin{bmatrix} -R_1 \\ -R_2 \\ -R_3 \end{bmatrix} + \begin{bmatrix} -R_5 \\ -R_5 \\ -R_6 \end{bmatrix}$$

　　　　分子内エステル交換反応　　　　　　　　分子間エステル交換反応

〈図4.c.6〉 エステル交換反応

〈表4.c.6〉 食用油脂の用途別の調理・加工機能と必要な性質 （日本油化学会編, 2001；湯木著, 1978 より作成）

| 用　途 | | 調理・加工機能 | 必要な性質 | 食用油脂 |
|---|---|---|---|---|
| サラダ用 | マヨネーズ，ドレッシング，油漬缶詰用 | ①風味の向上．②食品組織の保持・形成：冷やしても固形物が析出せず，食品の品質を保つ | ①風味の安定性および②耐寒性がよいこと | 落花生油, オリーブ油, サフラワー油（高オレイン酸），ひまわり油（高オレイン酸），サフラワー油（べにばな油），ひまわり油, コーン油, ごま油, 米ぬか油, 綿実油, 大豆油, えごま油, なたね油（カノーラ） |
| 揚げ物用 | 天ぷら，フライ用 | ①風味の向上：独特の味を与える．②熱媒体：でん粉をα化する．たんぱく質を変性する．③食品組織の保持・形成：多孔質で食感がよい食品を与える | ①熱安定性および②加水分解安定性がよく，③発煙点が高く，④着色しにくいこと | パーム核油, やし油, パーム油, 落花生油, オリーブ油, サフラワー油（高オレイン酸），ひまわり油（高オレイン酸），ひまわり油, コーン油, ごま油, 米ぬか油, 綿実油, 大豆油, なたね油（カノーラ） |
| | ポテトチップス，即席麺用 | 同上 | 上記に加えて，⑤酸化安定性がよいこと | ラード, やし油, パーム油 |
| 炒め物用 | | ①風味の向上：味をよくする，香り，色を与える．②熱媒体：でん粉をα化する，たんぱく質を変性する．③離型性：こびりつくのを防ぐ | ①熱安定性がよく，②揮発性が小さいこと，③油が飛散しにくいこと | バター, ラード, ごま油 |
| 製菓・製パン用 | パン生地練り込み用 | ①風味の向上：風味，栄養価を高める．②食品組織の保持・形成：生地の機械的耐性の強化により，きめ細かで，食感や歯応えもよくなる．パンの老化防止 | ①広い温度範囲で変化しない，②適切な可塑性をもち，③分散性がよいこと | バター, マーガリン, ショートニング |
| | ビスケット，クラッカー用 | ①風味の向上．②食品組織の保持・形成：歯ざわり（もろさ）をつける | ①ショートニング性がよく，②酸化安定性がよいこと | ショートニング, マーガリン |
| | スプレー用（かけ油）（あられ，せんべい） | ①風味の向上：でん粉主体の水分の少ない製品にスプレーし，口ざわりをよくする．②つや出し，吸湿防止，香味保持 | ①酸化安定性が良く，②油脂と食品の風味の調和がよいこと | 米ぬか油, パーム油, やし油 |
| | チョコレート用 | ①風味の向上．②食品組織の保持・形成：口どけの良さ | ①常温で硬く，②体温以上では狭い範囲で融けること | カカオ脂, ハードバター |
| | バタークリーム用 | ①風味の向上．②食品組織の保持・形成：口どけがよく，きめ細かく，保存によって縮小しない，保型性がよい，蜜分離が起こらない | ①クリーミング性，②口どけ，③乳化性がよいこと | バター, マーガリン, ショートニング |
| 食卓用 | | 風味の向上：パンなどに塗りやすく，食感を高める | ①展延性，②口どけ，③栄養価が高いこと | バター, マーガリン, ファットスプレッド |

# d　たんぱく質

　　たんぱく質は，肉や卵，だいずなどの主成分として知られ，炭水化物や脂質とともに食品の主要成分の一つである．その働きは，筋肉や血液を形成し，エネルギーとなり，あるいは生体の機能を維持するものであり，ヒトにとって欠かせない重要な栄養素といえる．たんぱく質を意味するプロテイン（protein）の語源はギリシャ語で「最も大切なもの」であり，古くからた

## d たんぱく質

んぱく質の重要性が認識されていたことがわかる．

たんぱく質は構成元素として炭素 C, 水素 H, 酸素 O, 窒素 N を必ず含んでいることが特徴で，どのようなたんぱく質においても窒素が約 16% 含まれていることから一般に窒素量を測定して，これに 100/16＝6.25（窒素-たんぱく質換算係数）を乗ずることにより粗たんぱく質量が算出できる．たんぱく質はアミノ酸が多数連なった鎖状構造が複雑に折れ曲がって立体構造を形成しており，これがたんぱく質の特性を決定づける一因となっている．

### 1) アミノ酸の構造と性質

#### ①アミノ酸の化学

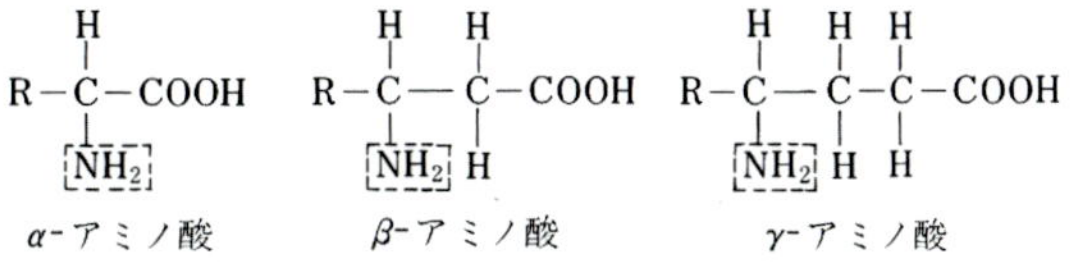

**α-L-アミノ酸**： 1分子中にアミノ基（-NH$_2$）とカルボキシル基（-COOH）をもつ化合物をアミノ酸という．アミノ酸は，カルボキシル基に結合している炭素（これを α 位の炭素という）にアミノ基も結合している場合を α-アミノ酸，β 位や γ 位の炭素にアミノ基が結合していれば，それぞれ β-アミノ酸，γ-アミノ酸という（**図 4.d.1**）．たんぱく質を構成するアミノ酸はプロリンを除いてすべてが α-アミノ酸である．

〈図 4.d.1〉 アミノ酸の基本構造

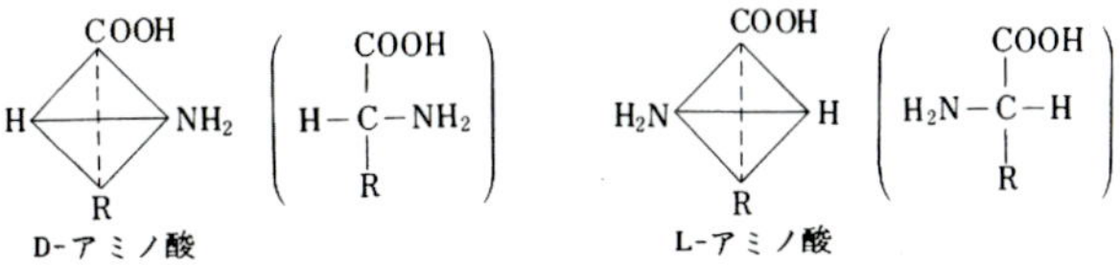

〈図 4.d.2〉 D-アミノ酸と L-アミノ酸

α-アミノ酸は最も簡単な構造のグリシンを除き，すべて不斉炭素原子をもち，光学異性体（D- と L-体）が存在する．炭素原子を立体的な四面体とみなし，**図 4.d.2** のように各頂点に結合手をおき，上端に -COOH を配置し平面に投影した場合，-NH$_2$ が右側に位置するものを D 型，左側に位置するものを L 型という．したがって，α-アミノ酸には D 型と L 型が存在することになるが，自然界には L 型が圧倒的に多く，たんぱく質を構成するアミノ酸はすべてが L 型である．一般的に α-アミノ酸と表示すれば，α-アミノ酸の L 型を指す．

たんぱく質に含まれる約 20 種のアミノ酸を**表 4.d.1** に示す．これらのアミノ酸はカルボキシル基とアミノ基の数の比較から，酸性アミノ酸，中性アミノ酸，塩基性アミノ酸に分類され，また側鎖の特徴から，芳香族アミノ酸，オキシアミノ酸，含硫アミノ酸などに分類される．さらに，側鎖に枝分かれした炭素鎖をもつバリン，ロイシン，イソロイシンは分岐鎖アミノ酸といわれ，生化学的にも重要な働きをしている．

**両性電解質**： アミノ酸は一つの分子中に酸性を示すカルボキシル基と塩基性を示すアミノ基が共存するので，溶液中の pH によって，酸として作用したり，塩基として作用したりする．このような特性の化合物を両性電解質という．例えば，中性アミノ酸はアルカリ性溶液中では -COOH が -COO$^-$ となるので，アミノ酸全体としては陰イオンとなり，また酸性溶液では -NH$_2$ が -NH$_3^+$ となるため陽イオンとして存在する．その中間にある pH の溶液では -COOH は -COO$^-$ に，-NH$_2$ は -NH$_3^+$ となり，両性イオンとして存在することとなる．

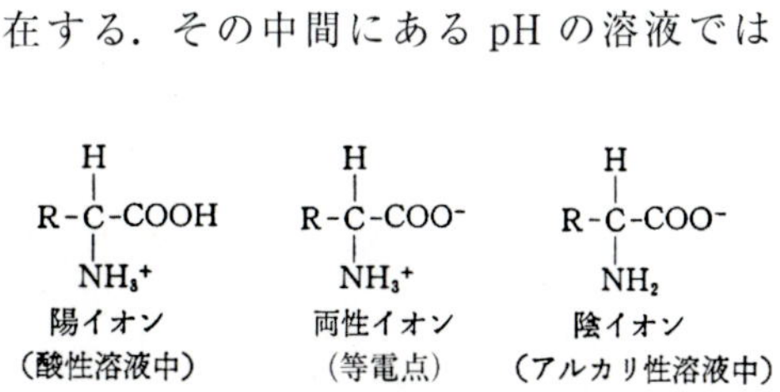

このようにアミノ酸自体がもつ ＋ と － の荷電が等しくなる溶液の pH を等電点（pI）といい，各アミノ酸に固有の値が存在する．**表 4.d.1** にたんぱく質構成アミノ酸の等電点を示

〈図 4.d.3〉 アミノ酸の解離

⟨表4.d.1⟩ たんぱく質を構成するアミノ酸（太字は必須アミノ酸）

| | 略号 | 分子量 | Rの構造式* | 等電点 |
|---|---|---|---|---|
| 中性アミノ酸 | | | | |
| 　グリシン | Gly, G | 75.1 | H- | 5.97 |
| 　アラニン | Ala, A | 89.1 | $CH_3-$ | 6.00 |
| 　**バリン** | Val, V | 117.2 | $(CH_3)_2CH-$ | 5.96 |
| 　**ロイシン** | Leu, L | 131.2 | $(CH_3)_2CHCH_2-$ | 5.98 |
| 　**イソロイシン** | Ileu, I | 131.2 | $CH_3CH_2CH(CH_3)-$ | 5.94 |
| オキシアミノ酸 | | | | |
| 　セリン | Ser, S | 105.1 | $HO-CH_2-$ | 5.68 |
| 　トレオニン(スレオニン) | Thr, T | 119.1 | $CH_3CH(OH)-$ | 5.64 |
| 含硫アミノ酸 | | | | |
| 　システイン | Cys, C | 121.2 | $HS-CH_2-$ | 5.07 |
| 　シスチン | Cys-Cys | 240.3 | $-H_2C-S-S-CH_2-$ | 4.60 |
| 　**メチオニン** | Met, M | 149.2 | $CH_3-S-CH_2CH_2-$ | 5.74 |
| 酸性アミノ酸 | | | | |
| 　グルタミン酸 | Glu, E | 147.1 | $HOOC-CH_2CH_2-$ | 3.22 |
| 　アスパラギン酸 | Asp, D | 133.1 | $HOOC-CH_2-$ | 2.77 |
| 　グルタミン | Gln, Q | 146.2 | $H_2NOC-CH_2CH_2-$ | 5.65 |
| 　アスパラギン | Asn, N | 132.1 | $H_2NOC-CH_2-$ | 5.41 |
| 塩基性アミノ酸 | | | | |
| 　**リシン(リジン)** | Lys, K | 146.2 | $H_2N-(CH_2)_4-$ | 9.74 |
| 　アルギニン | Arg, R | 174.2 | $H_2N-C(=NH)-NH(CH_2)_3-$ | 10.76 |
| 芳香族アミノ酸 | | | | |
| 　**フェニルアラニン** | Phe, F | 165.2 | C$_6$H$_5$-CH$_2$- | 5.48 |
| 　チロシン | Tyr, Y | 181.2 | HO-C$_6$H$_4$-CH$_2$- | 5.66 |
| 複素環式アミノ酸 | | | | |
| 　**トリプトファン** | Trp, W | 204.2 | (インドール)-CH$_2$- | 5.89 |
| 　**ヒスチジン** | His, H | 155.2 | (イミダゾール)-CH$_2$- | 7.47 |
| 　プロリン | Pro, P | 115.1 | (ピロリジン環)-COOH | 6.30 |

*アミノ酸の一般構造式は次の形である．
$$R-\underset{NH_2}{\overset{H}{C}}-COOH$$

す．いずれの場合も等電点よりアルカリ側では陰イオン，酸性側では陽イオンとして働く（図4.d.3）．

②**アミノ酸の種類**

　**必須アミノ酸**：　たんぱく質構成アミノ酸のうち，人体ではほとんど合成されず，栄養上，外界から摂取しなければならないアミノ酸を必須アミノ酸という．したがって，食品たんぱく質の必須アミノ酸含量は栄養的評価の基準となる．必須アミノ酸はイソロイシン，ロイシン，

---

**コラム　準必須アミノ酸**

ヒトの必須アミノ酸は9種類であるがもちろん生物種によってこの数は異なる．アルギニンは通常ではヒトの必須アミノ酸に含まれないが，成長の早い乳幼児では不足しやすいため準必須アミノ酸ということもある．

### d たんぱく質

〈表 4.d.2〉 主要食品たんぱく質の必須アミノ酸組成とアミノ酸スコア
(日本食品標準成分表 2015 年版（七訂）アミノ酸成分表編より作成)

| 食品名 | イソロイシン | ロイシン | リシン | 含硫アミノ酸[1] | 芳香族アミノ酸[2] | トレオニン | トリプトファン | バリン | ヒスチジン | アミノ酸スコア |
|---|---|---|---|---|---|---|---|---|---|---|
| アミノ酸評点パタン（基準たんぱく質）[3] | 180 | 410 | 360 | 160 | 390 | 210 | 70 | 220 | 120 | 100 |
| 小麦粉（薄力粉，1等） | 210 | 420 | **130** | 260 | 480 | 170 | 72 | 250 | 140 | 36 |
| 精白米（うるち米） | 230 | 480 | **210** | 280 | 540 | 210 | 81 | 340 | 160 | 58 |
| とうもろこし（コーングリッツ，黄色種） | 240 | 960 | **110** | 310 | 590 | 200 | 33 | 300 | 190 | 31 |
| じゃがいも（塊茎，生） | 200 | **300** | 320 | 170 | 370 | 210 | 65 | 310 | 100 | 73 |
| だいず（国産，黄大豆，乾） | 280 | 480 | 400 | 180 | 550 | 260 | 83 | 300 | 170 | 100 |
| かつお（春獲り，生） | 250 | 430 | 510 | 240 | 430 | 260 | 76 | 300 | 590 | 100 |
| 和牛肉（サーロイン，生） | 300 | 540 | 590 | 260 | 480 | 300 | 71 | 310 | 260 | 100 |
| 豚肉（ロース，赤肉，生） | 280 | 500 | 550 | 240 | 470 | 290 | 76 | 300 | 280 | 100 |
| 鶏卵（卵黄，生） | 300 | 520 | 470 | 260 | 530 | 300 | 81 | 340 | 160 | 100 |
| 牛乳（普通牛乳） | 320 | 610 | 510 | 200 | 600 | 270 | 88 | 400 | 180 | 100 |

可食部基準窒素 1 g 当たりのアミノ酸組成（mg）．**太字**はアミノ酸スコア算出に用いた第一制限アミノ酸である．
[1] 含硫アミノ酸（メチオニン+システイン），[2] 芳香族アミノ酸（フェニルアラニン+チロシン），[3] FAO/WHO/UNU 提案アミノ酸評点パタン（2〜5歳）（1985年）．

〈表 4.d.3〉 遊離アミノ酸

| 遊離アミノ酸 | 分子式 | 所在など |
|---|---|---|
| γ-アミノ酪酸 | $CH_2(NH_2)CH_2 \cdot CH_2 \cdot COOH$ | じゃがいもなど植物 |
| β-アラニン | $NH_2 \cdot CH_2 \cdot CH_2 \cdot COOH$ | 筋肉中に存在し，パントテン酸の構成成分 |
| ホモセリン | $CH_2(OH)CH_2 \cdot CH(NH_2) \cdot COOH$ | えんどうまめ |
| ホモシステイン | $SH \cdot CH_2 \cdot CH_2 \cdot CH(NH_2)COOH$ | 哺乳動物の肝臓 |
| L-テアニン | $CH_3 \cdot CH_2NH \cdot CO \cdot CH_2 \cdot CH_2 \cdot CH(NH_3)-COOH$ | 玉露など茶葉，茶の旨味成分 |
| トリコロミン酸 | (環状構造式) | きのこの旨味成分 |
| アリイン | $CH_2=CH-CH_2-S(=O)-CH_2-CH(NH_2)COOH$ | 含硫アミノ酸，にんにくの香辛成分，アリシンを生ずる |
| L-シトルリン | $H_2N-C(=O)-NH(CH_2)_3CH(NH_2)COOH$ | スイカの果汁 |

リシン，メチオニン，フェニルアラニン，トレオニン，トリプトファン，バリン，ヒスチジンの9種類である．

　たんぱく質の栄養評価には各必須アミノ酸をそれぞれ必要量含む理想的なたんぱく質を設定し，これを基準たんぱく質とする化学的評価法が一般的に用いられる．1985年 FAO/WHO/UNU が提案したアミノ酸評点パタンを基準たんぱく質とし，食品中もっとも少ない必須アミノ酸の比率をアミノ酸スコアとしている．最低値（ただし100未満）を示すアミノ酸を第一制限アミノ酸，次を第二制限アミノ酸という．最低値が100を上回る場合のアミノ酸スコアは通例100とする．なお，1957年 FAO が設定したアミノ酸評点パタンを基準とするものはプロテインスコアといわれている．**表 4.d.2** に主な食品たんぱく質の必須アミノ酸組成とアミノ酸スコアを示す．

　このようにたんぱく質の栄養価は構成する必須アミノ酸における制限アミノ酸量によって決

定される．したがって，この制限アミノ酸を添加したり，あるいはこのアミノ酸を多く含む食品と組み合わせることで栄養価を高めることができる．これをアミノ酸の補足効果という．

**遊離アミノ酸**： 食品中のアミノ酸にはたんぱく質の構成成分（アミノ酸残基）としてではなく，単独で存在しているアミノ酸（遊離アミノ酸）もあり，食品の味に関係していることが多い．例えば，みそ，しょうゆ，だし汁などにはアスパラギン酸（酸味），アルギニン（苦味），グルタミン酸（旨味）などの遊離アミノ酸が関与している．食品の味に関与するその他の代表的な遊離アミノ酸を**表 4.d.3** に示す．

## 2) ペプチドの構造と性質

### ①ペプチド結合

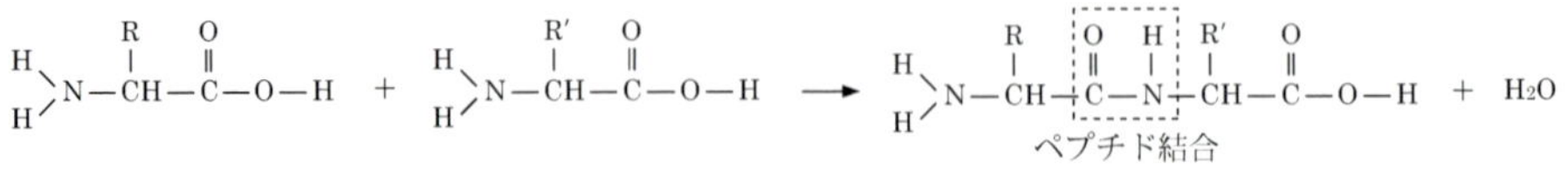

〈図 4.d.4〉 ペプチド結合

アミノ酸のカルボキシル基はその隣のアミノ酸のアミノ基と水 1 分子を失って結合（脱水縮合）する．このアミノ酸どうしの結合をペプチド結合という（**図 4.d.4**）．このようにして 2 つ以上のアミノ酸が結合した化合物がペプチドである．2 つのアミノ酸が結合したものをジペプチド，3 つ結合したものをト

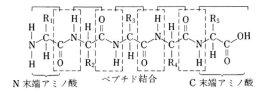

〈図 4.d.5〉 ペプチド鎖
破線でくくった単位はアミノ酸残基，$R_1$～$R_5$ は側鎖．

リペプチド，多数結合したものをポリペプチドという．**図 4.d.5** にペプチド鎖の構造を示す．アミノ酸が数十個以上，分子量にして約 1 万以上の大きなポリペプチドをたんぱく質とよんでいる．

ポリペプチドの $H_2N-$ を有する左端のアミノ酸を N 末端アミノ酸，$-COOH$ を有する右端のアミノ酸を C 末端アミノ酸という．

### ②ペプチド類と機能

ペプチド類も生体中や食品中に存在し生理作用を有するものがある．その例を**表 4.d.4** に示す．

〈表 4.d.4〉 ペプチド類

| ペプチド | 化合物名（結合） | 所在など |
|---|---|---|
| ジペプチド | カルノシン（β-Ala と His） | 肉エキス中（動物の筋肉） |
|  | アンセリン（β-Ala とメチル His） | 同上 |
|  | アスパルテーム（Asp とメチル Phe） | 合成甘味料 |
| トリペプチド | グルタチオン（Glu と Cys と Gly） | 酵母，小麦 |
| ノナペプチド | オキシトシン（9 個のアミノ酸） | 脳下垂体後葉ホルモン |
| デカペプチド | グラミシジン（10 個のアミノ酸） | 抗生物質 |
| ポリペプチド（たんぱく質） | インスリン（51 個のアミノ酸） | 膵臓ホルモン（血糖低下作用） |

## 3) たんぱく質の構造

たんぱく質は複雑な立体構造の高分子化合物であり，その多様な構造が食品特性，調理特性，栄養・生理学的特性に影響を及ぼしている．たんぱく質は一次から四次の階層構造をとってお

## d たんぱく質

り，二次構造以上を高次構造という．

### ①一次構造

たんぱく質の性質や構造を知るうえで最も基礎的なことは，そのたんぱく質を構成するアミノ酸の組成である．さらに，たんぱく質を特徴づけるのはペプチド結合により連なっているポリペプチド鎖のアミノ酸の配列順序である．これらは，たんぱく質の種類により決定されており，たんぱく質の一次構造という．

### ②二次構造

ポリペプチド鎖は直線的にまっすぐ並んでいるのではなく，その構成アミノ酸どうしの相互作用によって部分的に規則的な立体構造を形成している．図4.d.6に代表的な二次構造であるα-ヘリックス構造（3.6個のアミノ酸ごとに右巻きするらせん構造）を示す．この構造は同一のポリペプチド鎖内でアミノ酸間に存在する水素結合（図中の点線）によって安定化されている．α-ヘリックス構造は，酵素たんぱく質に多く存在し，ミオグロビンやヘモグロビンではペプチド鎖全体の約80%に達する．

二次構造にはこのほかにも，絹糸などの繊維状たんぱく質にみられる折り重なったシート状のβ-シート構造や規則性のないランダムコイル状構造（糸まり構造）がある．

〈図4.d.6〉 α-ヘリックス構造
（鈴木ら訳，1979より引用）
3.6個のアミノ酸で1回転するらせん．Ⓡは側鎖，○は水素，点線は水素結合．

### ③三次構造

二次構造をもつペプチド鎖がさらに折れ曲がったり重なったりした全体的なたんぱく質構造を三次構造という．図4.d.7に鯨のミオグロビンの三次構造を示す．三次構造には，絹たんぱく質（フィブロイン）の平行ひだ型構造（図4.d.8）やコラーゲンの三重らせん構造（図4.d.9）

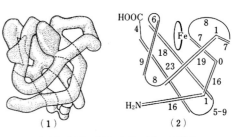

〈図4.d.7〉 鯨ミオグロビンの構造
（鈴木ら訳，1979より引用）
（1）分子の全体的形態，（2）α-ヘリックス部分（2本線）と不規則部分（1本線）．アミノ酸数を数字で示す．

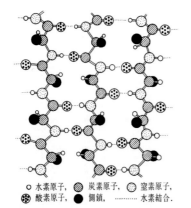

〈図4.d.8〉 絹フィブロインの構造 （青木編著，2002より引用）
ジグザグ状の各ペプチド鎖が平行に並び，水素結合によって横方向につながっている．グリシン（48%）とアラニン（36%）を多く含むので側鎖の大部分は水素かメチル基になっている．

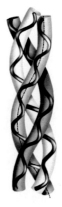

〈図4.d.9〉 コラーゲンの三重らせん構造
（Woodら，1974より引用）

などがある．三次構造の安定化には，ジスルフィド結合（S-S結合），イオン結合，水素結合，疎水結合，ファンデルワールス力（分子間力）などが複雑に関与している．

④**四次構造**

たんぱく質の中には複数のポリペプチド鎖をもつものがあるが，この場合のポリペプチド鎖相互の空間的配置を四次構造といい，生理機能を有するものに多い．四次構造の構成要素となる一つひとつのポリペプチド鎖をサブユニットという．インスリンは2本のポリペプチド鎖（A鎖：アミノ酸21残基，B鎖：アミノ酸30残基）からなるたんぱく質である．

⑤**たんぱく質の高次構造の維持**

このような高次構造をもつたんぱく質の立体構造を維持するため，**図4.d.10**に示すように，側鎖間にジスルフィド結合，イオン結合，水素結合，疎水結合などによる結合力が働いている．

**ジスルフィド結合（S-S結合）：** たんぱく質に存在するシステインの $-SH$ 基どうしが結合してS-S架橋を形成しシスチンとなり，強い結合力となる（共有結合）．たんぱく質の立体構造を構成するために重要な結合である．

**イオン結合：** ペプチド鎖中のアミノ酸の側鎖に存在する $-COO^-$ と $-NH_3^+$ とのイオン間に働く結合力である．

**水素結合：** <u>電気陰性度</u>の大きい原子に水素原子が結合すると水素原子は正電荷を帯び，他の分子中の電気陰性度の大きい原子と引き合って水素結合を形成する．水素結合は弱い結合力ではあるが，数が多く，全体として大きな結合力となっている．アミノ酸には，アミノ基，イミノ基，水酸基，グアニジル基，カルボキシル基などの水素結合を形成する原子団が多く存在している．

**疎水結合：** アルキル基やベンゼン環などの疎水基どうしの間に働く弱い結合力である．球状たんぱく質の中心部には，この結合による疎水領域が存在する．

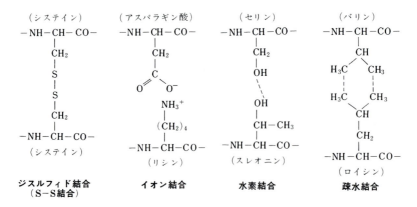

〈図4.d.10〉 たんぱく質の立体構造を支える結合

> **コラム　豆腐のつくり方**
>
> 豆腐は，豆乳に含まれるたんぱく質を凝固剤によって固めてつくられる．たんぱく質はアミノ酸が多数ペプチド結合したもので，これにはカルボキシル基（$-COOH$）が多く表出していると考えられる．ここに，塩化マグネシウム（$MgCl_2$）〔にがり〕や硫酸カルシウム（$CaSO_4$）〔すまし〕などの2価の金属イオンを加えると，カルボキシル基どうしが2価の金属イオンを介して架橋し多量の水分を含んだ網目構造が形成される．これが豆腐である．食塩（NaCl）などの1価の金属イオンは一つのカルボキシル基にしか結合できないため架橋構造をとれず，凝固剤として使用することはできない．

## 4) たんぱく質の分類と機能

たんぱく質を構成成分によって分類すると，アミノ酸だけからなる単純たんぱく質，アミノ酸以外に糖や脂質などを含む複合たんぱく質，およびこれらたんぱく質の分解生成物などを含む誘導たんぱく質に分けられる．

### ①単純たんぱく質

各種の溶媒に対する溶解性によって**表4.d.5**のように分類される．

### ②複合たんぱく質

結合している非たんぱく質部分（補欠分子族）の種類によって**表4.d.6**のように分類される．

### ③誘導たんぱく質

単純たんぱく質と複合たんぱく質が熱，酸，アルカリ，酵素などの作用で変性や分解を受けたもので，その分解の程度により様々なものが生じる．

**ゼラチン**： コラーゲンを長時間加熱して得られる．肉や魚の煮汁が冷えてゼリー状に固まる煮こごりがその一例である．

**ペプトン**： 牛乳のカゼインや大豆たんぱく質をプロテアーゼにより部分的に加水分解したもので，細菌培養の窒素源としてよく用いられる．

**凝固たんぱく質**： 熱，紫外線，酸，アルカリなどにより変性を受けて凝固したもので，ゆで卵（熱変性）やヨーグルト（酸変性）などにみられる．

〈表4.d.5〉 単純たんぱく質の分類

| 分類 | 溶解性（＋可溶，－不溶） | | | | | その他の特徴 | たんぱく質の名称・所在 |
|---|---|---|---|---|---|---|---|
| | 水 | 0.8% NaCl | 希 酸 pH4〜5 | 希アルカリ pH8 | 60〜80% アルコール | | |
| アルブミン (albumin) | ＋ | ＋ | ＋ | ＋ | － | 熱凝固性，動植物中に広く存在 | オボアルブミン（卵白），ラクトアルブミン（乳汁），血清アルブミン（血清），ミオゲン（筋肉），ロイコシン（小麦），レグメリン（豆類） |
| グロブリン (globulin) | － | ＋ | ＋ | ＋ | － | 熱凝固性，動植物中に広く存在，Glu，Aspが多い | ミオシン（筋肉），アクチン（筋肉），オボグロブリン（卵白），血清グロブリン（血清），グリシニン（大豆），アラキン（落花生），ツベリン（じゃがいも），イポメイン（さつまいも），メイシン（とうもろこし） |
| グルテリン (glutelin) | － | － | ＋ | ＋ | － | 植物種子に存在，非熱凝固性 | オリゼニン（米），グルテニン（小麦），ホルデニン（大麦） |
| プロラミン (prolamin) | － | － | ＋ | ＋ | ＋ | 植物種子中に存在 | グリアジン（小麦），ホルデイン（大麦），ツェイン（とうもろこし） |
| ヒストン (histone) | ＋ | ＋ | ＋ | － | － | 非熱凝固性，塩基性たんぱく質，核酸と結合，動物の体細胞や精子の核に存在．Lys，Argが多い | 胸腺ヒストン，肝臓ヒストン，赤血球ヒストン |
| プロタミン (protamin) | ＋ | ＋ | ＋ | ＋ | － | 非熱凝固性，塩基性強く，動物特に魚類の精子中に存在．核酸と結合．Argが多い | サルミン（さけの白子），クルペイン（にしんの白子），チニン（まぐろの白子） |
| アルブミノイド (albuminoid) | － | － | － | － | － | 通常の溶液に不溶，非熱凝固性で硬たんぱく質という．動物体の保護組織中に存在 | コラーゲン（結合組織，皮革），エラスチン（腱，じん帯），ケラチン（毛，羽，爪），フィブロイン（絹糸，クモの糸） |

〈表 4.d.6〉 複合たんぱく質の分類

| 分類 | 特徴 | たんぱく質の名称・所在 |
|---|---|---|
| リンたんぱく質 (phosphoprotein) | リン酸がエステルの形でたんぱく質の一部に結合している．希アルカリに可溶 | カゼイン（乳汁），ビテリン（卵黄），ビテレニン（卵黄） |
| 核たんぱく質 (nucleoprotein) | 核酸と塩基性たんぱく質が結合している．水，希酸に不溶，希アルカリに可溶 | ヌクレオヒストン（DNA とヒストン，胸腺，白血球，赤血球，精子），ヌクレオプロタミン（DNA とプロタミン，魚類精子） |
| 糖たんぱく質 (glycoprotein) | 糖類とたんぱく質が結合，粘性をもつ．水，希アルカリに可溶 | ムチン（唾液，卵白，やまいも類の粘質成分），ムコイド（卵白，軟骨） |
| 色素たんぱく質 (chromoprotein / metalloprotein) | たんぱく質の一部に金属やフラビン，カロテノイドなどを含む | ヘモグロビン（血液，Fe），ミオグロビン（筋肉，Fe），ヘモシアニン（軟体動物の血液，Cu），クロロフィルたんぱく質，プラビンたんぱく質（酵素），カタラーゼ（酵素，Fe） |
| リポたんぱく質 (lipoprotein) | 脂肪，リン脂質とたんぱく質が結合している | リポビテリン（卵黄），リポビテレニン（卵黄），カイロミクロン（血液中） |

### ④生理的機能による分類

たんぱく質には生理的機能を有するものも多く，機能面から分類すると表 4.d.7 のようになる．

〈表 4.d.7〉 生理的機能によるたんぱく質の分類

| 分類 | たんぱく質の例 | 所在・作用 |
|---|---|---|
| 酵素 | リボヌクレアーゼ<br>トリプシン<br>リゾチーム | 核酸（RNA）の分解<br>たんぱく質の分解<br>卵白中，溶菌作用 |
| 貯蔵たんぱく質 | カゼイン<br>オボアルブミン<br>グリアジン | 乳汁<br>卵白<br>小麦種子 |
| 輸送たんぱく質 | ヘモグロビン<br>ミオグロビン | 酸素の輸送<br>酸素の輸送，貯蔵 |
| 収縮性たんぱく質 | ミオシン，アクチン | 筋肉の収縮 |
| ホルモン | インスリン | グルコース代謝 |
| 構造たんぱく質 | コラーゲン，エラスチン，フィブロイン | 結合組織<br>カイコ，クモの糸 |
| 有害たんぱく質 | トリプシン阻害因子<br>アビジン<br>ソイイン<br>リシン | 大豆中，トリプシン阻害<br>卵白中，ビオチンと結合<br>大豆中，血球凝集性毒素<br>とうごま中，血球凝集性毒素 |

## 5) たんぱく質の特徴とその変化

### ①たんぱく質の特徴

**高分子化合物：** たんぱく質の分子量は1万〜数十万，あるいは数百万に及ぶ巨大なものである．このような高分子化合物の溶液を，高速遠心機で処理すると分子量の大きいものほど早く沈降する．この原理は，超遠心分離法としてたんぱく質の分別や分子量の決定に用いられる．たんぱく質など高分子化合物の溶液に共存する低分子化合物をとり除く脱塩と濃縮の方法としては，高分子化合物が通過できない半透明のチューブ（セロハンチューブなど）から低分子化合物だけを通過させ外液に排出させる透析法が用いられる．

**等電点：** たんぱく質はポリペプチドであり，遊離の $\alpha$-アミノ基や $\alpha$-カルボキシル基はほとんど存在しないが，酸性アミノ酸や塩基性アミノ酸の側鎖には $-NH_2$ や $-COOH$ が遊離状態で存在しており，溶液の pH によって正または負に帯電する．したがって，たんぱく質も両性電解質でありアミノ酸と同様に等電点の概念を用いることができる．たんぱく質分子は，その等電点では分子の ＋ と － の荷電量が等しくなり分子全体としては荷電を示さない．したがって，たんぱく質分子どうしに静電気的な斥力がなくなり，周囲の水分子との水和も最小となる

〈表 4.d.8〉 たんぱく質の等電点 （井村ら編，1984 より引用）

| たんぱく質 | 等電点 | 分子量（$\times 10^3$） | 所在 |
|---|---|---|---|
| オボアルブミン | 4.6 | 45 | 卵白，糖たんぱく質 |
| $\beta$-カゼイン | 4.5 | 24.1 | 牛乳 |
| グリシニン | 4.3 | 350 | だいず |
| ブロメライン | 9.6 | 32〜34 | パイナップル茎，糖たんぱく質 |
| ミオグロビン | 8.1〜8.2 | 17.8 | マッコウクジラ |
| ミオシン | 5.4 | 470〜480 | うさぎ骨格筋 |
| リゾチーム | 11.0〜11.4 | 14.3 | 卵白 |

## d たんぱく質

ため沈殿現象が生じやすい．この現象を等電点沈殿といい，個々のたんぱく質に固有の値をもつので特定たんぱく質の分離法として用いられる．食品に含まれるたんぱく質には，等電点が酸性側のものが多い．**表4.d.8**に各種たんぱく質の等電点を示す．

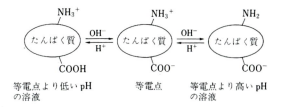

等電点より低いpHの溶液　　等電点　　等電点より高いpHの溶液

たんぱく質は高濃度の塩類溶液で凝集・沈殿することがある．これは塩類の解離により正，負のイオン濃度が増え，たんぱく質の荷電が中和されて斥力が減少することによるもので，この現象を塩析という．加える塩類の濃度により析出するたんぱく質が異なるため，たんぱく質の分離・精製に利用されている．

**たんぱく質の呈色反応**：多数のアミノ酸からなるたんぱく質にはいろいろな官能基が含まれており，種々の化学反応を示す．たんぱく質の定性，定量に用いられる主な呈色反応を**表4.d.9**に示す．

〈表4.d.9〉　たんぱく質の主な呈色反応

| 呈色反応 | 反応基 | 呈色 |
|---|---|---|
| ビウレット反応 | ペプチド結合 | 赤紫色 |
| キサントプロテイン反応 | チロシン | 橙黄色 |
| ニンヒドリン反応 | アミノ基 | 赤紫色 |
| ミロン反応 | チロシン | 赤褐色 |

### ②たんぱく質の変化

**変性**：化学的・物理的処理によりたんぱく質の立体構造が変化することを変性という．これは，たんぱく質の複雑な立体構造が比較的弱い結合力によって支えられていることによる．この変性は，ペプチド結合の切断をともなうたんぱく質の分解とは異なり，**図4.d.11**に示すような二次構造以上の立体構造の変化によるものである．

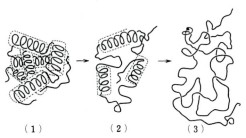

〈図4.d.11〉　たんぱく質の変性(佐竹著，1975より引用)
(1) 天然のたんぱく質（α-ヘリックス構造や三次構造などの規則性のある構造が多い），(2) 変性し始めたたんぱく質（二次・三次構造の規則性が失われ始める），(3) 変性の終わった無秩序なペプチド鎖．

〈表4.d.10〉　たんぱく質の変性を利用した食品

| 変性要因 | 変性の手法 | 食品例 |
|---|---|---|
| 熱 | 焼き，湯通し | ゆで卵，湯葉，コラーゲンのゼラチン化，水産練り製品 |
| 凍結 | 凍結 | 凍り豆腐（高野豆腐） |
| 酸 | 乳酸，酢酸 | ヨーグルト，チーズ，酢漬食品 |
| アルカリ | 石灰 | ピータン |
| 金属塩 | カルシウム，マグネシウム | 豆腐 |
| 酵素 | 酵素 | 肉の熟成 |

変性は，加熱，乾燥，加圧，凍結，超音波，紫外線，放射線などの物理的要因や酸，アルカリ，塩類，有機溶媒，重金属類などの化学的要因によって起こる．これによりたんぱく質の特性は変化し，凝固，沈殿，粘度増加，溶解度の変化などの現象をひき起こす．また，酵素作用なども受けやすくなる．このようなたんぱく質の変性を利用して多くの食品が調理，加工されている（**表4.d.10**）．

**たんぱく食品の加熱処理**：たんぱく食品を加熱すると50～70℃で熱変性を生じ凝固することがある．この凝固温度は糖質，脂質，塩類などの共存物質やpHの影響を強く受ける．古い（酸敗した）牛乳を加熱すると，新鮮な牛乳にはみられなかったカゼインの沈殿を生じるのが一例である．

肉類の加熱処理においては複雑なたんぱく質の変性が起こっている．肉が加熱により硬くなるのは，筋原線維たんぱく質のアクチンとミオシンが熱変性により凝固，収縮するからである．

さらに加熱を続ければ，肉基質たんぱく質のコラーゲンが熱変性によりゼラチンとなって溶出し，肉は軟化してほぐれやすくなる．そのほかにも加熱による作用として，酵素たんぱく質の活性能の消失（失活）やたんぱく性有害・有毒物質の無毒化などが知られている．

食品の代表的な褐変反応である**アミノカルボニル反応**は加熱により反応速度が上昇する．これにともなって，反応基質であるアミノ酸が消費されるため食品の栄養価は低下する．特に，必須アミノ酸である塩基性アミノ酸のリシンの損失が大きい．リシンはまた，他のアミノ酸残基と反応してリシノアラニン残基を生成する．これは分解酵素の作用を受けず，リシンとしての有用性を失う．アルカリ処理の際に特に生成されやすく，たんぱく食品の調理加工には注意を要する．

**たんぱく質の腐敗**： 食品中に含まれるたんぱく質は腐敗の際，含有するアミノ酸が細菌の脱炭酸酵素によって脱カルボキシル化され，有毒アミン類の"プトマイン毒"を生成する．特にリシンから生じるカダベリンやヒスチジンから生じるヒスタミンなどは食中毒の原因物質となる．

## e 酵　　素

酵素（Enzyme）は生体内の反応を**触媒**する物質で，その本体はたんぱく質である．酵素は生体内で特定の物質にのみ作用する．この特定の物質をその酵素の基質（Substrate）という．生体内で行われる酵素反応は，一般的な化学反応より著しく低い活性化エネルギーのレベルで進行し，スムースに生成物（Product）ができる（**図4.e.1**）．食品と酵素との関わりは非常に深く，微生物の産出する酵素は古くから発酵食品に利用されてきた．また，生鮮食品も多種多様の酵素を含有しており，食品としての鮮度と保存，加工に際し，酵素反応による影響を受けている．

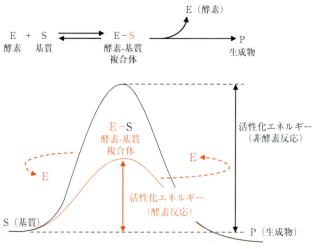

〈図4.e.1〉 酵素触媒作用と活性化エネルギー

### 1）酵素の命名と分類

ペプシン，トリプシン，ジアスターゼなどの名称は，酵素研究の初期に命名され現在も慣用的に用いられている．通常，酵素の名称は酵素が作用する基質に-aseの接尾語を付けて用いられている．例えば，プロテアーゼ（protease）は基質のproteinから，マルターゼ（maltase）は基質のmaltoseからそれぞれ命名されている．

酵素の名称を混乱なく系統的に整理・統一するために，国際生化学分子生物学連合の酵素委

員会により，酵素が触媒する化学反応の型により酵素は6群に分類され，系統的な酵素番号と酵素名が付けられている．

#### ①酸化還元酵素（oxidoreductase）
酸化還元反応を触媒する．アルコールデヒドロゲナーゼ，ペルオキシダーゼ，ポリフェノールオキシダーゼなど．

#### ②転移酵素（transferase）
2分子間で起こる官能基の転移反応を触媒する．グルコキナーゼ，アミノ基転移酵素，リン酸基転移酵素など．

#### ③加水分解酵素（hydrolase）
加水分解を触媒する．グルコシダーゼ，リパーゼ，プロテアーゼ，ホスファターゼなど．

#### ④脱離酵素（lyase）
非加水分解的に基質の官能基を脱離する反応を触媒する．ヒスチジンデカルボキシラーゼ，AMPデアミナーゼ（脱アンモニア）など．

#### ⑤異性化酵素（isomerase）
異性化反応を触媒する．グルコースイソメラーゼ，シス-トランスイソメラーゼ，乳酸ラセマーゼ（D型とL型の相互交換）など．

#### ⑥合成酵素（ligase）
シンテターゼともよばれ，ATP加水分解で生成するエネルギーを利用して2個の分子を結合するような反応を触媒する．クエン酸シンテターゼなど．

### 2）酵素反応の特徴

#### ①最適温度
化学反応速度は温度の上昇とともに加速するが，たんぱく質である酵素は，熱により変性などの影響を受けやすい．ほとんどの酵素は60℃以上で活性を失う（これを失活という）．多くの酵素反応の最適温度は20～40℃の範囲にあり，各酵素にはそれぞれ最もよく活性を示す最適温度がある．

#### ②最適pH
両性電解質である酵素の活性は，pH条件によって異なる．酵素活性が最大となるときのpH値をその酵素の最適pHとよび，各酵素により異なったpH値を示す．多くの酵素反応の最適

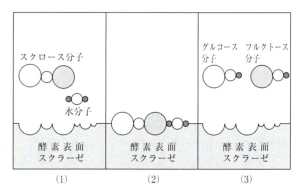

〈図4.e.2〉 酵素反応と基質特異性（酵素スクラーゼによるスクロースの加水分解模式図）（渡辺訳，1980より引用）
(1) 酵素反応前，(2) 酵素表面での反応（酵素-基質複合体），(3) 反応後グルコースとフルクトースが生成．

pHは5～9の範囲にある．極端なpH範囲では変性などにより触媒能を失うこともある．だ液アミラーゼはpH 7，トリプシンはpH 8付近で最も強い酵素活性を示すが，例外的にペプシンはpH 2付近で最も強い酵素活性を示す．

### ③基質特異性

酵素は基質のわずかな構造の違いをも識別し，特定の基質に対してのみ活性を示す．その例として，スクラーゼが基質のスクロースに作用して，グルコースとフルクトースの各分子に加水分解する様子を模式的に示す（図4.e.2）．さらに，酵素には，光学異性体のD-，L-アミノ酸のL-体に作用する酵素は，D-体には作用しない特異性がある．このように酵素と基質は，あたかも鍵と鍵穴のような関係にあり，ぴったり適合する場合に限って特異的に反応する．このような酵素反応の特徴を基質特異性という．

## 3) 食品と酵素の作用

### ①伝統食品と酵素

わが国の伝統的食品であるみそ，しょうゆ，酒類，納豆などの発酵食品の製造は酵素の働きによる．みそ，しょうゆの製造では，原料のだいずやこむぎのたんぱく質が麹菌のプロテアーゼによってペプチド，アミノ酸にまで分解されて旨味などの呈味成分がつくりだされ，$\alpha$-アミラーゼやグルコアミラーゼによる糖化で生じたグルコースやマルトースは甘味とまろやかさを醸し出す．一方，清酒の製造では麹菌のアミラーゼによってでん粉が糖化され，また，ビールやウイスキーでは，おおむぎ麦芽中の$\beta$-アミラーゼによって麦芽でん粉が糖化され，それぞれ酵母の酵素によるアルコール発酵によりエタノールが生成する．さらには，生成したエタノールが酢酸菌の酵素によって酢酸発酵が行われ，酸化されて食酢ができる．

納豆は，たんぱく質分解酵素のプロテアーゼやペプチダーゼの作用により，大豆たんぱく質の50％が水溶性となり，さらに10％前後がアミノ酸にまで発酵分解されているので消化がよく，風味も生じている．この発酵の過程で，アミノ酸デアミナーゼの働きによってアンモニア態窒素が0.2％以上生成すると納豆独特の臭いが強くなるので，納豆は低温で貯蔵する．そうめんの製造に利用されているリパーゼは，油臭をやわらげ，グルテンの凝固を促し，ゆでたときの軟化を防ぐと考えられている．また，製めんにプロテアーゼを作用させると小麦粉中のグルテンが改良され，舌ざわりと風味が向上する．

### ②果汁飲料と酵素

澄んだりんごジュースやぶどうジュースには多くの酵素が関わっている．果実に含まれるペクチン質はペクチナーゼによって分解されて可溶性となり，搾汁が容易になり，ジュースの清澄度が高まる．果実の渋みのもととなるタンニンはタンナーゼによって分解される．さらに，ワインでは酵素アントシアナーゼによってアントシアン色素を分解しながら，色調を調整し，琥珀色のワインがつくられ商品価値を高めている．

### ③その他

小麦粉では$\alpha$-，$\beta$-アミラーゼの作用によりパン生地にきめ細かさ（ソフトネスローフボリューム）を生じさせる物性の改良が行われ，また，クッキーの製造でもプロテアーゼによるソフトなテクスチャーと焼き上り色調の改良が行われている．さらに，植物起源のフィシン，パパイン，ブロメラインなどのたんぱく質分解酵素を利用して，通常の食肉だけでなく採卵廃鶏，乳用廃牛のような老齢の動物の肉の軟化も行われている．

### ④食品工業への利用

酵素反応の特異性を活用して，食品工業の分野において酵素の利用が積極的に進められてい

## f 核　　酸

〈表4.e.1〉 食品生産・加工に関与している酵素の例

| 酵素名 | 作用 | 効果 |
|---|---|---|
| レンネット（レンニン，キモシン） | カゼインの部分分解 | カードの生成 |
| リパーゼ | 脂肪の分解 | チーズフレーバーの改良 |
| リポキシゲナーゼ | 不飽和脂肪酸の分解 | 鎖状アルコール，鎖状アルデヒドの生成 |
| カタラーゼ | 過酸化水素の分解 | 牛乳の製造工程における容器などの殺菌に用いた過酸化水素の除去 |
| ナリンギナーゼ | ナリンギンの分解 | かんきつ類苦味成分の分解除去 |
| ヘスペリジナーゼ | ヘスペリジンの分解 | みかん缶詰の白濁原因物質の分解除去 |
| ポリフェノールオキシダーゼ | ポリフェノール類の酸化 | 食品の褐変現象による褐色重合色素の生成 |
| グルコースイソメラーゼ | グルコースの異性化 | フルクトース・転化糖の製造 |
| スクラーゼ（インベルターゼ） | しょ糖の分解 | 転化糖の製造，食品の糖の晶析防止 |
| ラクターゼ | 乳糖の分解 | 乳糖の晶析防止，牛乳の乳糖除去 |
| セルラーゼ | セルロースの分解 | 繊維性食品の可溶化・軟化，果汁の清澄化 |
| アリイナーゼ | にんにくアリインの分類 | アリシンの生成 |
| ミロシナーゼ（チオグルコシダーゼ） | からし油配糖体の分解 | からしの辛味成分（アリルイソチオシアネート，$p$-ヒドロキシベンジルイソチオシアネート）の生成 |

る．化学合成法で得られた D-，L-アミノ酸混合物を**固定化酵素**アミノアシラーゼでL-アミノ酸のみを製造する光学分割方法が確立され，L-トリプトファン，L-リジン，L-メチオニンなどの工業生産にも利用されている．また，グルコースへのグルコースイソメラーゼの作用による異性化糖の生産，AMP デアミナーゼによる AMP の脱アミノ化によるイノシン酸の生産なども工業的に実用化されている．

食品生産・加工に関わっているその他の酵素の例を**表4.e.1**に示す．

## f 核　　酸

核酸（nucleic acid）は，有機塩基，糖，リン酸で構成される高分子化合物で，リボ核酸（Ribonucleic Acid：RNA）とデオキシリボ核酸（Deoxyribonucleic Acid：DNA）の2種類が存在する．高等生物において，RNA は細胞核と細胞質に存在し，たんぱく質の生合成に関与している．一方，DNA は塩基性たんぱく質のヒストンと結合した染色体の形で主に細胞核に存在し，遺伝情報の伝達に関与している．核酸の分解産物は，アミノ酸や有機酸などとともに食品中の旨味成分としての役割を担っている．

### 1) 核酸の構成

有機塩基に糖が結合した化合物をヌクレオシド（nucleoside），さらに糖の部位にリン酸がエステル結合した化合物をヌクレオチド（nucleotide）という．核酸は，ヌクレオチド同士がホスホジエステル結合により重合したポリヌクレオチドである．ヌクレオチドを構成する糖はRNA ではリボース，DNA ではデオキシリボースである（**図4.f.1**）．構成する有機塩基にはプリン塩基とピリミジン塩基があり，RNA ではプリン塩基としてアデニン（adenine）とグアニン（guanine）を，ピリミジン塩基としてシトシン（cytosine）とウラシル（uracil）を含んでいる．DNA では，これらのうちピリミジン塩基のウラシルの代わりにチミン（thymine）を含んでいる．構成する有機塩基，糖の違いにより，**表4.f.1**に示すような各種ヌクレオシド，ヌクレオチドが存在する．

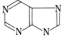
プリン塩基

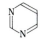
ピリミジン塩基

### 2) 核酸系呈味物質

核酸分解産物のうち，旨味を呈するのはリボースの5位の炭素にリン酸がエステル結合した

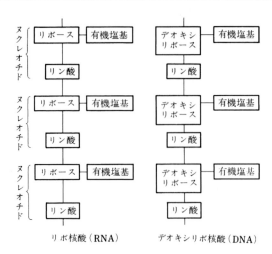

〈図 4.f.1〉 核酸の構成

〈表 4.f.1〉 各種ヌクレオシド，ヌクレオチド

| 核酸 | 有機塩基 | | 糖 | ヌクレオシド | ヌクレオチド(ヌクレオシド−リン酸) |
|---|---|---|---|---|---|
| RNA | [プリン塩基] | アデニン | リボース | [リボヌクレオシド]<br>アデノシン | [リボヌクレオチド]<br>アデニル酸<br>(アデノシン−リン酸；AMP) |
| | | グアニン | | グアノシン | グアニル酸<br>(グアノシン−リン酸；GMP) |
| | [ピリミジン塩基] | シトシン | | シチジン | シチジル酸<br>(シチジン−リン酸；CMP) |
| | | ウラシル | | ウリジン | ウリジル酸<br>(ウリジン−リン酸；UMP) |
| DNA | [プリン塩基] | アデニン | デオキシリボース | [デオキシリボヌクレオシド]<br>デオキシアデノシン | [デオキシリボヌクレオチド]<br>デオキシアデニル酸<br>(デオキシアデノシン−リン酸；dAMP) |
| | | グアニン | | デオキシグアノシン | デオキシグアニル酸<br>(デオキシグアノシン−リン酸；dGMP) |
| | [ピリミジン塩基] | シトシン | | デオキシシチジン | デオキシシチジル酸<br>(デオキシシチジン−リン酸；dCMP) |
| | | チミン | | チミジン | チミジル酸<br>(チミジン−リン酸；TMP) |

アデニル酸(5'-AMP)　　イノシン酸(5'-IMP)　　グアニル酸(5'-GMP)

5'-リボヌクレオチド類である．イノシン酸（Inosine 5'-Monophosphate；5'-IMP）は，かつお節や煮干しをはじめとする魚や肉など動物性食品に多く含まれる旨味成分である．高エネルギー化合物のアデノシン5'-三リン酸（Adenosine 5'-Triphosphate；5'-ATP）から酵素的な分解により生成したアデニル酸（Adenosine 5'-Monophosphate；5'-AMP）のアデニンのアミノ基の脱アミノ化により生成する．また，グアニル酸（Guanosine 5'-Monophosphate；5'-GMP）は乾しいたけの旨味成分で，水で戻したり加熱する過程でRNAにリボヌクレアーゼが作用して生成する．これらのナトリウム塩であるイノシン酸ナトリウムとグアニル酸ナトリウムは，酵母RNAの酵素分解やでん粉を原料とした発酵法などにより工業的に生産され，旨味調味料（化学調味料）として利用されている．

# g　ビタミン

　ビタミン（vitamin）は，身体の機能や代謝を円滑に進行させるために必須の栄養素である．体内で合成できないか，あるいは必要量に満たないため通常は食品から摂取する．

## 1）ビタミンの種類

　ビタミンは，化学的性質の違いから，脂溶性ビタミン4種類と水溶性ビタミン9種類に分類されている（**表4.g.1**）．日本人の食事摂取基準（2015年版）では，13種類のビタミンの推定平均必要量，推奨量，目安量などが示されている．

### ①脂溶性ビタミンと機能性

　脂溶性ビタミンは，一般に油には溶けるが水には溶解しにくい性質をもつ．ビタミンA, D, E, Kが知られており，過剰摂取すると脂肪組織に蓄積されるため，過剰症をひき起こすことがある．

　**ビタミンA：**　レチノール（retinol）とその類縁化合物の総称である．鶏や豚の肝臓，魚類の内臓および卵などの主として動物性食品に多く含有されている．網膜で光を感じるロドプシンの形成など視覚の正常化，成長促進，皮膚・角膜などの角化防止および活性酸素を消去し，老化や発がんを抑制する機能がある．欠乏症は，夜盲症，成長停止，骨・歯の発育不良などがある．粘膜が弱くなることにより感染症に罹患しやすくなる．ビタミンAは脂溶性の黄色結晶で，共役二重結合をもつため光や酸素の存在下では不安定である．β-ヨノン核とイソプレン鎖，水酸基をもつ構造で，β-ヨノン核の二重結合の違いから，ビタミン$A_1$系化合物とビタミン$A_2$系化合物に分けられている．カロテノイドのうち，β-ヨノン核をもつα-カロテン，β-カロテン，γ-カロテンおよびβ-クリプトキサンチンは，体内に吸収された後，レチノールに変換されるため，プロビタミンAとよばれる（**図4.g.1**）．食品中に最も多く含有されているβ-カロテンは，

⟨表 4.g.1⟩ 脂溶性ビタミンの生理作用と含有食品例 （日本食品標準成分表 2015 年版（七訂）より作成）

| 脂溶性ビタミン<br>（物質名称） | 生理作用 | 欠乏症 | 食品例[1]（可食部 100 g 当たり） | |
|---|---|---|---|---|
| ビタミン A[2]<br>（レチノール） | ・皮膚・粘膜の機能保持<br>・薄暗いところでの視力保持<br>・抗がん作用 | 夜盲症，角膜乾燥症，骨や歯の発育不良，成長障害，免疫力低下，皮膚・粘膜上皮の角化 | モロヘイヤ（茎葉，生）<br>にんじん（根，皮つき，生）<br>あまのり（ほしのり）<br>あんこう（きも，生）<br>やつめうなぎ（生）<br>うなぎ（きも，生）<br>にわとり（肝臓，生）<br>ぶた（肝臓，生）<br>抹茶 | 840 μg<br>720<br>3,600<br>8,300<br>8,200<br>4,400<br>14,000<br>13,000<br>2,400 |
| ビタミン D<br>（カルシフェロール） | ・紫外線により皮膚で生成<br>・主に肝臓に蓄えられる<br>・吸収後は肝臓と腎臓を経て活性型ビタミン D となる<br>・カルシウムやリンの吸収を促す（骨形成の促進） | くる病（小児），骨軟化症（成人），骨粗鬆症（成人） | あらげきくらげ（乾）<br>しらす干し（半乾燥品）<br>まいわし（丸干し）<br>くろかじき（生）<br>しろさけ（生） | 128.5 μg<br>110.0<br>61.0<br>50.0<br>38.0<br>32.0 |
| ビタミン E[3]<br>（トコフェロール・トコトリエノール） | ・生体膜の安定化<br>・抗酸化作用<br>・赤血球の溶血防止 | 運動能力低下（成人），神経機能の異常（成人） | 小麦はいが<br>アーモンド（乾）<br>ひまわり油<br>綿実油<br>サフラワー油<br>米ぬか油<br>抹茶 | 28.3 mg<br>30.3<br>38.7<br>28.3<br>27.1<br>25.5<br>28.1 |
| ビタミン K<br>（フィロキノン・メナキノン） | ・血液凝固作用に補酵素として関与する<br>・プロトロンビン生成に必要（肝臓）<br>・カルシウム代謝に関与 | 出血凝固時間の延長，新生児の出血性疾患（新生児メレナ，K 欠乏性頭蓋内出血） | 挽きわり納豆<br>パセリ（葉，生）<br>しそ（葉，生）<br>あまのり（ほしのり）<br>わかめ（乾燥わかめ，板わかめ）<br>大豆油<br>抹茶 | 930 μg[4]<br>850<br>690<br>2,600<br>1,800<br>210<br>2,900 |

[1] 食品例の並びは食品群別に示している．
[2] ビタミン A の食品例の数値は，レチノール活性当量を示す．
[3] ビタミン E の食品例の数値は，$\alpha$-トコフェロール含量を示す．
[4] メナキノン-7 を含む．

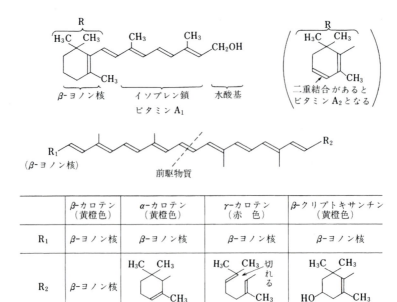

⟨図 4.g.1⟩ ビタミン A とプロビタミン A

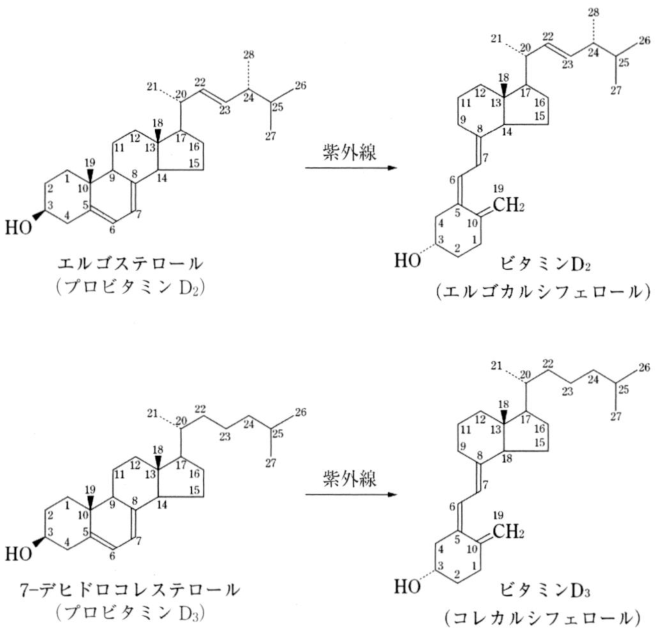

〈図 4.g.2〉 プロビタミン D とビタミン D

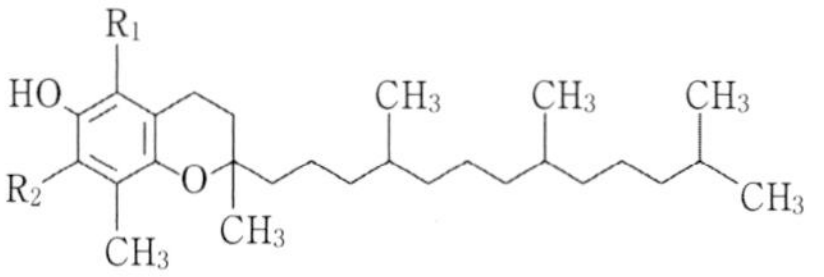

〈図 4.g.3〉 ビタミン E（トコフェロール）

| トコフェロール | $R_1$ | $R_2$ |
|---|---|---|
| $\alpha$ - | $CH_3$ | $CH_3$ |
| $\beta$ - | $CH_3$ | H |
| $\gamma$ - | H | $CH_3$ |
| $\delta$ - | H | H |

2個のβ-ヨノン核を両端にもつ左右対称構造なので，β-カロテン1分子は理論的には2分子のレチノールに変換される．しかし，β-カロテンは酸化されやすく，さらに消化・吸収効率から，生体内でのレチノールへの変換は 1/12 β-カロテン当量とみなされている．

**ビタミン D**： カルシフェロール（calciferol）とよばれ，ビタミン $D_2$（エルゴカルシフェロール）とビタミン $D_3$（コレカルシフェロール）がある．カルシウム代謝に関係することからカルシフェロールと名づけられた．紫外線照射によりビタミン D に変化する物質をプロビタミン D とよぶ．乾しいたけやきくらげ類などに多く含有されるプロビタミン D のエルゴステロールに紫外線が照射されるとビタミン $D_2$ が生成する．一方，魚肉，肝油などの動物性食品に多く含有される 7-デヒドロコレステロールからはビタミン $D_3$ が生成される（**図 4.g.2**）．ビタミン D の機能は，腸管粘膜でカルシウムやリンの吸収を促進し，体内でこれらの恒常性の維持により，骨形成を促すことである．一方，欠乏症として小児のくる病，成人の骨軟化症が知られている．

**ビタミン E**： トコフェロール（tocopherol）4種（α, β, γ, δ-トコフェロール，**図 4.g.3**）と誘導体であるトコトリエノール 4 種（α, β, γ, δ-トコトリエノール）がビタミン E としての効力をもつ．これらは小麦はいがや種実類および植物油などに多く含まれている．いずれのトコフェロール類も抗酸化能をもち，不飽和脂肪酸の酸化を抑制し，過酸化脂質による生体組織の損傷を防いでいる．通常の食品からの摂取において欠乏症は発症しない．ビタミン E の活

性を示すのは主にトコフェロール類であり，各トコフェロールのビタミンE活性は，$\alpha:\beta:\gamma:\delta=100:40:10:1$ とされているが，ビタミンEの食事摂取基準は，$\alpha$-トコフェロールを指標として策定してある．活性の強い抗酸化作用をもつ$\alpha$-トコフェロールは，酸化防止剤として加工食品に利用されることが多い．

**ビタミンK**： フィロキノン（phylloquinone：$K_1$），メナキノン（menaquinone：$K_2$）の2種がある（**図4.g.4**）．両者の生理活性はほぼ同等で，$K_1$は緑黄色野菜や海藻類，$K_2$は納豆などの発酵食品に多く含まれている．ビタミンKの機能としては，血液凝固因子の合成に必須であるとともに，カルシウム代謝に関係し骨形成に重要な役割をはたしている．ヒトの腸内細菌によっても合成されるため，成人で不足することはまれである．しかし，母乳中のビタミンK含量はきわめて低いため，新生児および乳児に頭蓋内出血や新生児メレナなどの出血性疾患が発症しやすい．そのため，最近では新生児期のビタミンK投与が強く推奨されている．

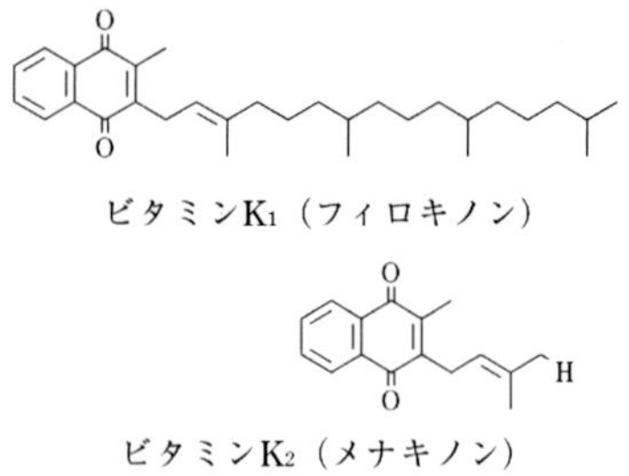

〈図4.g.4〉 ビタミン$K_1$と$K_2$

ビタミン$K_1$（フィロキノン）

ビタミン$K_2$（メナキノン）

**②水溶性ビタミンと機能性**

水溶性ビタミンは，油に溶けにくく，水に比較的溶けやすい性質をもつビタミンで，ビタミン$B_1$，$B_2$，$B_6$，$B_{12}$，葉酸，ナイアシン，パントテン酸，ビオチン，ビタミンCの9種が知られている．ビタミンC以外の8種はビタミンB群とよばれ，主に補酵素として機能している（**表4.g.2**）．

**ビタミン$B_1$**： チアミン（thiamine）とよばれ，脚気を予防する因子として米ぬかから分離されたビタミンである．水に溶けやすく酸性では安定であるが，アルカリ性で分解されやすい性質をもつ．強アルカリで酸化すると蛍光性のチオクロームを生成する．生体内では，チアミンにリン酸がエステル結合した3種のチアミンリン酸エステルが知られている（**図4.g.5**）．食品では小麦はいが，だいず，藻類，豚肉などに多く含まれている．生体内での機能は，糖質代謝に関与する種々の酵素の補酵素として作用する．また，神経機能を正常に保つためにも働く．特に解糖系とTCAサイクルの橋渡しをするピルビン酸デヒドロゲナーゼの補酵素としての働きは重要である．ところが，米をはじめ穀類に含有されているビタミン$B_1$は搗精による損失が大きい．また，ビタミン$B_1$は溶解性が高いため調理操作による流出が大きい．そのため，ビタミン$B_1$を補う強化米が考案され，水洗による溶出の少ない難溶性のジベンゾイルチアミン（dibenzoylthiamin）が用いられている．欠乏症としては脚気や神経障害がある．

**ビタミン$B_2$**： リボフラビン（riboflavin）という黄色の蛍光性を示す物質である（**図4.g.6**）．熱には安定性を示すが光により分解されやすく，アルカリ条件下ではルミフラビンに変化する．リボフラビンは，生体内に吸収後，フラビンアデニンジヌクレオチド（FAD）またはフラビンモノヌクレオチド（FMN）に変換され，酸化還元およびエネルギー代謝関係の補酵素として作用する．食品中では豚，牛，鶏の肝臓や鶏卵，乳製品および海藻類などに多く含まれる．欠乏症として，口角炎，口唇炎，生育不良，脂漏性皮膚炎などが知られている．

**ナイアシン**： ナイアシンは，体内で同じ生理活性作用をもつニコチン酸とニコチン酸アミドなどの総称である．（**図4.g.7**）．トリプトファンもナイアシン活性を有する．生体内では，ニコチンアミドアデニンジヌクレオチド（NAD）とニコチンアミドアデニンジヌクレオチドリン酸（NADP）となり多種の酸化還元酵素の補酵素として作用する．ナイアシンは，魚類，肝

### 〈表 4.g.2〉 水溶性ビタミンの生理作用と含有食品例（日本食品標準成分表 2015 年版（七訂）より作成）

| 水溶性ビタミン（物質名称） | 生理作用 | 欠乏症 | 食品例[1]（可食部 100 g 当たり） |
|---|---|---|---|
| ビタミン $B_1$（チアミン） | ・糖質代謝関連酵素の補酵素の成分<br>・神経機能を正常に保つ | 脚気，多発性神経炎，ウェルニッケ脳症，浮腫，心臓肥大 | 小麦はいが 1.82 mg<br>らっかせい（乾） 0.85<br>だいず（国産，黄大豆，乾） 0.71<br>あまのり（ほしのり） 1.21<br>うなぎ（かば焼） 0.75<br>ぶた（大型種肉，ヒレ，赤肉，生） 1.32<br>ぶた（大型種肉，もも，皮下脂肪なし，生） 0.94 |
| ビタミン $B_2$（リボフラビン） | ・酸化還元反応の補酵素の成分<br>・エネルギー代謝関連酵素の補酵素の成分<br>・FAD，FMN の構成成分 | 口角炎，口唇炎，発育不良，シビガッチャキ症，脂漏性皮膚炎，角膜炎 | あまのり（ほしのり） 2.68 mg<br>やつめうなぎ（干しやつめ） 1.69<br>ぶた（肝臓，生） 3.60<br>うし（肝臓，生） 3.00<br>うずら卵（全卵，生） 0.72<br>脱脂粉乳 1.60<br>酵母（パン酵母，乾燥） 3.72 |
| ナイアシン（ニコチン酸・ニコチン酸アミド） | ・脱水素酵素 NAD，NADP の成分 | 皮膚炎，下痢，神経症状，ペラグラ | らっかせい（乾） 17.0 mg<br>まいたけ（乾） 64.1<br>すけとうだら（たらこ，焼き） 56.9<br>かつお（春獲り，生） 19.0<br>きはだ（生） 17.5<br>にわとり（若鶏肉，ささ身，焼き） 15.5<br>ぶた（肝臓，生） 14.0 |
| ビタミン $B_6$（ピリドキシン，ピリドキサール，ピリドキサミンなど） | ・アミノ基転移，脱炭酸反応の補酵素の成分 | 皮膚炎，貧血，免疫力低下，動脈硬化性血管障害 | 小麦はいが 1.24 mg<br>ピスタチオ（いり，味付け） 1.22<br>にんにく（りん茎，生） 1.53<br>くろまぐろ（赤身，生） 0.85<br>かつお（春獲り，秋獲り，生） 0.76<br>うし（肝臓，生） 0.89<br>にわとり（成鶏肉，ささ身，生） 0.66<br>酵母（パン酵母，乾燥） 1.28 |
| ビタミン $B_{12}$（シアノコバラミン，メチルコバラミン，アデノシルコバラミンなど） | ・アミノ酸代謝関連酵素の補酵素<br>・たんぱく質や核酸の代謝などに関与<br>・奇数鎖脂肪酸代謝酵素の補酵素 | 悪性貧血（巨赤芽球性貧血），全身倦怠感，舌炎，神経疾患 | あまのり（ほしのり） 77.6 μg<br>かたくちいわし（田作り） 64.5<br>しろさけ（すじこ） 53.9<br>あさり（缶詰，水煮） 63.8<br>しじみ（生） 68.4<br>うし（肝臓，生） 52.8<br>にわとり（肝臓，生） 44.4 |
| 葉酸（プテロイルグルタミン酸） | ・核酸やアミノ酸を合成する酵素の補酵素<br>・造血機能に関与 | 巨赤芽球性貧血，神経管閉鎖障害（胎児），舌炎 | 小麦はいが 390 μg<br>りょくとう（全粒，乾） 460<br>ほうれんそう（葉，通年平均，生） 210<br>あまのり（ほしのり） 1,200<br>にわとり（肝臓，生） 1,300<br>うし（肝臓，生） 1,000<br>せん茶（茶） 1,300 |
| パントテン酸 | ・CoA の構成成分<br>・脂肪酸代謝関連酵素の補酵素<br>・糖質やたんぱく質代謝にも関与 | 足の灼熱痛，成長障害，抗体産生障害，副腎障害，めまい | 挽きわり納豆 4.28 mg<br>しいたけ（乾しいたけ，乾） 7.93<br>やつめうなぎ（干しやつめ） 5.76<br>かたくちいわし（田作り） 3.74<br>にわとり（肝臓，生） 10.10<br>鶏卵（卵黄，生） 4.33<br>チーズホエーパウダー<br>酵母（パン酵母，乾燥） 5.73 |
| ビオチン | ・カルボキシラーゼの補酵素<br>・脂肪酸合成や糖新生，アミノ酸代謝に関与 | 皮膚炎 | らっかせい（乾） 92.3 μg<br>にわとり（肝臓，生） 232.4<br>ぶた（肝臓，生） 79.6<br>うし（肝臓，生） 76.1<br>鶏卵（卵黄，生） 65.0<br>からし（粉） 158.1 |
| ビタミン C（L-アスコルビン酸・L-デヒドロアスコルビン酸） | ・コラーゲンの生成<br>・生体内の抗酸化作用<br>・免疫機能の向上<br>・コレステロール代謝に寄与<br>・鉄の吸収促進（$Fe^{3+} \rightarrow Fe^{2+}$ に還元） | 壊血病，皮下出血，骨形成不全，歯肉色素沈着，免疫力低下 | トマピー（果実，生） 200 mg<br>赤ピーマン（果実，生） 170<br>めキャベツ（結球葉，生） 160<br>アセロラ（酸味種，生） 1,700<br>グァバ（赤肉種，白肉種，生） 220<br>ゆず（果皮，生） 160<br>レモン（全果，生） 100<br>あまのり（焼きのり） 210 |

[1] 食品例の並びは食品群別に示している.

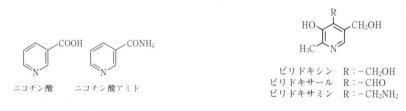

〈図4.g.5〉 ビタミン$B_1$

〈図4.g.6〉 ビタミン$B_2$の光分解

〈図4.g.7〉 ニコチン酸とニコチン酸アミド

〈図4.g.8〉 ビタミン$B_6$

臓，らっかせい，きのこ類などに多く含まれており，欠乏症としては，皮膚炎や下痢を発症し，悪化すると精神神経異常を生じるペラグラが典型的である．

**ビタミン$B_6$**： ビタミン$B_6$活性をもつ化合物は，ピリドキシン，ピリドキサール，ピリドキサミンおよび同様の活性をもつこれらのリン酸エステルの総称である（**図4.g.8**）．酸，アルカリには安定であるが光に対する影響を受けやすい．リン酸エステルの形態でアミノ酸代謝に関与する酵素の補酵素として作用するため，たんぱく質の摂取量が増えると必要量が多くなる．食品中には小麦はいが，魚類，肝臓，鶏卵などに多く含まれている．欠乏症に皮膚炎，動脈硬化性

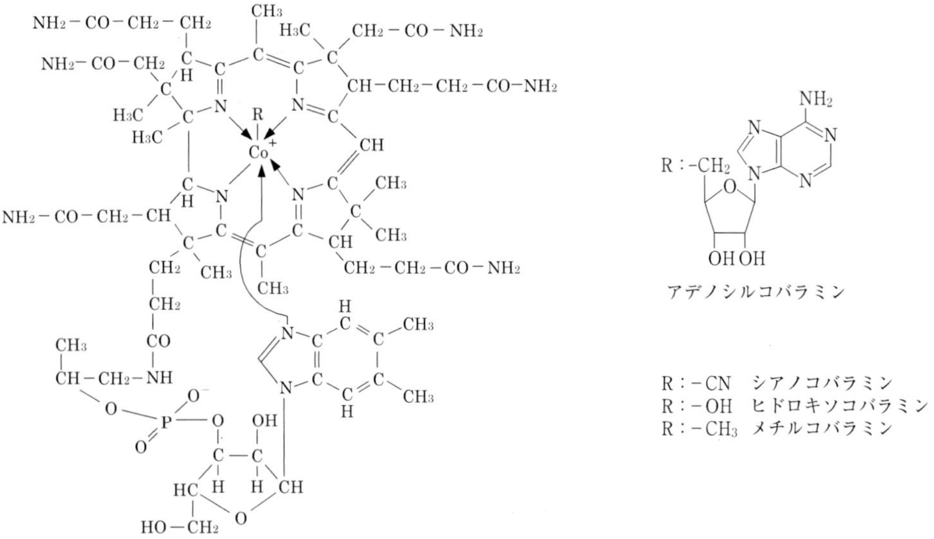

⟨図 4.g.9⟩ ビタミン B₁₂

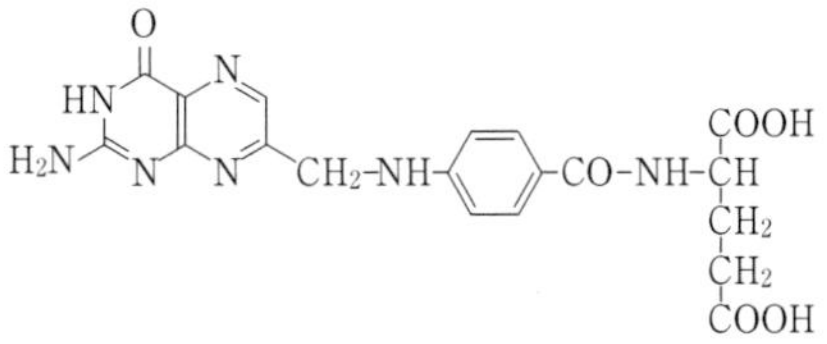

R：-CN　シアノコバラミン
R：-OH　ヒドロキソコバラミン
R：-CH₃　メチルコバラミン

⟨図 4.g.10⟩ 葉酸 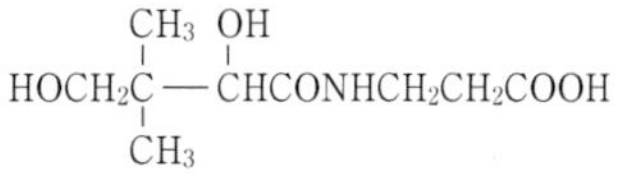　　　　　⟨図 4.g.11⟩ パントテン酸

血管障害などがあるが，腸内細菌からも合成できるため欠乏症は起こりにくいとされている．

**ビタミン B₁₂**：コバルトを含む複雑な構造をもった赤色の化合物（コバミド）である（**図4.g.9**）．自然界では微生物のみがビタミン B₁₂ 活性をもつ化合物を合成することができる．食品中にはアデノシルコバラミン，シアノコバラミン，ヒドロキソコバラミン，メチルコバラミンなどとして存在し，肝臓や乳製品などの動物性食品と海藻類に多く含まれている．ビタミン B₁₂ はアミノ酸や奇数鎖脂肪酸，核酸などの代謝に関与する酵素の補酵素としての作用がある．欠乏により葉酸の減少が生じ，巨赤芽球性貧血を生じるとされる．

**葉酸**：プテロイルグルタミン酸とよばれ，ほうれんそうから最初に単離されたビタミンである（**図4.g.10**）．食品中には，ほうれんそうや小麦はいが，海藻類などの植物性および肝臓，肉などの動物性食品に多く含まれている．テトラヒドロ葉酸あるいは誘導体として核酸やアミノ酸を合成する酵素の補酵素として働く．葉酸は，造血機能を正常に保つために重要であるが，妊娠初期に胎児が正常に発育するために重要なビタミンでもある．欠乏すると胎児に神経管閉鎖障害を発症するリスクがあるといわれている．

**パントテン酸**：補酵素 A（コエンザイム A，CoA）およびアシルキャリアープロテイン（ACP）の構成成分である（**図4.g.11**）．「至る所にある」という意味から名付けられた．糖代謝，脂肪酸の生合成および脂肪酸の β 酸化（分解）などの酵素反応の補酵素として広く関与している．動植物性食品，特に肝臓，肉，魚介類，納豆などに多く含まれており，腸内細菌でも産生可能なため欠乏症はまれだが，成長阻害や副腎障害などが報告されている．

**ビオチン**：酵母から成長促進因子として見いだされた（**図4.g.12**）．腸内細菌でも合成さ

⟨図 4.g.12⟩ ビオチン

⟨図 4.g.13⟩ ビタミン C と酸化生成物の構造

れる．カルボキシラーゼの補酵素として重要であり，脂肪酸合成や糖新生，アミノ酸代謝などに深く関与している．食品中には肝臓，豆類，卵黄などをはじめ幅広く含まれているので，欠乏は起こらない．しかし，生卵白を多量に長期間にわたり摂取すると卵白中の糖たんぱく質アビジンとビオチンが結合し，皮膚炎や脱毛などを症状とする卵白障害が生じる．

**ビタミン C**：L-アスコルビン酸（還元型）と L-デヒドロアスコルビン酸（酸化型）がある（**図 4.g.13**）．熱に弱く調理中に損失しやすいビタミンである．生体内では還元型と酸化型の相互変換が起こるため，両者のビタミン C 活性は，ほぼ等しい．食品中には，かんきつ類などの果実類，野菜類，海藻類およびいも類や茶葉にも多く含まれている．機能は，ビタミン B 群のような補酵素としての働きはないが，生体内の抗酸化作用，コラーゲンの合成やカテコールアミンの生合成および発がん性物質のニトロソアミンの生成抑制にも関与する．L-アスコルビン酸は，食品に添加すると還元状態を維持し，酵素的褐変反応を抑制するため，品質保持のために使われている．また，三価の鉄（$Fe^{3+}$）を還元することにより鉄の吸収を促す作用もある．欠乏症は，疲労感や関節痛，歯ぐきや皮下出血が生じる壊血病がよく知られている．

## 2）食品中のビタミンの加工・調理による変化と安定性

食品を保蔵中あるいは加工・調理する過程で種々のビタミンが溶出あるいは酸化や分解などにより化学変化をすることがわかっている．穀類に含有される多くのビタミンは，搗精や製粉による損失が大きく，ビタミン $B_1$，ビタミン C および葉酸は，加工・調理中の溶出量が大きい．構造中に多くの二重結合をもつビタミン A やビタミン E は酸化されやすいが，ビタミン D とビタミン K は，調理・加工中における変化はあまりないとされている．ビタミン $B_1$ は，魚介類や甲殻類に含有されているアノイリナーゼにより分解されるが，加熱により失活する．ビタミン $B_2$ は光分解しやすく，また光増感作用により食品の変色や異臭の発生に関わっている．ビタミン $B_6$ は，光の影響を受けやすく分解されやすい．食品中の還元型ビタミン C の酵素的酸化は主にアスコルビン酸オキシダーゼによる．輸送途中の植物組織の傷によりビタミン C が損失していることがある．L-アスコルビン酸は，抗酸化剤として食品を還元状態に保ち，褐変反応を抑制するため，品質保持のために添加される．一方で，納豆菌が生産するビタミン K のように，発酵の過程で微生物がビタミンを生産し，もとの食品に比べビタミン含量を増加させる場合がある．

## h ミネラル

　人体を構成する元素の中で酸素 O の占める割合が最も多く，炭素 C，水素 H，窒素 N と続き，これら4種の元素が主に有機化合物と水を構成し，生体内の元素の約95％を占めている．その他の元素の大部分は金属元素であり，ミネラル（mineral，無機質）とよばれる．人体の構成に不可欠なミネラルは体内での合成ができないため，食品から摂取しなくてはならない．ミネラルは，硬組織である骨や歯の主要成分となるほかに，体液の成分，あるいは酵素成分として生体調節，酸・塩基の調節に密接に関与しているため，生命維持に欠かすことができない元素である．日本人の食事摂取基準（2015年版）には，多量ミネラルとして，Na，K，Ca，Mg，P および微量ミネラルとして，Fe，Zn，Cu，Mn，I，Se，Cr，Mo の計13種の元素の摂取量の基準が示されている．

### 1）食品の灰分とミネラル

　食品を 550℃ で燃焼した灰が灰分（ash）である．一部のミネラルは酸化物（$Na_2O$，$K_2O$，$CaO$，$P_2O_5$，$SO_3$ など）や炭酸塩（$CaCO_3$，$MgCO_3$ など）として残る．その一方で，塩素 Cl やヨウ素 I，硫黄 S やリン P などのように燃焼中に大部分あるいは一部が揮散する元素もあるため，灰分量は食品中のミネラルの概量を示すものである．食品成分表で灰分は，差し引き法で

〈表4.h.1〉　ミネラル（多量元素）の生理作用と含有食品例（日本食品標準成分表2015年版（七訂）より作成）

| | 生理作用 | 欠乏症と過剰症 | 食品例[1]（可食部100g当たり） |
|---|---|---|---|
| ナトリウム<br>(Na) | ・細胞外液の浸透圧の維持<br>・細胞内液・外液の量の維持<br>・循環血液量の維持<br>・酸・塩基平衡の維持<br>・筋肉・神経の興奮性を弱める | 欠乏症：倦怠感，食欲不振，血液濃縮，低血圧<br>過剰症：浮腫，高血圧症 | 塩押しだいこん漬　1,700 mg<br>まいわし（塩いわし）　2,400<br>あさり（つくだ煮）　2,900<br>ロースハム　1,000<br>プロセスチーズ　1,100<br>米みそ（甘みそ）　2,400 |
| カリウム<br>(K) | ・細胞内液の浸透圧の維持<br>・筋肉の収縮<br>・酸・塩基平衡の維持<br>・心臓機能の調節 | 欠乏症：筋無力症あるいは麻痺，不整脈 | さといも（球茎，生）　640 mg<br>糸引き納豆　660<br>切干しだいこん（乾）　3,500<br>ほうれんそう(葉，通年平均，生)690<br>かたくちいわし（田作り）　1,600<br>さわら（生）　490 |
| カルシウム<br>(Ca) | ・骨・歯などの硬組織を形成<br>・細胞の情報伝達<br>・心筋の収縮作用を増す<br>・筋肉の興奮性の抑制<br>・血液凝固 | 欠乏症：成長抑制，骨・歯の脆弱化，神経過敏 | 切干しだいこん（乾）　500 mg<br>ひじき（ほしひじき，乾）[2] 1,000<br>かたくちいわし（田作り）　2,500<br>まいわし（丸干し）　440<br>普通牛乳　110<br>プロセスチーズ　630 |
| リン<br>(P) | ・骨・歯などの硬組織を形成<br>・リン脂質・核酸の成分<br>・糖質代謝を円滑に進める<br>・ATP などの高エネルギーリン酸化合物にエネルギーを蓄える | 欠乏症：骨軟化症，歯の脆弱化，食欲不振 | そば（干しそば，乾）　230 mg<br>だいず（国産，黒大豆，乾）510<br>うるめいわし（丸干し）　910<br>するめ　1,100<br>ぶた（大型種肉，かた，赤肉，生）200<br>プロセスチーズ　730 |
| マグネシウム<br>(Mg) | ・血管を拡張する<br>・酵素の活性化<br>・刺激による筋肉の興奮性を高める<br>・刺激による神経の興奮性を低下させる | 欠乏症：虚血性心疾患，神経過敏症 | アマランサス　270 mg<br>そば（干しそば，乾）　100<br>アーモンド（乾）　290<br>ほうれんそう(葉，通年平均，生)69<br>あおのり（素干し）　1,400<br>ひじき（ほしひじき，乾）[2] 640 |

[1] 食品例の並びは食品群別に示している．　[2] ステンレス釜，鉄釜とも成分値は同じ．

〈表 4.h.2〉 ミネラル（微量元素）の生理作用と含有食品例（日本食品標準成分表 2015 年版（七訂）より作成）

| | 生理作用 | 欠乏症と過剰症 | 食品例[1]（可食部 100 g 当たり） |
|---|---|---|---|
| 鉄<br>(Fe) | ・酸素の運搬（ヘモグロビン）<br>・血中酸素の細胞への取り込み<br>　（ミオグロビン）<br>・酵素の活性化と栄養素の燃焼 | 欠乏症：鉄欠乏性貧血，めまい，易疲<br>　　　　労感，発育遅延<br>過剰症：血色素症，ヘモジデリン沈着<br>　　　　症 | レンズまめ（全粒，乾）　9.4 mg<br>こまつな（葉，生）　　　2.8<br>ひじき（ほしひじき，乾）[2] 58.2<br>ぶた（肝臓，生）　　　　13.0<br>鶏卵（卵黄，生）　　　　6.0 |
| 亜鉛<br>(Zn) | ・炭酸脱水素酵素の成分<br>・乳酸脱水素酵素の成分<br>・核酸，たんぱく質合成に関与 | 欠乏症：皮膚障害，味覚障害，免疫<br>　　　　力低下，成長遅延 | 糸引き納豆　　　　　　　1.9 mg<br>アーモンド（乾）　　　　3.6<br>ぼら（からすみ）　　　　9.3<br>かき（養殖，生）　　　　13.2<br>ぶた（肝臓）　　　　　　6.9 |
| 銅<br>(Cu) | ・造血機能<br>・腸管からの鉄吸収を促進<br>・過酸化脂質増加抑制<br>・カテコールアミン代謝酵素の構<br>　成要素 | 欠乏症：貧血，成長障害<br>過剰症：ウィルソン病（肝障害・中枢<br>　　　　神経障害） | そらまめ（全粒，乾）　　1.20 mg<br>くるみ（いり）　　　　　1.21<br>かき（養殖，生）　　　　0.89<br>ほたるいか（生）　　　　3.42<br>しゃこ（ゆで）　　　　　3.46<br>うし（肝臓）　　　　　　5.30 |
| マンガン<br>(Mn) | ・骨・肝臓の酵素作用の活性化<br>・リン酸カルシウム生成の促進<br>・マンガン含有酵素の構成成分<br>・ピルビン酸カルボキシラーゼの<br>　構成要素 | 欠乏症：骨の発育低下，生殖力低下，<br>　　　　脂質代謝異常 | アマランサス（玄穀）　　6.14 mg<br>日本ぐり（生）　　　　　3.27<br>ふだんそう（葉，ゆで）　4.85<br>あおのり（素干し）　　　13.00<br>いたやがい（養殖，生）　4.90 |
| ヨウ素<br>(I) | ・甲状腺ホルモンの構成成分<br>・エネルギー代謝に関与<br>・発育，神経系細胞の発達に関与 | 欠乏症：甲状腺腫，甲状腺肥大，易疲<br>　　　　労感<br>過剰症：甲状腺腫，甲状腺肥大<br>欠乏症も過剰症も甲状腺腫がみられる | 刻み昆布　　　　　　　230,000<br>ながこんぶ（素干し）　210,000<br>ひじき（ほしひじき，乾）[3] 45,000<br>まだら（生）　　　　　350 |
| セレン<br>(Se) | ・グルタチオンペルオキシダーゼ<br>　の活性中心<br>・抗酸化作用 | 欠乏症：克山病，成長阻害 | あんこう（きも，生）　　200 μg<br>すけとうだら（たらこ，生）130<br>くろまぐろ（赤身，生）　110 |
| クロム<br>(Cr) | ・耐糖因子として糖代謝に関与<br>・脂質異常症や動脈硬化の予防 | 欠乏症：耐糖能の低下 | あおのり（素干し）　　　39 μg<br>刻み昆布　　　　　　　33<br>ミルクチョコレート　　　24 |
| モリブデン<br>(Mo) | ・尿酸代謝を触媒<br>・酸化・還元反応の補助因子<br>・Cu と拮抗する | 欠乏症：頻脈，多呼吸，夜盲症など<br>　　　　が起こることもある | りょくとう（全粒，乾）　410 μg<br>糸引き納豆　　　　　　290<br>ぶた（肝臓）　　　　　120 |

[1] 食品例の並びは食品群別に示している．　[2] 示してある成分値は鉄釜の場合の値．ステンレス釜，乾の場合の値は 6.2 mg．　[3] ステンレス釜，鉄釜とも同じ成分値．

求める炭水化物の算出に用いられている．日本食品標準成分表 2015 年版（七訂）に収載されているミネラルはヒトに必須性が認められたものであり，この中で Na, K, Ca, Mg および P は，成人の 1 日の摂取量が概ね 100 mg 以上になるミネラル（多量元素）である．**表 4.h.1** にこれらミネラルの生理作用と含有食品例を示す．一方，100 mg に満たないミネラル（微量元素）は，Fe, Zn, Cu, Mn, I, Se, Cr および Mo である．これら微量元素の生理作用と含有食品例を**表 4.h.2** に示す．食品中において，これらの元素は無機化合物あるいはイオンとして含まれているほかに，ヘモグロビンやミオグロビンなどを構成する Fe，葉緑素の Mg，ビタミン $B_{12}$ の Co，メチオニンおよびシスチンの S などのように，有機化合物の一部を構成しているものもある．

## 2） 酸性食品とアルカリ性食品

ミネラルとして食品中に存在する元素には，Na, K, Ca, Mg, Zn のように $Na^+$, $K^+$, $Ca^{2+}$, $Mg^{2+}$, $Zn^{2+}$ などの陽イオンを生成するアルカリ生成元素と，Cl, I, S, P のような $Cl^-$, $I^-$,

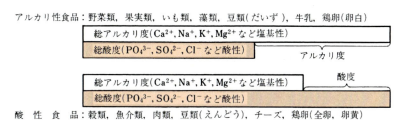

〈図 4.h.1〉 アルカリ性食品と酸性食品

$SO_4^{2-}$，$PO_4^{3-}$ などの陰イオンを生成する酸生成元素がある．これらのアルカリ生成元素と酸生成元素の当量を比較して，アルカリ生成元素の方が酸生成元素より多い食品をアルカリ性食品，その逆を酸性食品とよぶ（**図 4.h.1**）．食品のアルカリ度および酸度とは，アルカリ性あるいは酸性の度合いを示し，食品 100 g を灰化して得られた灰の水溶液を中和するのに要する 1 N-HCl あるいは 1 N-NaOH の ml 数で示す．ヒトの血液は緩衝作用を有するリン酸塩などにより，通常 pH 7.2～7.4 程度に保たれている．したがって，摂取した食品による pH の大きな変化は起こらない．しかしながら，アルカリ性食品と酸性食品が極端に偏らないように食品をバランスよく摂取する配慮は必要である．

## 3) 食品中のミネラルとその機能

### ①ナトリウム

ナトリウム（sodium：Na）と塩素（chlorine：Cl）は細胞外液に存在し，食品中では結合して食塩（NaCl）の形で存在している．食塩は，調味料としてだけでなく塩蔵加工食品などにも使用されている．食品に含まれる Na を原料食品と加工食品に分けて**表 4.h.3** に示す．みそ，しょうゆなどの食塩系調味料は，いわば日本人の食文化である．一方，日常使用する化学調味料や食品添加物にも多量の Na 塩が用いられている（**表 4.h.4**）．食品によっては食塩以外の物質に由来する Na を多く含有しているものもあるため，食品成分表では，Na 値から食塩相当量（食品の Na 量 ×2.54）を算出している．Na と Cl は pH 平衡の維持，浸透圧の調整などに関与している．日本人の食事摂取基準（2015 年版）では，生活習慣病対策として Na の目標量（上限）がさらに下げられ，食塩相当量として成人男性では 8.0 g/日未満，成人女性では 7.0 g/日未満とされている．

### ②カリウム

カリウム（potassium：K）は細胞内液の重要なミネラルで食品中に広く含まれ，魚介類，大豆，いも類，野菜類などに特に多く含有されている．浸透圧，酸・塩基平衡の調整，筋肉機能の調整などに関与する．K は Na の排泄量が増加するにつれその排泄量も増す．小腸で吸収されたのち腎臓を通して排泄されるため，腎機能低下時には Na とともに食事制限が必要となる．

### ③カルシウム

生体中のカルシウム（calcium：Ca）は 99％が骨と歯を形成し，その他は血液中あるいは細胞中にイオンやたんぱく質と結合した形で存在している．血液中の Ca 濃度は一定に保たれている．神経の興奮や血液凝固，筋肉の収縮や神経機能の維持などに必要な元素である．小魚類，乳，乳製品，野菜および海藻類など，食品中に広く含まれている．Ca の吸収率は食品により異なり，牛乳や乳製品は 50％以上であるが，植物性食品では 20％ほどである．ほうれんそうのシュウ酸や穀類などに含まれているフィチン酸は Ca と不溶性塩を形成し，Ca の吸収を阻害す

〈表 4.h.3〉 食品中のナトリウム含量（可食部 100 g 当たりの mg 数）（日本食品標準成分表 2015 年版（七訂）より作成）

| 原料食品 | | 加工食品 | | |
|---|---|---|---|---|
| 食品名 | Na | 食品名 | | Na |
| だいず（国産, 黄大豆, 乾） | 1 | 米みそ | 甘みそ | 2,400 |
| | | | 淡色辛みそ | 4,900 |
| | | | 赤色辛みそ | 5,100 |
| | | 豆みそ | | 4,300 |
| | | 即席みそ | 粉末タイプ | 8,100 |
| | | | ペーストタイプ | 3,800 |
| だいこん（根, 皮つき, 生） | 19 | たくあん漬 | 塩押しだいこん漬 | 1,700 |
| | | | 干しだいこん漬 | 970 |
| | | ぬかみそ漬 | | 1,500 |
| | | みそ漬 | | 4,400 |
| あゆ（天然, 内臓, 生） | 90 | うるか | | 5,100 |
| まいわし（生） | 81 | 塩いわし | | 2,400 |
| | | 丸干し | | 1,500 |
| | | みりん干し | | 670 |
| あさり（生） | 870 | つくだ煮 | | 2,900 |
| あかいか（生） | 200 | 塩辛 | | 2,700 |
| なまこ（生） | 680 | このわた | | 1,800 |
| ぶた［大型種肉］（ロース, 脂身つき, 生） | 42 | ロースハム | | 1,000 |

〈表 4.h.4〉 調味料や食品添加物に用いられるナトリウム化合物（青木編者, 2002 より引用）

| 用途 | 化合物名 |
|---|---|
| 調味料 | グルタミン酸ナトリウム<br>5′-イノシン酸ナトリウム<br>コハク酸ナトリウム<br>グリチルリチン酸二ナトリウム<br>サッカリンナトリウム |
| 保存料 | 安息香酸ナトリウム<br>プロピオン酸ナトリウム |
| 結着剤 | ポリリン酸ナトリウム |
| 発色剤 | 硝酸ナトリウム<br>亜硝酸ナトリウム |
| 漂白剤 | 亜硫酸水素ナトリウム<br>亜硫酸ナトリウム |
| アルカリ剤（中華そば製造用） | 炭酸ナトリウム<br>リン酸ナトリウム |
| 糊料 | 繊維素グリコール酸ナトリウム<br>アルギン酸ナトリウム |

る．また，Ca を効率よく吸収するためには Ca と P の比率も関係し，Ca：P＝1：1〜2 程度が良いとされている．このように，Ca は食品の種類や摂取する際の条件などにより吸収率が異なるため，不足しがちな栄養素であるので，意識的に食品から摂取する必要がある．

④ **リン**

リン（phosphorus：P）はほとんどの食品に含有されているが，特に穀類，魚介類，肉類，乳，乳製品などに多い．P は Ca とともに，骨や歯などの硬組織を形成する．リン酸塩は，魚肉や畜肉加工品の保水性の維持，結着性の増強や乳化安定剤としての役割がある．P は過剰摂取になると Ca の吸収を妨げるので注意が必要となる．最近では加工食品の利用が増加しているため，過剰摂取が危惧されている．P は，細胞膜の構成成分であるリン脂質，核酸および ATP の中にリン酸の形態で含有され，エネルギー代謝に不可欠な元素である．特に，食品中には，リン脂質として卵黄のレシチンに，リンたんぱく質として牛乳のカゼインに含まれる．

⑤ **マグネシウム**

マグネシウム（magnesium：Mg）は生体内では約 60％が骨中にリン酸塩や炭酸塩として存在し，欠乏すると骨から供給される．葉緑素の重要な構成成分であり，食品中には，野菜，海藻類，穀類および種実類などに広く含まれている．エネルギー代謝に関わる多くの酵素反応に関与し，生体維持に果たす役割は大きい．Mg の慢性的な欠乏により，虚血性心疾患，神経過敏症などが発症する．Mg の摂取量が多いと Ca の排泄量も多くなるため，Mg と Ca の摂取量の比率は，ほぼ 1：2 が望ましいとされている．

⑥ **鉄**

鉄（iron：Fe）は生体内では酸素と二酸化炭素を運搬する赤血球のヘモグロビンに偏在して

いる．さらに，筋肉のミオグロビン，貯蔵鉄あるいは酵素の成分として重要である．食品中では，特に肉類，肝臓，卵類，豆類，緑黄色野菜などに様々な形態で含有されている．食品中のFeは，ヘム鉄（$Fe^{2+}$）と非ヘム鉄（$Fe^{3+}$）があり，Feの吸収効率は体内の貯蔵鉄の量にも影響されるが，ヘム鉄の方が非ヘム鉄よりも吸収率が高い．一方で，量的には非ヘム鉄の占める割合のほうが大きく，非ヘム鉄はビタミンCや有機酸により吸収効率が促進される．一般に動物性食品のFeの方が植物性食品に含まれるものより吸収効率が高い．十分な量のFeを食事から摂取する必要があるが，Feが欠乏すると，めまい，疲労感などの鉄欠乏性貧血の症状が出現する．月経のある女性や特に妊婦ではFe欠乏症が発症しやすい．

### ⑦亜鉛

亜鉛（zinc：Zn）の生体内の含有量は少ないが，アルカリフォスファターゼ，DNAポリメラーゼやRNAポリメラーゼなどの酵素の構成成分として存在し，酵素系の中で重要な役割をはたしている．また，インスリンなどのホルモンとも密接に関与する．Znを多く含有する食品は，肉類，魚介類，種実類，豆類などであるが，この中でも特に魚介類のかきは，Znを多く含有する．穀類のフィチン酸はZnと結合し，消化管からのZnの吸収を阻害することが知られている．Znが欠乏すると，皮膚炎，味覚低下，免疫機能低下や成長障害などを招く．

### ⑧銅

銅（copper：Cu）は生体内では微量ながら広く各組織に存在している．中でも肝臓と脾臓はCuの貯蔵器官である．食品では魚介類のかき，かにやえび，肝臓，種実類および豆類などに含まれている．Feの吸収と貯蔵の促進を図りヘモグロビン合成に関与するなど，Fe代謝に欠かすことができない元素である．また，アドレナリンなどのカテコールアミン代謝酵素の構成要素として重要である．さらに，Cu結合たんぱく質の構成成分として，甲殻類や軟体動物の血色素ヘモシアニンの成分として存在する．欠乏症として貧血，成長障害などがある．一方で，ウィルソン病はCuの排泄障害を引き起こす先天性疾患として知られており，放置するとCuの蓄積により肝障害や中枢神経障害を発症する．

### ⑨その他

そのほかに，生理的あるいは食品成分として重要な役割を果たす微量栄養ミネラルとしてS，I，F，Co，Mn，Se，Cr，Moなどがある．

**硫黄**（sulfur：S）：　システイン，メチオニンなどの含硫アミノ酸に含まれており，爪や毛髪などの構成成分である．また，ビタミン$B_1$やビオチンの成分でもある．動物性食品のたんぱく質として多く食品中に含有されている．揮発性の含硫化合物は，野菜類の辛味成分や香気成分として存在している．辛味成分としてにんにくのアリシン，香気成分として乾しいたけのレンチオニンなどがある．わさびのもつ辛味と香気は，アリルイソチオシアネートによる．

**ヨウ素**（iodine：I）：　甲状腺ホルモンのチロキシン（サイロキシン）やトリヨードチロニンの構成成分として働く．食品では海藻類に多量に含まれているので，島国である日本において通常の食生活の場合欠乏症を発症しない．一方，中国，アメリカやアフリカの内陸部など土壌中にIをほとんど含まない地域では，I欠乏による甲状腺肥大や甲状腺腫が発症するため，食塩に一定量のIを添加することを義務づけている地域がある．甲状腺機能亢進症（バセドウ病）では，Iを摂取することにより症状は悪化する．

**フッ素**（fluorine：F）：　生体内では歯や骨に存在している．歯や骨の強度を増す作用や虫歯を予防する効果が知られている．飲料水からも摂取することができるため，国によっては水源にFを添加しているところもある．

**コバルト**（cobalt：Co）： ビタミン $B_{12}$ の構成成分として骨髄の造血機能に関与している．食品中には，肝臓，魚介類などの動物性食品に多く含有されている．自然界では微生物のみがビタミン $B_{12}$ 活性をもつ化合物を合成することができる．植物体に Co は含有されていないため，草食動物は腸内細菌に依存して Co を得ている．Co の欠乏症はビタミン $B_{12}$ の欠乏症と同じ症状を呈し，悪性貧血に陥ることがある．

**マンガン**（manganese：Mn）： ピルビン酸カルボキシラーゼなどの構成要素として重要である．生体内組織や臓器にほぼ均一に分布し，骨や肝臓の酵素作用を活性化させる働きをもつ．食品中では，植物性食品の方が動物性食品に比べて含量が高い．経口摂取した Mn は胃で二価イオンとして溶け，腸管細胞の酸化機構で三価イオンとなって吸収されるが，消化管からの吸収率は 3〜5％である．

**セレン**（selenium：Se）： ヨードチロニン脱ヨウ素酵素やグルタチオンペルオキシダーゼなどの構成成分として存在している．抗酸化作用が強く，ヒドロペルオキシドや過酸化水素を分解するため，動脈硬化や心疾患などへの効果が期待されている．食品では，あんこうの肝やぶたの肝臓などに多く含有されている．欠乏症は，中国の克山病（ケシャン病：心臓病）が知られている．克山という地名からとった病名で，この地方の土壌中の Se 含有量はきわめて少ない．

**クロム**（chromium：Cr）： 糖代謝や脂質代謝に関与するミネラルであり，糖尿病との関連が注目されている．食品中には，あおのりやこんぶ類，ひじきなどの海産物に多く含有されている．通常の食事からの欠乏症はほとんどない．Cr には三価と六価があるが，六価の Cr は人工的に生産されたものであり，その毒性はきわめて強い．それ以外のクロムは無毒である．

**モリブデン**（molybdenum：Mo）： キサンチンオキシダーゼ，アルデヒドオキシダーゼなどの酵素に存在しており，酸化還元反応の補酵素として機能し，Cu とは拮抗する．食品中には，豆類，肝臓などに多く含まれる．

以上のほかにカドミウム Cd，鉛 Pb，水銀 Hg などの元素があるが，これらは本来食品に含まれる成分ではなく，主として環境汚染に関係するものであり，生体には不必要な元素である（第 4 章 i の 5）「有害化学物質（公害物質）」参照）．

## i 食品の有毒成分（有害物質）

ヒトの生命活動，健康の維持増進のために必要な栄養素を摂るための毎日の食事は安全なものでなければならない．ところが，食品の中には自然毒（植物性，動物性）を含むものが存在し，これらの摂取による健康被害もしばしば生じている．また，微生物による食品の汚染や調理・加工時の有毒成分の生成，有害化学物質の食品への混入なども問題となっている．

### 1）植物性食品の有毒成分

#### ①ソラニン

ステロイド系アルカロイドのソラニジンをアグリコン（非糖部分）にもつアルカロイド配糖体である．構成糖の異なるチャコニンとともに，じゃがいもの新芽や緑色部位に含まれる有毒成分で，吐き気や下痢，嘔吐，腹痛，頭痛，めまいなどの症状をひき起こす．通常の加熱調理では十分に分解されないため，あらかじめ新芽や緑色部位を除去することが望ましい．

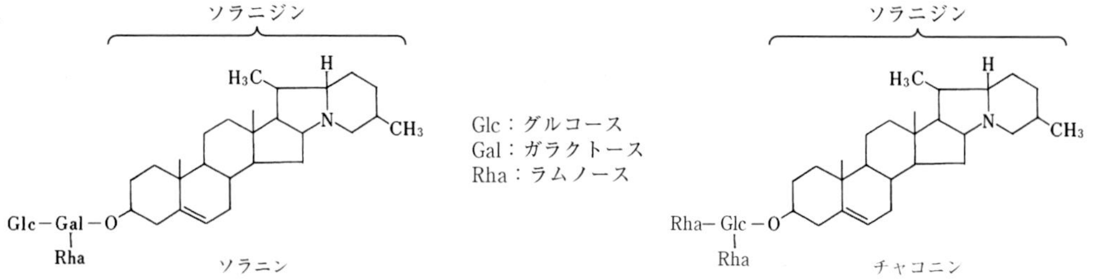

Glc：グルコース
Gal：ガラクトース
Rha：ラムノース

ソラニン

チャコニン

## ② イポメアマロン

さつまいもを収穫する際に傷がつき，その傷口から黒斑病菌が侵入すると，特有の臭いと苦味をもつイポメアマロンを生ずる．この物質は肝臓毒性を有する．健常なさつまいもには存在しない．

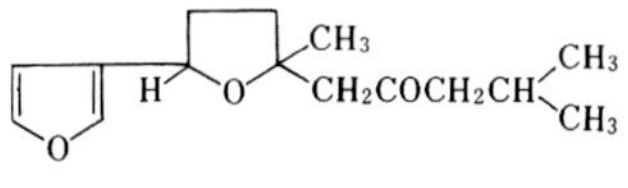

イポメアマロン

## ③ アミグダリン

うめ，あんずなどの未熟果実の果肉や種子の仁に含まれる青酸配糖体である．エムルシン（$\beta$-グルコシダーゼの一種）により加水分解され，グルコース，ベンズアルデヒド，青酸を生ずる．中毒症状として，青酸による中枢神経の麻痺がある．

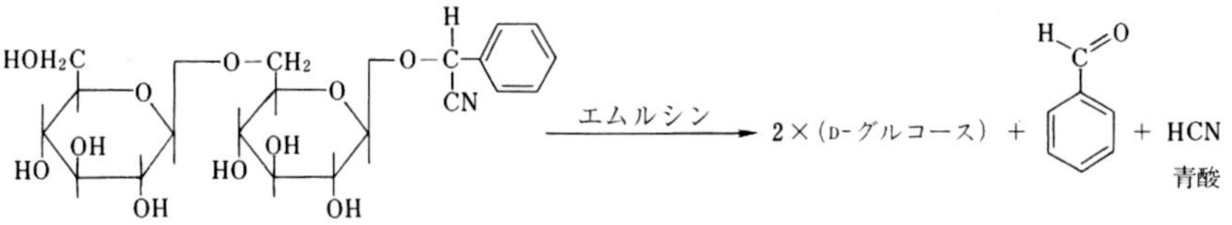

アミグダリン →エムルシン→ 2×(D-グルコース) + ベンズアルデヒド + HCN 青酸

## ④ リナマリン（ファゼオルナチン）

らいまめやキャッサバに含まれる青酸配糖体である．それぞれを原料とするあんやでん粉の製造工程において，十分な水さらしなどによる除去を必要とする．$\beta$-グルコシダーゼにより加水分解され，グルコース，アセトン，青酸を生ずる．

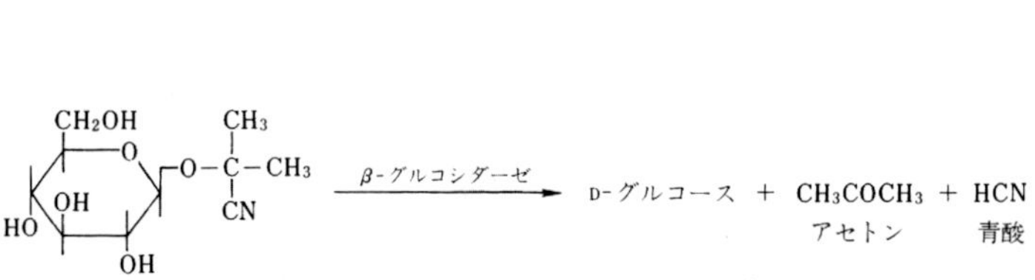

リナマリン →$\beta$-グルコシダーゼ→ D-グルコース + $CH_3COCH_3$ + HCN
アセトン　青酸

## ⑤ ドゥーリン

もろこしに含まれる青酸配糖体で，$\beta$-グルコシダーゼにより加水分解され，グルコース，$p$-ヒドロキシベンズアルデヒド，青酸を生ずる．

[ドゥーリンの加水分解反応式]

ドゥーリン + β-グルコシダーゼ → D-グルコース + p-ヒドロキシベンズアルデヒド (OHC-C6H4-OH) + HCN (青酸)

### ⑥ヴィシン，コンヴィシン

そらまめに含まれる配糖体で，β-グルコシダーゼにより加水分解され，それぞれ溶血作用を有するアグリコンのジヴィシンとイソウラミルを生ずる．中毒を防止するためには十分な加熱調理が必要である．

ヴィシン + β-グルコシダーゼ → ジヴィシン + D-グルコース

コンヴィシン + β-グルコシダーゼ → イソウラミル + D-グルコース

### ⑦レクチン（ヘマグルチニン）

いんげんまめなどに含まれる糖たんぱく質で，赤血球凝集作用がある．加熱が不十分な場合，嘔吐や下痢などの中毒症状を起こす．

### ⑧サイカシン

ソテツの種子に含まれる配糖体で，大腸や肝臓に対する発がん性を有する．でん粉製造の際には十分な水さらしなどによる除去を必要とする．

### ⑨プタキロサイド

わらび毒として知られ，小腸や膀胱に対する発がん性を有する．十分な水さらしや加熱処理により除去できるため，通常の摂取量では問題とはならない．

### ⑩ゴイトリン

アブラナ科植物のキャベツ，なたね，アブラナなどに含まれるプロゴイトリンがミロシナーゼ（チオグルコシダーゼの一種）により加水分解されると，ゴイトリンが生成する．ゴイトリンは甲状腺肥大や甲状腺腫などを引き起こす．

## ⑪その他

だいずなどの豆類には，トリテルペンまたはステロイドの配糖体で，水に溶かすと気泡性を示すサポニン類が含まれる．サポニンの中には甲状腺を肥大させる作用をもつものがある．この他，豆類にはたんぱく質分解酵素の活性を阻害するプロテアーゼインヒビターが含まれ，消化不良による下痢などをひき起こす．だいずにはトリプシンの働きを阻害する**トリプシンインヒビター**が含まれる．また，いんげんまめやあずきなどにはアミラーゼインヒビターが含まれ，でん粉の分解を抑制する．これらのインヒビターは加熱によって失活する．

日本に自生するきのこのうち中毒原因種にはきのこ毒が含まれ，植物性食中毒の原因の約8割を占めている．たまごてんぐだけやどくつるだけに含まれるアマニチン，ファロイジンなどの環状ペプチド類は，コレラ様症状や肝臓・腎臓障害をひき起こす．どくすぎたけやべにてんぐたけに含まれるムスカリンなどのアルカロイドは，視力障害や血圧低下などをひき起こす．

## 2) 動物性食品の有毒成分

### ①ふぐ毒

ふぐ毒として知られるテトロドトキシンは，ふぐの肝臓や卵巣，皮などに含まれ，これらの部位を誤食した場合に中毒をひき起こす．ヒト（体重50 kg）に対する致死量は約2 mgとされている．中毒症状としては，唇や舌端のしびれに始まり，次に激しい嘔吐や呼吸困難などの症状が現れ，時として死に至る．テトロドトキシンは，ふぐ自身がつくるものではなく，海藻に着生した細菌が産生する毒素が食物連鎖の結果，ふぐに蓄積したものである．ふぐ毒はつむぎはぜ，ひとでやある種のかえるなどからも検出されている．

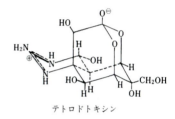

テトロドトキシン

### ②シガテラ毒

熱帯や亜熱帯海域の珊瑚礁周辺に生息するどくかます，うつぼ，ふえだいなど多くの魚類に含まれる毒素で，シガトキシンやマイトトキシンなどがある．中毒症状には消化器系の障害，温度感覚異常，関節痛，神経毒などがあり，これらの毒性はテトロドトキシンより強い．シガテラ毒は魚類自身がつくるものではなく，藻類の渦鞭毛藻由来の毒素が食物連鎖の結果蓄積したものである．

$R_1 = HOCH_2CH(OH)-$
$R_2 = OH$

シガトキシン

### ③貝毒

ある種の植物プランクトンが異常発生した際，これを餌とする貝類の主に中腸腺に毒が蓄積して食中毒の原因となる．麻痺性貝毒にはサキシトキシンやゴニオトキシン類などがあり，ほたてがい，むらさきいがい，あさりなどの二枚貝に蓄積し，ふぐ毒に類似した中毒症状をひき起こす．下痢性貝毒にはオカダ酸やジノフィシストキシンがあり，むらさきいがい，ほたてがいなどに蓄積する．この他，記憶喪失や見当識障害をひき起こすドーモイ酸などがある．

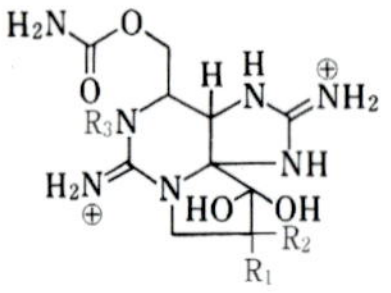

サキシトシン　　　STX：$R_1$=H, $R_2$=H, $R_3$=H
ゴニオトキシン-1　$GTX_1$：$R_1$=H, $R_2$=$OSO_3^-$, $R_3$=OH
〃　　　　　-2　$GTX_2$：$R_1$=H, $R_2$=$OSO_3^-$, $R_3$=H
〃　　　　　-3　$GTX_3$：$R_1$=$OSO_3^-$, $R_2$=H, $R_3$=H
〃　　　　　-4　$GTX_4$：$R_1$=$OSO_3^-$, $R_2$=H, $R_3$=OH

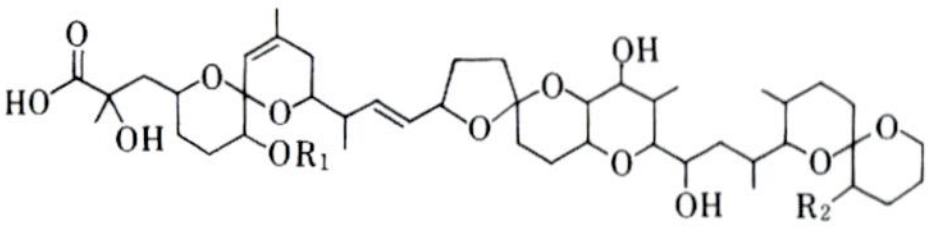

オカダ酸 OA：$R_1$=H, $R_2$=H
ジノフィシストキシン-1 $DTX_1$：$R_1$=H, $R_2$=$CH_3$
〃　　　　　　　　-3 $DTX_3$：$R_1$=acyl, $R_2$=$CH_3$

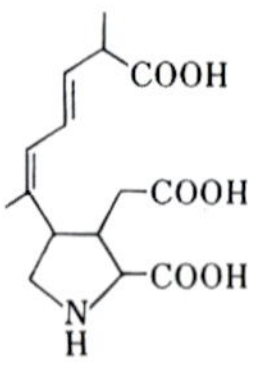

ドーモイ酸

## 3) 微生物による有毒成分

### ①カビが産生する毒マイコトキシン

**アフラトキシン**：アスペルギルス属のカビの一種が産生するカビ毒で，らっかせい，ピーナッツバター，とうもろこし，米などを汚染し，肝臓障害や肝臓がんなどの原因となる．4種類のアフラトキシンのうち，アフラトキシン$B_1$の発がん性はきわめて強い．

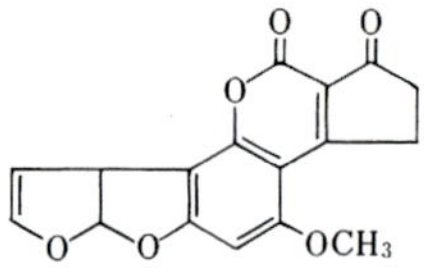

アフラトキシン$B_1$ 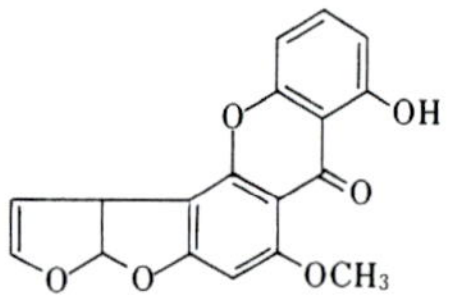　　ステリグマトシスチン

**ステリグマトシスチン**：アスペルギルス属のカビが産生するカビ毒で，米などの穀類を汚染する．肝臓障害や肝臓がんなどをひき起こす原因物質である．

**パツリン**：ペニシリウム属やアスペルギルス属のカビが産生するカビ毒で，りんごジュースやりんご加工品を汚染する．神経障害や消化管出血などをひき起こす原因物質である．

**オクラトキシン**：ペニシリウム属やアスペルギルス属のカビが産生するカビ毒で，穀類や豆類を汚染し，肝臓障害や腎臓障害などをひき起こす．

**サイクロピアゾン酸**：ペニシリウム属やアスペルギルス属のカビが産生するカビ毒で，らっかせい，とうもろこし，チーズなどを汚染し，神経障害や肝臓障害などをひき起こす．

**シトリニン**：ペニシリウム属のカビが産生するカビ毒で，汚染された米が黄色に変色することから黄変米毒とよばれる．シトリニンによる中毒症状は腎臓障害で，その他神経障害を起こすシトレオビリジン，肝臓障害を起こすルテオスカイリンなどの黄変米毒が知られている．

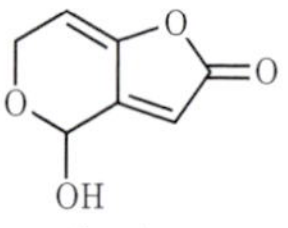

パツリン 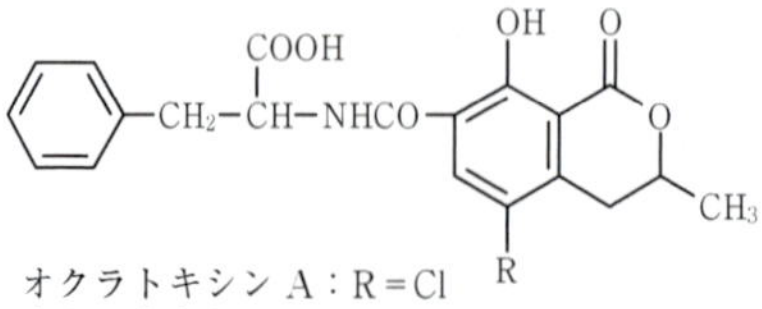　　オクラトキシン A：R=Cl　　オクラトキシン B：R=H　　サイクロピアゾン酸 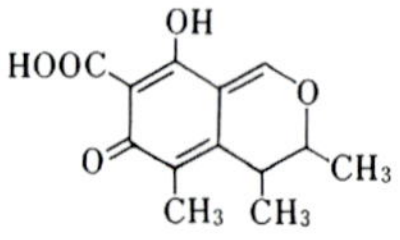　　シトリニン

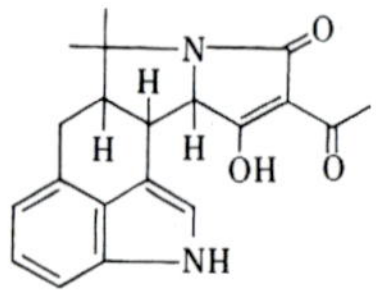

**その他**：フザリウム属のカビが産生するカビ毒として，デオキシニバレノール，ニバレノール，フモニシンなどが知られ，麦やとうもろこしを汚染する．デオキシニバレノール，ニバレノールは嘔吐や下痢などをひき起こす．フモニシンは新生児神経管障害などの原因となる．

### ②細菌による食中毒

**毒素型食中毒**： 食品中で増殖した食中毒菌が産生する毒素の摂取によって起こる食中毒.

（1）黄色ブドウ球菌：80℃，10分の加熱により死滅する易熱性の通性嫌気性菌であるが，産生する毒素エンテロトキシンは耐熱性の単純たんぱく質で，120℃，20分の加熱によっても完全には失活しない．潜伏時間は1～6時間と短く，激しい嘔吐，腹痛，下痢などをひき起こす．多くの場合，発熱は伴わない．原因食品は，おにぎり，寿司，弁当など穀類や乳製品，魚肉製品の加工食品が多い．中毒制御には食品内の菌の増殖防止が重要である．

（2）ボツリヌス菌：菌自体と菌の産生するボツリヌス毒素は易熱性（80℃，20分の加熱で不活性化）であるが，形成する芽胞の耐熱性は高い．12～36時間の潜伏時間を経て，発熱を伴わない嘔吐や下痢などの初期症状が現れ，その後，麻痺症状や呼吸困難を起こす．発生件数は少ないが，細菌性食中毒の中で最も致死率が高い．嫌気的な環境下で増殖する偏性嫌気性菌で，原因食品にはハム，ソーセージ，缶詰，びん詰，真空包装食品，発酵食品の飯ずしなどがある．

（3）セレウス菌（嘔吐型）：本菌による食中毒には，嘔吐型と下痢型（後述）がある．耐熱性の芽胞を形成する通性嫌気性菌で，本菌の産生する耐熱性の嘔吐毒の摂取により嘔吐型食中毒を発症する．1～5時間の潜伏時間の後，発熱を伴わない嘔吐や腹痛などが起こる．

**感染型食中毒**： 食中毒菌に汚染された食品の摂取により生体内で大量増殖した菌が消化管に作用して起こる食中毒.

（1）サルモネラ菌：易熱性（60℃，30分で死滅）の通性嫌気性菌で，6～48時間の潜伏時間の後，急激な発熱を伴う嘔吐や下痢などをひき起こす．原因食品として，食肉，卵およびその加工品などがある．食品の十分な加熱や菌の発育を抑制する10℃以下での保存により予防できる．

（2）腸炎ビブリオ：好塩性の海洋細菌で，食中毒は海水温の高い夏季に多い．7～24時間の潜伏時間の後，発熱，腹痛，嘔吐，下痢などを起こす．原因食品には魚介類とその加工食品などがある．60℃，15分で死滅するため，食品の十分な加熱調理や低温流通により予防できる．

**毒素・感染両型食中毒**： 食中毒菌に汚染された食品の摂取の後，生体内で増殖した菌が腸管内で産生する毒素により起こる食中毒.

（1）ウェルシュ菌：土壌，空気など自然界に広く分布し，ヒトや動物の腸管内にも常在する．8～18時間の潜伏時間の後，発熱を伴わない腹痛や下痢を起こす．原因食品には，食肉や魚肉，およびその加熱調理食品などがある．食中毒原因菌として問題となるA型菌が形成する芽胞は100℃，1～4時間の加熱にも耐えるため，予防には食品の冷蔵保存が重要となる．

（2）病原性大腸菌：5種類の病原性大腸菌のうち，腸管出血性大腸菌（O157など）は感染力が強く集団発生を起こしやすい．ベロ毒素を産生し，潜伏時間2～7日の後，鮮血便，激しい腹痛，嘔吐，発熱を起こす．本菌は加熱調理（75℃，1分）やエタノール消毒により死滅する．

（3）セレウス菌（下痢型）：腸管内で増殖した菌が産生する易熱性（56℃，5分で失活）の下痢型毒素エンテロトキシンが原因となり，潜伏時間8～12時間の後，発熱を伴わない腹痛や下痢を起こす．

## 4）食品中の変異原性物質

### ①ニトロソアミン

魚介類や食肉などに含まれる第二級アミン類が，発色剤などとして添加された亜硝酸塩と酸性条件下で反応して生成する変異原性・発がん性物質である．魚介類や食肉の加工品で検出されるが，問題となるほどの量は含まれていない．野菜類に含まれる硝酸塩が口腔内細菌などに

より還元されると亜硝酸となるため，生体内でも二次的に生成する．

#### ②ベンゾ［a］ピレン

炭化水素系物質の不完全燃焼によって生ずる多環芳香族炭化水素の一つで，強い変異原性，発がん性を有する．焼き肉，焼き魚，燻製肉製品などで検出される．

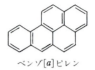

ベンゾ［a］ピレン

#### ③ヘテロサイクリックアミン

肉や魚などのたんぱく質食品の加熱調理により生成する変異原性・発がん性物質である．トリプトファン由来の Trp-P-1, Trp-P-2, グルタミン酸由来の Glu-P-1, Glu-P-2 などがある．焼き肉や焼き魚などで検出される．

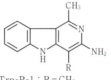

Trp-P-1：R＝CH₃
Trp-P-2：R＝H

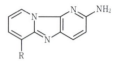

Glu-P-1：R＝CH₃
Glu-P-2：R＝H

#### ④変異原性アルデヒド

食品中の不飽和脂肪酸は自動酸化を受けやすく，酸化分解物のマロンジアルデヒド，4-ヒドロキシ-2-ノネナール，アクロレインなどのアルデヒド類は変異原性を示す．

$$OHC-CH_2-CHO \qquad CH_3-(CH_2)_4-\underset{H}{\overset{OH}{C}}-\underset{H}{\overset{H}{C}}=C-CHO \qquad CH_2=CH-CHO$$

マロンジアルデヒド　　　　　　4-ヒドロキシ-2-ノネナール　　　　　　アクロレイン

#### ⑤変異原性や発がん性予防に期待される食品成分

野菜や果物には発がんのリスクを下げる可能性のある種々の成分が含まれている．ビタミン A，C，E（$\alpha$-トコフェロール），$\beta$-カロテン，ポリフェノール類などの抗酸化性物質や食物繊維などに，変異原性や発がん性の抑制作用が期待できる．

### 5） 有害化学物質（公害物質）

#### ①カドミウム

1955 年ごろに富山県の神通川流域でカドミウムが原因の中毒事件が発生し，その症状はイタイイタイ病と名づけられた．金属精錬所から排出されたカドミウムは，そこで生産される農作物や魚，飲料水を汚染した．慢性的なカドミウムの摂取により腎障害，特に近位尿細管からのカルシウムなどの再吸収を阻害して骨軟化症となり，骨折のため全身に激しい疼痛をひき起こした．

#### ②メチル水銀

熊本県水俣市（1953〜1960 年），新潟県阿賀野川流域（1965 年）で，それぞれ水俣病，第二水俣病とよばれるメチル水銀中毒事件が発生した．化学工場からの排水中のメチル水銀が海や川を汚染し，そこで収穫される魚介類を長期的に摂取した住民に健康被害が発生した．主な症状は有機水銀特有のハンター・ラッセル症候群で，四肢末端の知覚異常としびれ，言語障害，求心性視野狭窄，聴覚障害などをひき起こした．

#### ③PCB（ポリ塩化ビフェニール）

1968 年に北九州地方を中心に発生したカネミ油症事件では，米ぬか油製造の加熱脱臭工程で誤って混入した PCB が原因となった．PCB の長期的な摂取により，皮膚の黒褐変や肝臓障害

④ヒ素

1955 年に発生したヒ素ミルク事件では，粉ミルク製造工程で使用された pH 安定剤に不純物として含まれた無機ヒ素が原因となった．発熱，食欲不振，嘔吐，下痢などのヒ素中毒症状を起こし，多くの患者と死者を出した．

⑤ダイオキシン

ポリ塩化ジベンゾ-$p$-ジオキシン，ポリ塩化ジベンゾフラン，コプラナー PCB の総称で，塩素系プラスチックや塩化ビニール製品などの塩素系有機化合物の不完全燃焼により生ずる．発がん性，免疫毒性，生殖毒性などがあり，生体の内分泌系に悪影響を及ぼす内分泌撹乱化学物質としても知られる．わが国ではダイオキシンのほとんどを食品から摂取しており，なかでも食物連鎖により高濃度に蓄積した魚介類からの摂取が多い．また，母体を通して胎児，および母乳を通して乳児への蓄積による影響が懸念される．

⑥有害元素・放射性物質

核実験や原子力発電所の事故などにより放出される放射性物質は，大気や水，土壌，農作物などを汚染する．ヨウ素 131（$^{131}$I）は甲状腺機能障害や甲状腺がんなどをひき起こす．ストロンチウム 90（$^{90}$Sr）は，カルシウムと似た性質をもつため骨に沈着し，骨髄の造血機能障害や骨のがんを誘発する．セシウム 134（$^{134}$Cs）とセシウム 137（$^{137}$Cs）はカリウムと似た性質をもつため筋肉や生殖腺などに分布し，がんや遺伝障害の原因となる．

⑦その他

自動車の排気ガス，工場からの排出ガス，化石燃料の燃焼などに由来する窒素酸化物（NOx），硫黄酸化物（SOx），微小粒子状物質（PM 2.5）は，呼吸器や循環器系の健康被害を引き起こす原因物質であり，地球規模での環境汚染への対策が必要となってきている．

## j 食品の嗜好成分とその変化

### 1) 食品の味と機能

食品の味は，食品の色や香り成分と同様に嗜好的な価値を左右する重要な成分である．味の種類には，甘味，酸味，塩味（鹹味），苦味，旨味の五基本味と，渋味，辛味，えぐ味などに分類される．五基本味は，舌表面に分布する味蕾に受容され，味細胞の味覚神経に刺激を与え，これが大脳に伝えられ，大脳皮質味覚野で味の種類や強さが認識される．辛味，渋味，えぐ味は，味覚神経以外の神経（痛覚）が刺激されて生じる味（補助味という）であるので基本味と区別されている．ただし，広い意味では味として取り扱われている．

味蕾は舌表面の茸状乳頭（前方部に散在），葉状乳頭（舌縁後部），有郭乳頭（舌根部）に存在するほか，軟口蓋や咽頭部にも存在する．乳児はこれらの部位以外に頬粘膜や口唇粘膜にも認められる（図 4.j.1）．口腔内の味蕾の総数は，乳児で約 10,000 にも及ぶが，成人になると減少し舌に 5,000 個程度，舌以外に約 2,500 個となる．舌味蕾の約 40％は有郭乳頭部，約 30％は葉状乳頭，また，茸状乳頭にも約 30％存在する．味蕾は体細胞と同様に毎日一定の割合で退化し，新しい味蕾がつくられるが亜鉛欠乏などの栄養状態が悪いと味覚障害を起こす．

味の強さを定量的に表現するために**閾値**（threshold value）が用いられる．

五基本味の閾値は，食塩 0.08％，砂糖 0.2％，酢酸 0.0012％，L-グルタミン酸ナトリウム 0.03％，カフェイン 0.006％で塩味，甘味の閾値は大きいが，酸味，旨味，苦味などの閾値は小

さい．閾値が小さいときは，薄い濃度でもその味を感じることを示す．

**味の分類と味覚**

**①甘味**（sweet taste）

　甘味を呈する物質は，糖類，糖アルコール，配糖体，アミノ酸，ペプチド，甘味たんぱく質およびサッカリンなどがある．同じ種類の甘味物質には化学構造と甘味発現に関連がある．

　(1) 糖類：単糖類，少糖類およびこれらの誘導体(糖アルコールなど)は甘味を呈する(**表4.j.1**)．糖類は，化学構造は互いに類似しているが，甘味度はかなり異なる．また単糖類や還元性の少糖類は同じ糖質でも$\alpha$型と$\beta$型では甘味度が異なる．例えば，グルコースは$\alpha$型が$\beta$型より約1.5倍甘いが，フルクトースは$\beta$

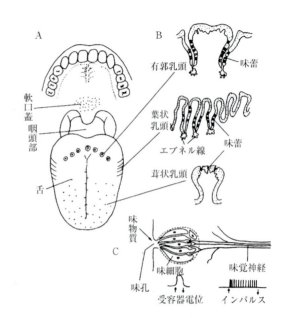

〈図4.j.1〉　口腔内味蕾存在部位（A），舌乳頭の断面（B）および味細胞，味覚神経での電気現象（味蕾の拡大図）（C）（山本著，1996 より引用）

〈表4.j.1〉　各種糖質の甘味度（味の素編，1984；食品衛生法規2014 を参考）

| 分類 | | 名称 | 原料 | 甘味度 |
|---|---|---|---|---|
| 糖質 | 一般的糖類 | しょ糖（スクロース） | かんしょ，てんさい | 1 |
| | | 異性化液糖 | でん粉 | 1.0〜1.1 |
| | | ぶどう糖（グルコース） | でん粉 | 0.6〜0.7 |
| | | 果糖（フルクトース） | ぶどう糖，しょ糖 | 1.2〜1.7 |
| | | 乳糖（ラクトース） | ミルクホエー | 0.2〜0.3 |
| | | 麦芽糖（マルトース） | でん粉，おおむぎ | 0.4 |
| | | 転化糖 | しょ糖 | 0.7〜0.9 |
| | オリゴ糖類 | フルクトオリゴ糖（ネオシュガー） | しょ糖 | 0.6 |
| | | マルトオリゴ糖（直鎖オリゴ糖） | でん粉 | 0.3 |
| | | イソマルトオリゴ糖（分岐オリゴ糖） | でん粉 | 0.4〜0.5 |
| | | ガラクトオリゴ糖（大豆オリゴ糖） | 大豆ホエー | 0.7 |
| | しょ糖誘導体 | パラチノース（イソマルチュロース） | しょ糖 | 0.45 |
| | | カップリングシュガー（グルコシルスクロース） | しょ糖，でん粉 | 0.5〜0.6 |
| 糖アルコール | | マルチトール（還元麦芽糖水あめ） | でん粉 | 0.8 |
| | | ソルビトール（ソルビット） | でん粉 | 0.6〜0.7 |
| | | キシリトール（キシリット） | キシラン | 0.6 |
| | | ラクチトール（還元乳糖） | 乳糖 | 0.4 |
| | | パラチニット（還元パラチノース） | しょ糖，パラチノース | 0.5 |
| 非糖質甘味料 | 天然甘味料 | ステビア甘味料（ステビオシド） | ステビアの葉 | 100〜300 |
| | | グリチルリチン酸二ナトリウム | 甘草の根 | 200 |
| | | モネリン | ナイゼリアベリー | 3,000 |
| | 合成甘味料 | アスパルテーム | アミノ酸 | 200 |
| | | アセスルファムカリウム | 酢酸誘導体 | 200 |
| | | スクラロース | しょ糖 | 600 |
| | | サッカリン | トルエン | 500 |

型がα型より約3倍甘い．糖は温度によっても甘味の強さが変化する（**図4.j.2**）．フルクトースは低温ではβ型が多いが，温度が高くなるにつれてα型の占める比率が大きくなり，α型：β型＝59：41で平衡状態となり，甘味度が低下する．しょ糖はα，βの異性体はないので，甘味度は時間，温度によって変化せず，常に一定の甘味を保つ．

オリゴ糖は分子が大きくなるほど，甘味度は減少する．また糖を還元して糖アルコールにすると，甘味が強くなる傾向がある．キシロースよりもキシリトール，マルトースよりもマルチトールのほうが甘味が強い．

フラクトオリゴ糖，大豆オリゴ糖，分岐オリゴ糖，乳化オリゴ糖などは，消化酵素では分解されない低カロリーオリゴ糖である．

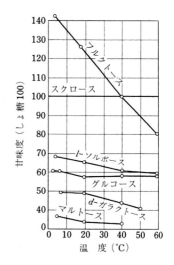

〈**図4.j.2**〉　**各糖の温度による甘味度の変化**（太田著，1976より引用）

異性化糖（isomerized sugar）（JASではぶどう糖果糖液糖）は，でん粉を糖化して得たぶどう糖に異性化酵素（グルコースイソメラーゼ）を作用させ，ぶどう糖の約1/2を甘味の強い果糖に転換させたぶどう糖と果糖の混合液糖である．果糖の含量が多い果糖ぶどう糖液糖や砂糖を添加した砂糖添加ぶどう糖果糖液糖などもある．

(2) 糖類以外の甘味物質（**図4.j.3**）：甘味のあるテルペン配糖体には，ジテルペン配糖体のステビオシド（stevioside）やトリテルペン配糖体のグリチルリチン（glycyrrhizin）がある．

ステビオシドはパラグアイ原産のキク科植物のステビアの葉に含まれる．わが国でも栽培されている．甘味度はしょ糖の100～300倍あり，食塩との調和がよく，食品加工過程でほとんど分解せず，安全性も確認されている．しょうゆ，ソース類，漬物，つくだ煮，水産練り製品などに利用される．また，改良型グリコシルステビオシド（レバウディオサイドA・rebaudioside A）が各種低カロリーの飲料や菓子類に利用されている．

グリチルリチンはマメ科甘草の根茎に6～14%含まれている．甘味度はしょ糖の約200倍であり，特有の後味があるが塩味とよく調和するので，しょうゆ，みそ，ソース類，漬物，水産練り製品に利用されている．

その他，ユキノシタ科甘茶の葉にはフィロズルチン（phyllodulcin）が含まれる．しょ糖の200～300倍の甘さがある．若葉を蒸してもみ，乾燥したものを煎じ，いわゆる甘茶として飲む．

(3) アミノ酸，ペプチドおよびたんぱく質：

・アミノ酸：たんぱく質を形成しているアミノ酸では，グリシン，アラニン，セリン，プロリンなどが甘味を呈する．

・ジペプチド：アスパルテーム（aspartame）はL-アスパラギン酸とL-フェニルアラニンのメチルエステル（APM）である．しょ糖の約200倍の甘さがある．甘味質はしょ糖によく似ているが，くせがなく，さわやかですっきりした甘味質で，低う蝕性である．ダイエット甘味料として用いられる．なお，アスパルテームはフェニルケトン尿症の患者には有害である．

・たんぱく質：モネリンおよびソーマチンなどがある．

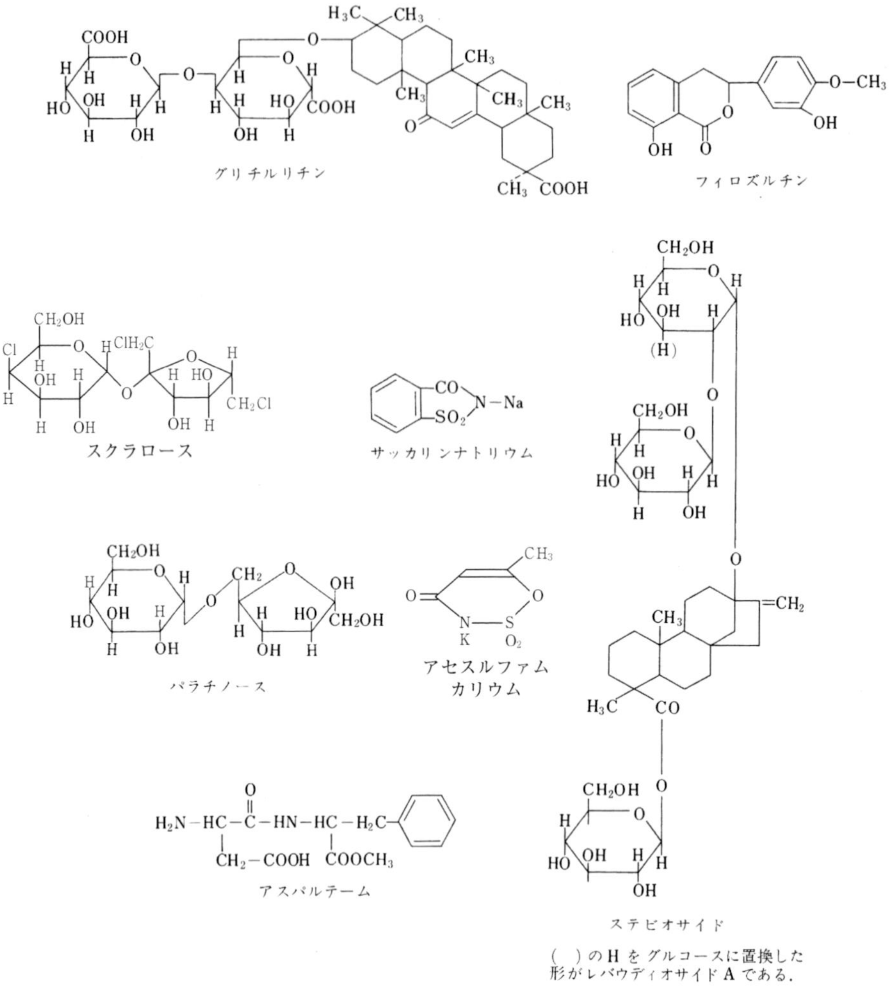

〈図 4.j.3〉 甘味料の構造式

　モネリン（monellin）は西アフリカ原産の植物ツルソウ（ナイゼリアベリー）の果実の種子の周囲に含まれている．94個のアミノ酸からなる単純たんぱく質である．甘さはしょ糖の3,000倍に相当する．一度口に含むと，その甘味は1時間以上も持続する．

　ソーマチン（thaumatine）は，西アフリカ原産の植物（*Thaumatococcus daniellii* Benth）の赤い果実（カタンフ）に強い甘味を有する塩基性たんぱく質（ソーマチンⅠおよびソーマチンⅡ）として含まれている．しょ糖の約1,600倍の甘味を有している．

　• 合成甘味料：食品衛生法で指定されている合成甘味料にアスパルテーム，アセスルファムカリウム，アドバンテーム，キシリトール（キシリット），グリチルリチン酸二ナトリウム，サッカリン（カルシウム，ナトリウム塩），スクラロースがある．アセスルファムカリウムはしょ糖の約200倍の甘味をもつ．すっきりとしたキレのある甘味で，後味が少ない．ノンカロリー甘味料として食品加工面で利用されることが多い．サッカリンナトリウムはしょ糖の約500倍の甘味をもつ．ソルビットやぶどう糖などを加え混合甘味料として使用されることが多い．サッカリンは，体内では分解されずにそのまま尿中に排泄される．糖尿病や肥満者の砂糖代用甘

味料として古くから使用されている．スクラロースはしょ糖を原料とした甘味料で，しょ糖の600倍の甘味をもつ．しょ糖に似た甘味質をもっている．ノンカロリー甘味料である．

・味覚変革物質（taste modifier）：味覚受容器の機能を変える作用がある物質にミラクリンがある．

ミラクリン（miraculin）は西アフリカ原産の灌木 Richardella dulcifica の果実（オリーブ大の赤い果実，ミラクルフルーツという）で，口に含み噛んでから酸っぱいものを味わうと甘く感じる（レモンは甘いオレンジのような味になる）．ミラクリンは，191個のアミノ酸残基からなるポリペプチド（分子量24,600）の二量体で，2本のポリペプチドはジスルフィド結合している．

(4) 味覚物質の相互作用

・味の対比効果：異なる呈味物質を同時にまたは継続して摂取したときに，主たる味の刺激が他方の少量の呈味成分によって強められる現象をいう．あんやしるこなどのように，しょ糖に少量の食塩を添加すると甘味が強くなる．旨味は微量の食塩によって増強される．

・味の抑制効果：2種類以上の異なる呈味成分を同時に摂取すると，一方の味または両方の味が弱まる現象をいう．酸味の強い果物にしょ糖を加えると酸味も甘味も弱まる．すし酢にみられるように，食酢に食塩と砂糖を加えることで酢の酸味が弱まり，まろやかになる．

・味の変調現象：ある味成分を摂取した後に，異なる味成分を味わうと，後から摂取した成分の味が本来の味と異なって感じられる現象をいう．塩辛いものや酸味の強いものを食べた後に水を飲むと水が甘く感じられるのはこのためである．ミラクルフルーツは酸味を甘く感じさせる．これは，果実に含まれる糖たんぱく質のミラクリンが舌の味蕾中の味細胞と結合し，水素イオンの受容が甘味受容体に受容されることで発現する．

② **酸味**（sour taste）

酸味は無機酸や有機酸が水中で解離して生じる水素イオン（$H^+$）によって引き起こされる味覚である．しかし，酸味の強さはpHとは必ずしも平衡しない．同じpHでも無機酸より有機酸の方が酸味を強く感じる．有機酸は$H^+$の解離が小さいので，$H^+$が中和されても次々に$H^+$を放出することができるからである．酸の種類により，香りや味わいが異なる．塩酸や酢酸は揮発性なので，ツーンとした香りがする．クエン酸，酒石酸などは不揮発性なので香りはしない．またそれぞれの酸は微妙に違う味をもっているが，それは陰イオンの違いにより影響を受け，食品それぞれの呈味をもたらしている．適度の酸味は食品に爽快感としまりを与える．食品には2～3種類の有機酸が含まれていることが多い．

食品に関係の深い酸味物質と食品例などを**表4.j.2**に示す．

③ **苦味**（bitter taste）（図4.j.4）

苦味は多く含まれると非常に不快に感じるが，微量に存在する場合には味に深みと旨味を増す作用がある．コーヒー，ココア，茶，ビール，チョコレート，ふきのとう，うるかなどの苦味がそれである．苦味物質の数は非常に多い．植物に由来するものが多く，その構造も多種多様である．アルカロイド類のカフェイン（緑茶，紅茶，コーヒー），テオブロミン（ココア，チョコレート），フラボノイド配糖体のナリンギン（なつみかん，グレープフルーツ，その他かんきつ類果皮），テルペノイドのリモニン（かんきつ類種子），イソフムロン（ビール），ククルビタシン（きゅうり），ペプチド，特に疎水性アミノ酸（チーズ，豆みそ，しょうゆ）などがある．一般に，苦味物質の味覚閾値は，酸，塩，甘味物質よりかなり低い．

〈表 4.j.2〉 酸味物質と食品例

| 酸味物質 | 構造式 | 食品例 |
|---|---|---|
| 炭酸 | $H_2CO_3$ | 炭酸飲料, 発泡酒 |
| リン酸 | $H_3PO_4$ | 清涼飲料 |
| 酢酸 | $CH_3-COOH$ | 食酢 |
| L-乳酸 | $CH_3-CH(OH)-COOH$ | ヨーグルト, チーズ, しょうゆなどの発酵食品 |
| コハク酸 | $HOOC-CH_2-CH_2-COOH$ | 清酒, 貝類, 果実 |
| L-リンゴ酸 | $HOOC-CH_2-CH(OH)-COOH$ | りんご, もも, ぶどうなど |
| L-酒石酸 | $HOOC-CH(OH)-CH(OH)-COOH$ | ぶどう, パイナップル |
| クエン酸 | $HOOC-CH_2-C(OH)(COOH)-CH_2-COOH$ | かんきつ類, うめ |
| L-アスコルビン酸 | (構造式：ラクトン環 OH OH 付 CO-C=C-CH-CH(OH)-CH₂OH, O) | かんきつ類, いちご, キウイフルーツ, 野菜類 |
| L-グルコン酸 | $HOOC-[CH(OH)_4]-CH_2OH$ | 酸味料 (酒類, 清涼飲料) |

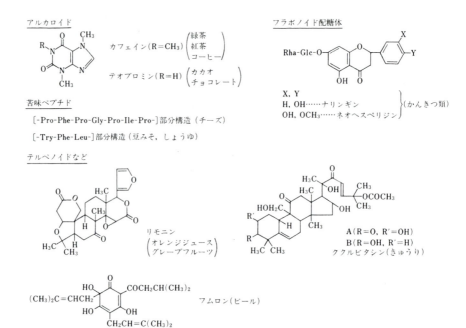

〈図 4.j.4〉 主な苦味物質の構造式

### ④ 塩味 (鹹味) (salty taste)

　塩味は食物を調味するときの基本となる味である．塩味を呈する物質の代表は塩化ナトリウム (食塩) (NaCl) である．食塩は体液の浸透圧に関与するなど，生理的にも非常に重要な働きをもつ．食塩はその塩味が，$NaCl \rightleftarrows Na^+ + Cl^-$ と解離した $Cl^-$ によるものであり，これに $Na^+$ が塩味を強めるとともに，弱い苦味をもっている．塩化カリウム (KCl)，塩化カルシウム ($CaCl_2$)，塩化アンモニウム ($NH_4Cl$)，塩化マグネシウム ($MgCl_2$) なども塩味を呈するが，苦味を伴うため純粋な塩味とは異なる味となる．

　リンゴ酸ナトリウム，マロン酸ナトリウム，グルコン酸ナトリウムなどの有機酸塩も塩味を呈するが，ナトリウム摂取を制限する場合は，塩化カリウム (KCl) や塩化アンモニウム

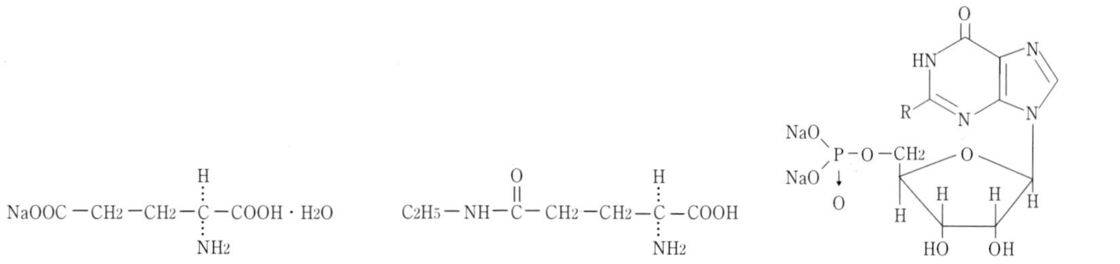

L-グルタミン酸ナトリウム (MSG)　　L-グルタミン酸-γ-エチルアミド (L-テアニン)

R＝$NH_2$　5′-グアニル酸二ナトリウム (5′-GMP・$Na_2$)
R＝H　5′-イノシン酸二ナトリウム (5′-IMP・$Na_2$)

**〈図 4.j.5〉 旨味物質の構造式**

($NH_4Cl$) が用いられる.

**⑤旨味** (umami)

旨味成分には，アミノ酸系物質，核酸系物質および有機酸などがある.

**アミノ酸系物質**：　アミノ酸系の旨味成分の代表は，こんぶの旨味成分として抽出された L-グルタミン酸ナトリウム (monosodium L-glutamate: MSG) である．旨味調味料として使用されている．L-体の二ナトリウム塩や D-グルタミン酸には旨味がない．MSG を酸性 (pH 4 以下) で加熱すると γ 位のカルボキシル基 (－COOH) と α 位のアミノ基 (－$NH_2$) が閉環し，無味のピログルタミン酸が生じるので調理上注意が必要である．玉露，抹茶の独特な旨味はグルタミン酸-γ-エチルアミドの L-テアニンである．玉露には約 1% 含まれている．さらに，L-グルタミン酸は野菜類や果実類の主要な旨味成分とされている．また，ほたてがい，あわびなどの貝類やずわいがになどの旨味にも関与している.

アミノ酸の重合体であるペプチドのなかにも旨味を呈するものがある．みそ，しょうゆやチーズなどには酸性ペプチドのグルタミル-アスパラギンが含まれる．まぐろには β-アラニル-メチルヒスチジン (アンセリン anserine) が，肉の旨味成分としては β-アラニル-ヒスチジン (カルノシン carnosine) などが知られている.

グルタミン酸より強い旨味を有するアミノ酸としてトリコロミン酸 (はえとりしめじ含有) とイボテン酸 (いぼてんぐたけ含有) がある．これらはイエバエ殺虫作用を有する成分である.

**核酸系物質**：　かつお節や肉類，魚肉などの旨味成分はイノシン酸 (5'-IMP)，乾しいたけの旨味成分はグアニル酸 (5'-GMP) である．呈味力は 5'-GMP の方が 5'-IMP よりも強いが，MSG に比べると弱い．5'-IMP，5'-GMP を MSG に加えると，旨味が両者の和より数倍増強される．これは旨味の相乗効果による.

**有機酸**：　あさり，しじみなどの二枚貝や清酒中に含まれているコハク酸は，酸味をもつ旨味成分である．コハク酸は，清酒 (三倍増醸清酒，合成清酒)，みそ，しょうゆ，清涼飲料に，コハク酸二ナトリウムも水産練り製品，畜肉加工品，漬物などに旨味を増強する調味料として利用されている.

**味の相乗効果**：　旨味物質を単独で用いたときの効果よりも，2 種以上の物質を併用すると，よりその効果が高まることを味の相乗効果という．特にアミノ酸系旨味成分の MSG に核酸系旨味成分の 5'-IMP・$Na_2$ を少量加えると旨味が非常に強められる．これはだし汁をとる際にこんぶとかつお節を併用すると旨味が強くなることからもわかる.

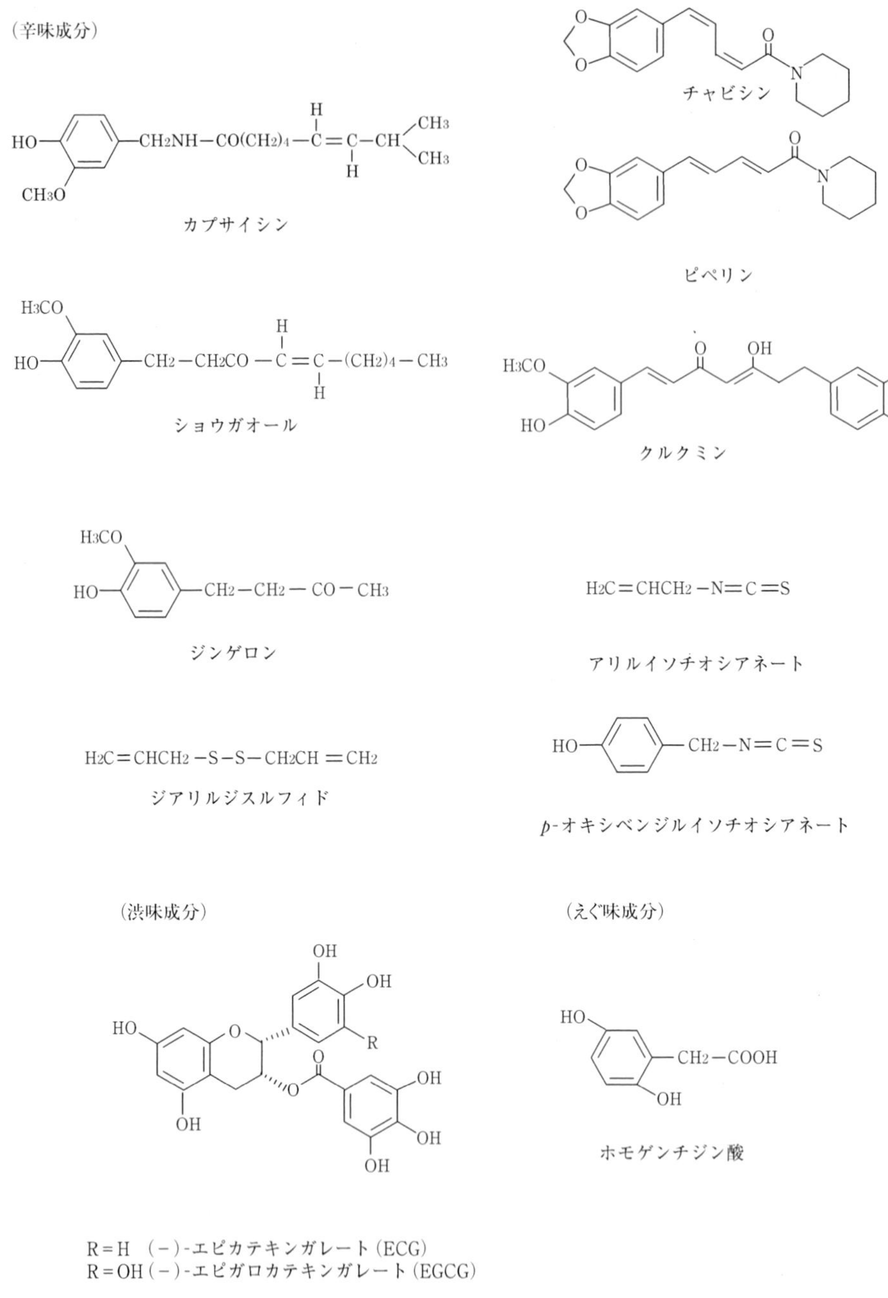

(辛味成分)

カプサイシン

チャビシン

ショウガオール

ピペリン

ジンゲロン

クルクミン

ジアリルジスルフィド

アリルイソチオシアネート

p-オキシベンジルイソチオシアネート

(渋味成分)

R=H　(−)-エピカテキンガレート (ECG)
R=OH　(−)-エピガロカテキンガレート (EGCG)

(えぐ味成分)

ホモゲンチジン酸

〈図4.j.6〉　辛味，渋味，えぐ味物質の構造式

## ⑥辛味・渋味・えぐ味

　**辛味**：　舌，口腔，鼻腔粘膜で感じられる一種の痛覚刺激である．辛味は唾液の分泌促進，食欲増進，体熱産生促進，健胃効果などの生理効果がある．また辛味成分の中には強い抗菌作用や抗酸化作用を示すものもある．辛味成分はその構造より次のように分類される．

　(1) 酸アミド類：カプサイシン（とうがらし），サンショオール（さんしょう），ピペリン，チャビシン（こしょう）．

カプサイシンは副腎髄質を刺激し，アドレナリン分泌を促進することで脂質代謝を亢進させる．ピペリンやチャビシンには食品の防腐性や食欲増進，健胃などの効果が報告されている．

(2) イソチオシアネート類：アリルイソチオシアネート（黒からし，わさび），$p$-ヒドロキシベンジルイソチオシアネート（白からし），4-メチルチオ-3-ブテニルイソチオシアネート（だいこん）．

イソチオシアネート類は辛味と香気を併せ持ち揮発性である．イソチオシアネート類は植物細胞中でからし油配糖体として存在し，酵素ミロシナーゼ（チオグルコシダーゼ）の作用によって生成される．だいこんやわさびをすりおろしたり，つぶしたりすると発現する．

(3) バニリルケトン類：バニリルケトン骨格をもつ．クルクミン（ターメリック，うこん），ジンゲロール，ジンゲロン，ショウガオール（しょうが）．

しょうがを加熱するとジンゲロールは甘い香りをもつジンゲロンに，乾燥すると辛味が2倍強くなるショウガオールに変化する．ジンゲロール類，ショウガオール類には抗酸化活性のほか，カプサイシンと同様の作用が認められている．

(4) スルフィド類：ジアリルジスルフィド（ねぎ，にんにく），プロピルアリルジスルフィド，ジアリルスルフィド，ジプロピルジスルフィド（たまねぎ）．

ジアリルジスルフィドは加熱によって甘味成分のプロピルメルカプタンなどのチオール類に変化する．また，ジアリルジスルフィドはノルアドレナリンの分泌を高め，脂質の代謝を促進する作用がある．

**渋味**：口腔粘膜の収れん性の刺激感覚であるが，味覚神経のインパルスも観察されている．多くの場合は不快な味であるが，適度な渋味は茶，コーヒー，ワインなどの味の重要な要素である．

渋味物質は，タンニン系のポリフェノール成分がほとんどである．緑茶や紅茶の渋味はエピカテキン，エピカテキンガレート，エピガロカテキンガレートなどのポリフェノール類からなっている．果実のかきの渋味はカキタンニンとよばれるエピガロカテキン，エピカテキン，これらの3位がガロイル化された縮合体のプロアントシアニジンである．

**えぐ味**：舌や咽喉を刺激し，苦味と渋味を混合したような不快な味である．えぐ味成分としては，シュウ酸カルシウムやフェノール系カルボン酸の一種であるホモゲンチジン酸が知られている．たけのこ，さといも，ほうれんそう，ぜんまいなどに多く含まれていて，一般にあくとよばれている．調理では重曹，灰汁，米ぬかなどを加えた水でゆでて，えぐ味を取り除く．

## 2) 食品の色と機能

食品の色は，におい，味，舌ざわりなどとともに，われわれの食欲に大きく影響を与える要素である．特に，野菜の色は，カロテノイドなどの栄養成分の存在を示している．また，食品の色は，食品の鮮度や品質を判断するための貴重な情報源でもある．日本人が昔から食品の彩りを大切にしてきたのは，合理的な食習慣であった．

食品の色調は不安定であって，農作物，果実，水産物および肉類を代表する色素は，酸素，光，湿気，酵素および微生物などによって分解され，時間とともに変色する．そこで，特に変色が著しい，貯蔵や加工の過程を経る食品は食欲を刺激する目的で，天然または人工着色料を添加して，食品本来の色調を再現することもなされている．

色素が，可視光線である 380〜760 nm の波長のうち，一定波長部分を選択的に吸収すると，ある色としてわれわれの目に感ずる．このような色素の呈する色は，その特徴的な化学構造に依存する．すなわち，一般に色素は発色団とよばれる長くつながった共役二重結合をもっており，

この部分が可視部の光を吸収する．色素は発色団（>C=C<, >C=O, -N=O, ベンゼン環など）のほかに，これと結合した助色団 -OH や -NH$_2$, -Cl をもつことが多い．助色団は光の吸収を長波長側に移す効果（深色効果）をもつ．この場合，色は黄→赤→紫→緑の方向に変化する．

食品中に存在する色素を分類すると以下のようになる．①クロロフィル，②ヘム，③カロテノイド，④フラボノイド，⑤アントシアン，⑥褐変反応の生成物（メラノイジンなど）．

### ①クロロフィル

クロロフィルは植物が光合成を行うために必要な光捕集色素で，クロロフィルa（青緑色）とb（黄緑色）の2種類があり（**図4.j.7**），緑葉中には2～3：1の割合で含まれている．細胞内では，クロロフィルはたんぱく質と複合体をつくって葉緑体中に存在している．その構造は，4個のピロール核が =CH- で結合した形の環（ポルフィリン環）の中心にマグネシウム（Mg）がある（**図4.j.7**）．

クロロフィルは酸に不安定な化合物であって，酸性ではMgがはずれ，フェオフィチンという緑褐色の物質となる（**図4.j.8**(1))．緑色野菜を漬物にすると緑褐色に変色するのは乳酸によってクロロフィルが変化した結果であり，また加熱による変色は，生体内でクロロフィルを安定化していたたんぱく質との結合が切れ，組織中の酸と反応してフェオフィチンを生ずるためである．この変化をできるだけ抑えるためには，揮発性酸を速やかに蒸発させ，クロロフィルの酸との接触時間を短くすることである．そのため，調理操作においては水が沸騰してから緑色野菜を入れ，ふたをしないで高温で短時間煮るということがなされている．また，しょうゆやみそなどの酸性の食品を最後に入れるのも同じ理由である．フェオフィチンはさらに酸性で煮ると（2），フィトール（$C_{20}H_{39}OH$）がはずれ，フェオフォルビドになる．

フェオフィチンの段階では，Mgを結合させればクロロフィルに戻るが，Mgの代わりに銅や鉄を反応させると銅クロロフィルや鉄クロロフィルを生ずる（3）．銅クロロフィルの緑色は安定であるので，この過程は銅によるクロロフィルの固定とよばれる．

クロロフィルをアルカリ性で加熱した場合には，Mgは安定であるがエステル部分は加水分解され，フィトールとメタノールを失って（5），緑色の水溶性のクロロフィリンになる．なお銅（または鉄）クロロフィルを水酸化ナトリウムで加水分解（4）して製造される銅（または鉄）クロロフィリンナトリウムは，銅クロロフィルとともに食品添加物として許可されている．

植物組織はクロロフィラーゼという酵素を含むが，これは組織に傷害があると活性化され，フィトールを切り離し（6），クロロフィリドを生じる．次いで，クロロフィリドは植物体内の

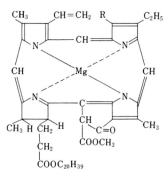

〈図4.j.7〉 クロロフィルの構造
R=CH$_3$：クロロフィルa
R=CHO：クロロフィルb

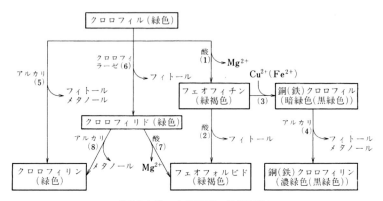

〈図4.j.8〉 クロロフィルの変化

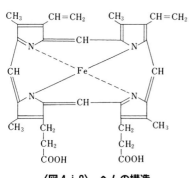
〈図4.j.9〉 ヘムの構造

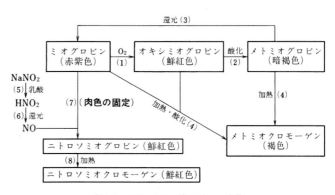
〈図4.j.10〉 ミオグロビンの変化

酸によってMgを失い（7），フェオフェルビドまで分解される．なお，アルカリ性での加熱では，クロロフィリドはメタノールを失い（8），クロロフィリンとなる．

### ②ヘム色素

食肉の赤い色は，肉色素ミオグロビンと血色素ヘモグロビンという2種の色素たんぱく質による．どちらもヘム色素とグロビンというたんぱく質が結合したもので，前者は1:1，後者は4:1の割合で結合している．食肉の色素の大部分はミオグロビンである．

ヘムは，図4.j.9に示すように，クロロフィル（図4.j.7）とよく似たピロール核の環（ポルフィリン環）の中心に$Mg^{2+}$の代わりに$Fe^{2+}$をもっている．

ミオグロビンは赤紫色の色素であるが，これに分子状の酸素が結合するとオキシミオグロビンとなり鮮紅色となる（図4.j.10 (1)）．この場合鉄イオンは$Fe^{2+}$のままであるが，これをさらに長く空気に触れさせると$Fe^{3+}$に酸化され，暗褐色のメトミオグロビンを生ずる（2）．

この酸化は生肉の貯蔵中に次第に進行する．なお，アスコルビン酸ナトリウムなどの還元剤があると，メトミオグロビンはミオグロビンに還元される（3）．

生肉を加熱すると，ミオグロビンのグロビンが変性するとともに，ヘムの鉄は酸化されてメト化し，生肉は急激に褐色の加熱肉に変わる（4）．この褐色の色素をメトミオクロモーゲンとよぶ．

ハムやソーセージなどの製造においては，肉の発色剤の亜硝酸塩で処理する（図4.j.10）．この亜硝酸塩（$NaNO_2$, $KNO_2$）は，肉内の乳酸によって亜硝酸となり（5），さらに還元されて（6），生ずるNO（一酸化窒素）がミオグロビンのヘム鉄と結合して（7），鮮紅色のニトロソミオグロビンを生じる．これは，加熱によってたんぱく質部分が変性すると，鮮紅色のニトロソミオクロモーゲンを生じる（8）．この色は安定であるので，この操作を肉色の固定という．

ヘム色素は肝臓中で鉄を失ってポルフィリン環を開き，ビリベルジンやウロビリンなどの胆汁色素を生じる．これらとよく似た構造をもつフィコエリトロビリンはたんぱく質と結合して紅色のフィコエリトリンの形であさくさのりなどの紅藻類に含まれているが，これを加熱すると酸化され青色のフィコシアニンになる．

### ③カロテノイド

カロテノイドは自然界に存在する最も一般的な色素で，700種類以上が知られている．光合成生物では，クロロフィルと共に光捕集色素として機能している．黄，橙，紅色の色素であって動植物性食品に広く分布しており，配糖体，エステルまたはたんぱく質と結合した形で存在している．その名はにんじんの色素「カロテン」に由来する．カロテノイドの色は，クロロフィルが存在する場合にはその緑色に隠れているが，クロロフィルが分解すると現れてくる．カ

〈表 4.j.3〉 食品の主なカロテノイド色素 (岩田編, 1979；片山・田島著, 2003 より作成)

| 色調 | 分類 | 名称 | 所在 |
|---|---|---|---|
| 黄橙色系 | カロテン類 | α-カロテン | にんじん，茶類，くり |
| | | β-カロテン | にんじん，さつまいも，緑色植物，海藻，オレンジ，かぼちゃ，卵黄，とうがらし |
| | キサントフィル類 | クリプトキサンチン | かき(柿)，かんきつ類，かぼちゃ，卵黄，とうもろこし，びわ |
| | | ゼアキサンチン | とうもろこし，緑色植物，肝臓，卵黄，オレンジ |
| | | ルテイン | 卵黄，さつまいも，かぼちゃ，かんきつ類，緑色植物 |
| | | ビオラキサンチン | ブロッコリー，ほうれんそう，かんきつ類，じゃがいも，さつまいも，りんご |
| | | エキネノン | うに |
| | | ビキシン | アナトー果実 |
| 赤色系 | カロテン類 | γ-カロテン | にんじん，あんず |
| | | リコペン (リコピン) | トマト，すいか，かき(柿) |
| | キサントフィル類 | カプソルビン | とうがらし |
| | | カプサンチン | とうがらし |
| | | アスタキサンチン | かに，えび，たいの皮，さけ，ますの肉，ほや |
| | | カンタキサンチン | マッシュルーム，ます，フラミンゴ |
| | | ミキソキサンチン | 藍藻類，紅藻類 |
| | | フコキサンチン | 褐藻類 (こんぶ，わかめ) |

ロテノイドは炭化水素のカロテン類と水酸基をもつキサントフィル類に分けられる．**表 4.j.3** に主なカロテノイド色素の色調，分類，名称および所在を示す．

代表的なカロテノイドの β-カロテンの構造はビタミンAの項（第4章 g「ビタミン」参照）で示したが，カロテノイドはイソプレン単位 $(CH_2=C(CH_3)CH=CH_2)$ の重合体の形をしている．

カロテノイドは一般に，水に溶けず，脂肪および有機溶剤に溶ける．高等動物組織中のカロテノイドは食餌中のカロテノイドが移行したものである．鶏卵の卵黄の黄色色素は主にルテインとゼアキサンチンである．

えび，かにの生体は，アスタキサンチンがたんぱく質と結合して「青黒色」をしているが，加熱したり酢の物にするとたんぱく質が変性してアスタキサンチン（赤色）がはずれ，それがさらに酸化されてアスタシンに変わり「赤色」になる．

④ **フラボノイド**

フラボノイドは植物に広く分布する黄色系統の色素であって，遊離または配糖体の形で存在するポリフェノール化合物である．広義のフラボノイドは $C_6-C_3-C_6$ を基本構造とする一群の化合物の総称であるが，狭義のフラボノイドは，フラボン，フラボノール，イソフラボン，フラバノンなどをいう（**図 4.j.11**）．

フラボノイドは，A環，B環に多くの水酸基を有するが，3位と7位の水酸基に単糖や二糖がグリコシド結合した配糖体が多い．**表 4.j.4** に主なフラボノイドの分類，名称，色および所在を示す．

フラボノイドは一般に紫外部に吸収波長をもつので無色であるが，フラボンとフラボノールは2位と3位の間に二重結合をもつので黄色となる．フラボノイドは食品中に含量は少なく，安定で変化しにくいので，色素としてはあまり重要性はない．しかし，かんきつ類のように含量が著しく高いものでは，みかん缶詰中でのヘスペリジン結晶折出による白濁のように問題と

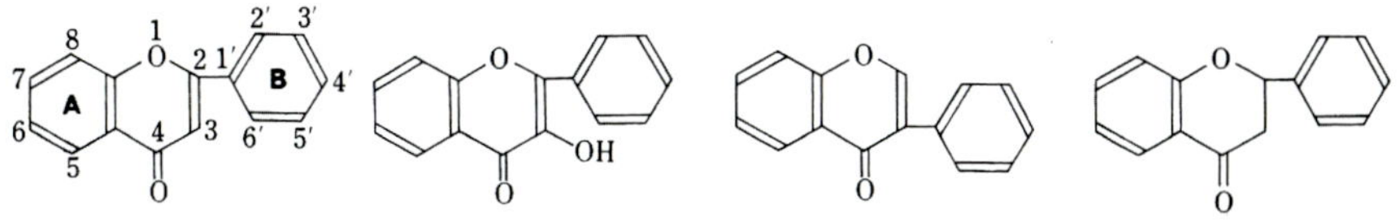

〈図4.j.11〉 フラボノイドの構造

〈表4.j.4〉 食品の主なフラボノイド色素 (鎌田・片山著, 1977; 吉川編, 1998より作成)

| 分　類 | 名　称 | 色 | 所　在 |
|---|---|---|---|
| フラボン | アピゲニン<br>アピイン*<br>ノビレチン<br>トリチン | 非常に薄い黄色<br>黄色<br>薄い黄色<br>薄い黄色 | もろこし（こうりゃん）<br>パセリ, セロリ<br>うんしゅうみかん<br>アスパラガスの茎と葉 |
| フラボノール | ケルセチン<br>ルチン* | 黄色<br>無色 | たまねぎの皮<br>そば, 茶, トマト |
| イソフラボン | ダイジン*<br>ゲニステイン | 無色<br>無色 | だいず, くず<br>だいず |
| フラバノン | ヘスペリジン*<br>ナリンギン* | 無色<br>無色 | うんしゅうみかん<br>なつみかん |

*配糖体

なることもある．また，ナリンギンはなつみかんの内果皮の苦味成分である．

なお，ルチン，ヘスペリジンはビタミンPとしての生理作用をもつが，これらはアスコルビン酸の酸化を抑制し，毛細血管の増強作用をもつ．

⑤ **アントシアン**

アントシアンは広義のフラボノイド色素に属する．その名称は，ギリシャ語源で，アント＝花の，シアン＝青色成分という意味である．アントシアンは植物の花，果実，葉，茎および根に存在し，赤，紫，青の色素であって，配糖体をアントシアニン，非糖部分をアントシアニジンとよぶ．これらを総称してアントシアンとよぶ．アントシアンは植物中で

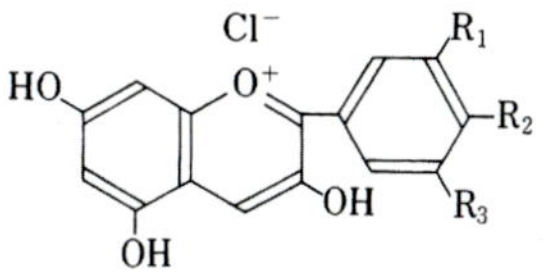

〈図4.j.12〉 アントシアニジンの構造
塩化物になると色調は安定になる．

はほとんどが配糖体（アントシアニン）の形で存在し，水溶性である．図4.j.12に示すように，$-O^+=$（オキソニウムイオン）を有することが特徴である．このため色素は不安定であるが，塩酸，硫酸などとの塩，あるいは鉛や鉄塩との複塩として分離結晶化される．ここでは，塩化物が最も一般的である．

アントシアン色素は，図4.j.12に示すアントシアニジンの基本構造にある $-OH$ と結合する糖の位置と組合せ，および $R_1, R_2, R_3$ にある $-OH$ または $-OCH_3$ の数と位置の違いにより，表4.j.5に示す数種のアントシアン系物質が生じる．それぞれの分類，名称，色および所在を示す．

アントシアンの色調はpHによって変化し，酸性で赤色を呈し，アルカリ性で青色を呈する．梅干しのしその色が赤い色を呈するのはこのためである．また，アントシアンは金属と青色の錯塩をつくって変色する．ナスの漬物にミョウバンやさびたくぎを入れるのは，ナスの中のナ

〈表 4.j.5〉 主なアントシアン色素 （谷村ら編，1979 より引用）

| 分類 | 名称 | 色 | 所在* |
|---|---|---|---|
| ペラルゴニジン系<br>$R_1=H, R_2=OH, R_3=H$ | カリステフィン | 橙赤色 | オランダイチゴ（エゾ菊） |
| | ペラルゴニン | 朱赤色 | ざくろ，(もんてんじくあおい，矢車菊，ダリア，あさがお) |
| シアニジン系<br>$R_1=OH, R_2=OH, R_3=H$ | クリサンテミン | 赤紫色 | 黒大豆，あずき，もも，オランダイチゴ，ブルーベリー，(きく，ひがんばな) |
| | シアニン | 赤褐色 | あかかぶ，(矢車菊，ダリア，百日草) |
| | ケラシアニン | 暗赤褐色 | さくらんぼ，さつまいも，(コスモス) |
| | シソニン | 紫赤色 | しそ |
| デルフィニジン系<br>$R_1=OH, R_2=OH, R_3=H$ | デルフィニン | 深赤褐色 | (ひえんそう) |
| | ナスニン | 青紫色 | なす |
| | ヒアシン | 青色 | なす，(ヒアシンス) |
| | ミルチリン | 深紫色 | ぶどう，ブルーベリー，(三色すみれ) |
| ペオニジン系<br>$R_1=OCH_3, R_2=OH, R_3=OH$ | ペオニン | 深紫色 | ぶどう，(西洋しゃくやく，あさがおの赤色花) |
| ペツニジン系<br>$R_1=OCH_3, R_2=OH, R_3=OH$ | ペツニン | 赤紫色 | ぶどう，(ペチュニア) |
| マルビジン系<br>$R_1=OCH_3, R_2=OH, R_3=OCH_3$ | マルビン | 赤褐色 | ぶどう，(ぜにあおい) |
| | エニン（シクラミン） | 深紅色 | ぶどう，(シクラメン) |

＊赤字は名称の由来を示す．（ ）内は花を示す．

〈表 4.j.6〉 食品色素と期待される生理作用 （片山・田島著，2003；高市編，2006；大澤ら監，1999；矢澤編，2009；横越監，2006；大澤監，2007；吉川編，1998；家森ら編，2001；大庭ら編，2000；津田ら編，2009 より作成）

| 分類 | 名称 | 期待される生理作用 |
|---|---|---|
| ポルフィリン | ヘム | 鉄分の給源，貧血予防 |
| | クロロフィル | 抗酸化作用，Mg の給源 |
| カロテノイド | β-カロテン | プロビタミン A 作用，抗酸化作用，ラジカル消去作用，生体防御（免疫）作用，発がん抑制効果 |
| | α-カロテン | プロビタミン A 作用，発がん抑制効果 |
| | リコペン（リコピン） | 前立腺がん・肺がん・胃がん・乳がん・大腸がんの発がん抑制効果 |
| | ルテイン | 加齢性黄斑変性症および白内障の予防効果，発がん抑制効果 |
| | ゼアキサンチン | 加齢性黄斑変性症および白内障の予防効果 |
| | アスタキサンチン | 活性酸素消去効果，抗疲労作用，抗肥満作用，抗炎症作用，抗糖尿病作用，膀胱がん・口腔がん・大腸がん・肝がんの発がん抑制効果 |
| | β-クリプトキサンチン | プロビタミン A 作用，発がん抑制効果 |
| | フコキサンチン | 8 章 8-1h「藻類」表 8.1.h.2 参照 |
| フラボノイド | | 抗酸化作用，動脈硬化抑制効果 |
| | 大豆イソフラボン | 抗酸化作用，女性ホルモン様作用，LDL コレステロール低下効果，骨粗鬆症予防・改善効果，前立腺がん・乳がん・大腸がんの発がん抑制効果 |
| アントシアン | | 抗酸化作用，動脈硬化抑制効果，血糖値上昇抑制効果，視力改善効果，抗変異原性，抗腫瘍性，抗ウイルス性，抗血圧上昇，抗炎症作用，肝機能改善効果，血清コレステロール低下作用 |

スニンとアルミニウムや鉄によって錯塩をつくらせ，美しい青色を出すためである．

### ⑥食品色素の機能

食品色素のクロロフィルとカロテノイドは植物の光合成に必須の色素であり，その生命維持

に不可欠である．カロテノイドは光エネルギーを吸収してクロロフィルにエネルギーを渡す機能（増感）や過剰な光エネルギーをうまく逃がして細胞を守る機能（光傷害防御）を果たしている．また，フラボノイドは，太陽光のうちで酸化力が強く有害な紫外線から，植物を守る役割をしている．しかも，紫外線によって生じたラジカルを消去する作用ももっている．さらに，花や果実の色素アントシアンは，広義のフラボノイドに含まれ，ポリフェノール化合物である．これらは抗酸化物質であり，活性酸素の消去機能があり，食品として摂取すると，ヒトの健康増進にも役立つと期待されている．食品色素と期待される生理作用について**表4.j.6**に示す．

### ⑦褐変

食品を加工・貯蔵する際に食品が褐色に変色することがある．この現象を褐変（browning）といい，酵素的褐変と非酵素的褐変がある．

**酵素的褐変**： じゃがいも，さつまいも，マッシュルーム，りんご，もも，バナナなどの野菜や果物の皮をむいたり，傷をつけるとその部分が速やかに褐変する．これは，組織中のポリフェノール類（**図4.j.13**）が，ポリフェノールオキシダーゼ（フェノラーゼまたはチロシナーゼ）とよばれる銅酵素の作用によって，酸素の存在下で酸化され，キノン類を経て褐色の重合色素を生じるためである．この反応を酵素的褐変反応とよび，野菜や果実の褐変の主役である．**図4.j.14**にポリフェノールオキシダーゼの関与するチロシンの酸化反応を示す．

ここで，ポリフェノールオキシダーゼの反応は，チロシンからドーパを生ずるフェノールヒドロキシラーゼ作用（1）とドーパからドーパキノンを生ずる本来のポリフェノールオキシダーゼの作用（2）の二つの型がある．ドーパキノンはさらに酸化を受けて赤色のドーパクロームを生じ，これが重合して褐色のメラニン類を生ずる．

褐変のしくみを利用する例としては紅茶発酵がある．この場合，茶生葉を処理してポリフェノールオキシダーゼの活性を増すことによって，カテキンやガロカテキンのようなタンニンを酸化して赤色色素のテアフラビンをつくる（**図4.j.15**）．この色素は紅茶の食品価値を決定する重要なものである．

酵素的褐変反応は食品加工貯蔵において好ましくない場合が多いので，酵素を不活性化または阻害してこれを抑える方法が種々検討されている．特に，①果物や野菜のブランチング（湯

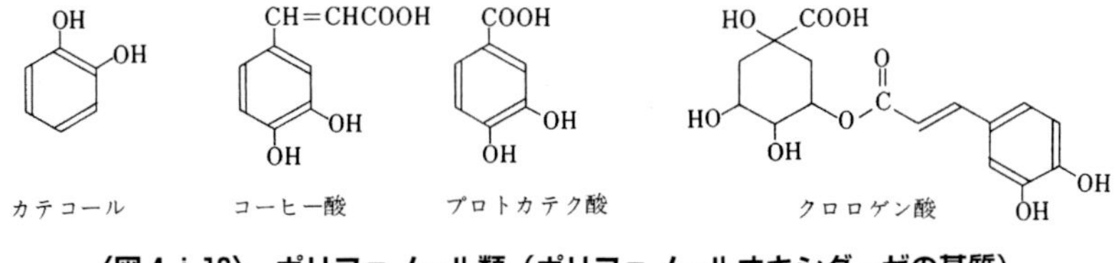

〈図4.j.13〉 **ポリフェノール類（ポリフェノールオキシダーゼの基質）**

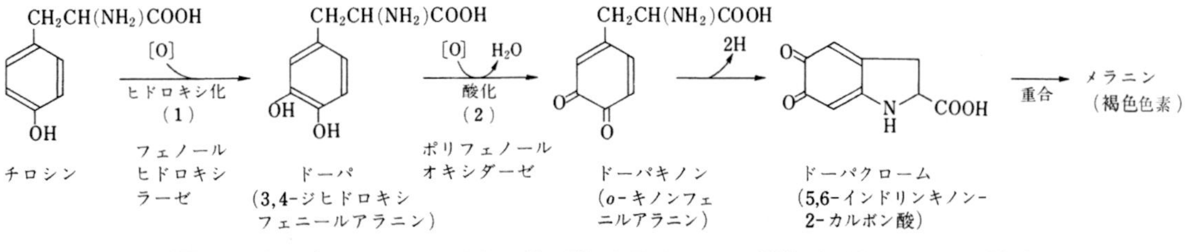

〈図4.j.14〉 **ポリフェノールオキシダーゼによるチロシンの酸化**（川村訳，1979より引用）

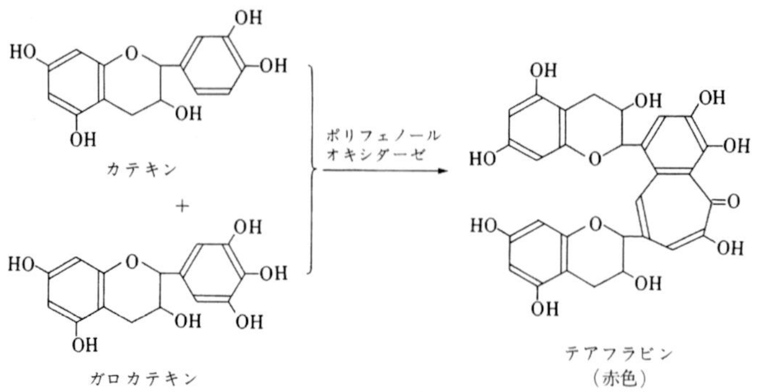

〈図4.j.15〉 紅茶のテアフラビンの生成

通し）などの加熱処理，②亜硫酸ガス，亜硫酸塩，塩化ナトリウム，酸による処理，および③酸素の除去などが行われている．これらの応用例として，りんごやじゃがいもを食塩水や水に漬けて褐変を防ぐという方法がある．

**非酵素的褐変**： 非酵素的褐変の代表的なものは，アミノ酸と還元糖を加熱するときに起こる褐変現象で，アミノカルボニル反応または発見者の名前をとってメイラード（Mailard）反応とよばれる．アミノ化合物としては，遊離のアミノ酸，ペプチド，たんぱく質およびアミン類が，カルボニル化合物としては，還元糖，アルデヒド，ケトンおよび糖の分解物や油脂の酸化生成物などがこの褐変に関与するので，ほとんどの食品でこの反応が起こる．この反応によってメラノイジンとよばれる褐色色素を生ずるが，単に色の変化のみならず，香気物質を生じたり，抗酸化性が現れたり，栄養価が低下したりする．

最近，アミノカルボニル反応は生体においても注目されるようになっている．生体でこの反応が起こるとAGEs（Advanced Glycation End Products, 糖化最終生成物）が生じ，遷移金属の存在下でLDL-コレステロールの酸化を引き起こす．AGEsは老化促進物質であり，糖尿病，糖尿病合併症，NASH（非アルコール性脂肪肝炎），骨質の低下，認知症，動脈硬化，心臓血管障害，脳血管障害，肌トラブルなどの原因となると考えられている．また，糖尿病検査で過去1～2か月の血糖値の指標となるヘモグロビンA1c（HbA1c）値は，ヘモグロビンAの$\beta$鎖N末端バリンのアミノ基にグルコースが結合したHbA1cのヘモグロビンに対する割合（%）である．HbA1cは，アミノカルボニル反応の初期生成物といえる．

図4.j.16に，アミノカルボニル反応の例を示す．グルコースとアミノ酸との反応において，グルコースはアミノ酸と縮合して窒素配糖体$N$-置換グルコシルアミンを生成し（1），これが次にアマドリ転移を起こすと，$N$-置換-1-アミノ-1-デオキシケトース（フルクトースアミノ酸，アマドリ転移生成物）を生成する（2）．ここまでが初期段階である．

中期段階では，次いで糖アミノ酸結合物の分解が起こる．アマドリ転移生成物のエナミノールからアミノ酸がはずれ，さらに酸化によるグルコソンが生ずる（3）．一方，脱水により3-デオキシグルコソンが生ずる（4）．3-デオキシグルコソンはさらに脱水を受けると3,4-ジデオキシグルコソン（不飽和オソン）を生じ（5），さらに脱水されるとヒドロキシメチルフルフラールを生ずる（6）．

このような3-デオキシグルコソン，オソン，不飽和オソンはいずれも反応性に富んだケトアルデヒドであり，不安定でアミノ酸と反応してメラノイジンとよばれる褐色物質を生ずる（7）．これがこの褐変の最終段階である．

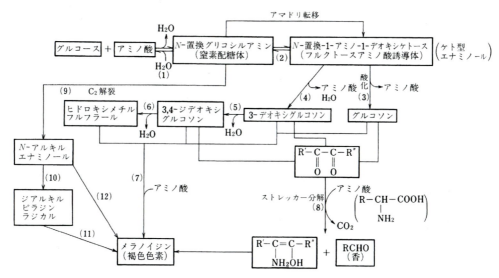

〈図4.j.16〉 グルコースとアミノ酸との反応

　また，これらのオソン類はアミノ酸と反応して炭素数の一つ少ないアルデヒドを生ずるが，これはストレッカー分解とよばれ，香気成分の生成反応である (8)．

　一方，高いpH条件（pH 11）では褐変反応は急速に進む．これは$N$-置換グリコシルアミンから$N$-アルキルエナミノールへ$C_2$解裂 (9) し，この化合物は直接メラノイジンになるか (12)，または2分子縮合して (10) ジアルキルピラジンラジカルを経て (11) メラノイジンになるアマドリ転移を経ない反応である．

　そのほかに非酵素的褐変として，でん粉などの糖類の加熱分解によるカラメル化，ビタミンC（L-アスコルビン酸）の分解により生成したフルフラールとフェノール類の結合による褐変などがある．

　この褐変反応は，アミノ化合物，カルボニル化合物はもちろん，温度，水分，pH，酸素，金属などによっても影響される．したがって，食品の非酵素的褐変の防止法には，①貯蔵温度の低下，②水分含量の調節，③pHの低下，④不活性気体での包装，⑤反応活性成分の除去，および⑥亜硫酸塩の添加などがあげられる．

**褐変反応と食品の品質：**

（1）栄養価の低下：アミノ酸と糖が褐変反応によって失われ，栄養価は低下する．特に塩基性アミノ酸のリシンは反応しやすく，必須アミノ酸としての栄養的価値を失う．

（2）着色の価値：褐変反応の結果生じる色は，香りとともに，食パン，クラッカー，かば焼などのように焼き色として，また，紅茶，みそ，しょうゆなどの色はその食品独自のものとして好まれる．

（3）メラノイジン：アミノカルボニル反応の結果生じた最終生成物のこと．複雑な重合体からなり，酸化防止作用があるので，食品の品質を保つために役立っている．

## 3）食品の香り成分とその変化

### ①香りとその機能

　食品の放つにおい，すなわち香りはごく微量である．それにもかかわらず，ヒトが香りを認識できるのは，嗅覚器官の感度が鋭敏だからである．香りを検知できる最低の濃度すなわち嗅覚閾値は，味覚の閾値に比べて1万分の1以下である．

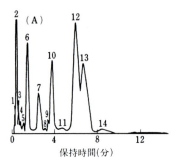 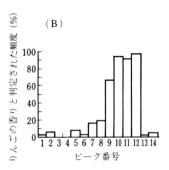

〈図4.j.17〉 りんごの揮発性成分のガスクロマトグラム（A）と各ピークの香りの官能検査（B）
(D.G.Guadagni ら著，1960；片山ら著，1960 より引用)

食品には香り成分が単体で存在することはない．りんごの揮発性成分を採取してガスクロマトグラフィーを行うと14個のピークが出現した（**図4.j.17**（A））．各ピークを分取して官能検査を行ったところ，りんごの香りを特徴づける画分が3～4個特定できた（B）．このように，食品の放つ香りは様々な揮発性成分の混合物に基づく．香り成分が混ざり合って，その食品ならではの香りが醸し出されている．よって，香りをかぐだけで食品を特定することが可能になる．

食品の味は五感で感じられるが，おいしさは香りによるところが大きい．栄養面や安全性が保障され，外形や色調がすぐれた食品であっても，香りが乏しければ評価は低い．腐敗臭などのいやなにおいが漂っている場合には，食品としての価値はなくなるが，食欲がそそられるような香りが放たれていれば，その食品の価値が確かなものになる．香りは，食品の価値を高めるための重要な因子の一つである．

② フレーバーとアロマ

食品を口にした際，舌で感じる物理的な感触（舌ざわり）や味覚（味）が，鼻腔に到達した香りと一体化して総合的に好ましいと判断されたとき，その食品はおいしいと感じられる．この感覚はフレーバー（flavor）という用語で説明される．風味，香味，風香味などの感覚がこれに近い．おいしく感じられる食品は，フレーバーに富む食品である．

食品の香りには，食品を口にする前に感知できるものと，口に入れた後で感知されるものがある．前者をアロマ（aroma）と称し，鼻から直接鼻腔に届いた香り成分に由来する．後者は，口腔を経由して鼻腔に到着した香り成分に基づくものである．どちらの香りも，食品フレーバーの構成要素である．

③ 香りの分類

香り成分の大部分は，分子量が300に満たない揮発性の低分子物質である．多くの香り成分は発香団とよばれる官能基を有しており，においの質や強度に関係している．主な発香団は**表4.j.7**の通りである．

④ 主な食品の香気成分

食品の代表的な香り成分を，炭化水素，アルコール，アルデヒド，ケトン，有機酸，エステル，含窒素化合物，含硫化合物に分類して**表4.j.8**に示す．また，**アミノカ**

〈表4.j.7〉 主な発香団 (川崎・司著，1999 より引用)

| 香り | | 発香団 | 官能基 |
|---|---|---|---|
| 炭化水素 | | 二重結合 | $>C=C<$ |
| 芳香 | 含酸素 | アルコール，フェノール | $-OH$ |
| | | ケトン | $>CO$ |
| | | カルボン酸 | $-COOH$ |
| | | エーテル | $-O-$ |
| | | ラクトン，エステル | $-CO-O-$ |
| | | アルデヒド | $-CHO$ |
| 悪臭 | 含窒素 | ニトロ | $-NO_2$ |
| | | ニトリル，イソニトリル | $-CN, -NC$ |
| | | アミン | $-NH_2$ |
| | 含硫 | チオエーテル | $-S-$ |
| | | チオシアン，イソチオシアン | $-SCN, -NCS$ |

**ルボニル反応**が関与して生じる香りを**表 4.j.9** に例示する．

**野菜**： 野菜特有の青臭さは，新鮮野菜に含まれる青葉アルコール（**表 4.j.8** ⅱ a）や青葉アルデヒド（ⅲ b），うり類のキュウリアルコール（ⅱ b）やキュウリアルデヒド（ⅲ c）などによる．新鮮組織を傷つけると，葉緑体の膜成分である脂質から不飽和脂肪酸のリノール酸やリノレン酸が遊離し，これらの脂肪酸にリポキシゲナーゼが作用してヒドロペルオキシドが生じる．さらにヒドロペルオキシドリアーゼその他の酵素が作用する結果，青臭さを呈するアルコールやアルデヒド類が生成する．

だいこん，わさびなどのアブラナ科の刺激臭はメチルメルカプタン（ⅷ a），辛味あるにおいはアリルイソチオシアネート（ⅷ e）による．

にんにく，にら，たまねぎなどネギ属の臭気成分はメチルプロピルジスルフィド（ⅷ b）などの硫化アルキルである．にんにくの成分アリインにアリイナーゼが作用して生成されるアリシン（ⅷ c）およびその分解物ジアリルジスルフィド（ⅷ d）も硫化アルキルである．

**果実**： レモン，オレンジ，グレープフルーツなどのかんきつ類には，リナロール（ⅱ c），ネロールなどのテルペン系アルコールを筆頭に，シトラール（ⅲ d），シトロネラールなどのテルペン系アルデヒドや種々のエステルが含まれる．りんごの香り成分は，ヘキサノール，ヘキサナール（ⅲ a），トランス-2-ヘキセナール（ⅲ b）などであり，酪酸エチルその他のエステル類も含まれる．いちご，バナナ，パイナップルにはエステル類が多い．

**水畜産物**： 海水魚のなまぐさ臭は，エキス成分であるトリメチルアミンオキシドの細菌による還元物トリメチルアミン（ⅶ a）による．淡水魚のなまぐさ臭はリシン由来のピペリジン（ⅶ c）による．魚肉の腐敗臭は，$\delta$-アミノバレラール（ⅶ b），$\delta$-アミノバレリアン酸，インドール（ⅶ f）などの含窒素化合物や硫化水素，メルカプタン（メチルメルカプタン）（ⅷ a）などの含硫化合物による．

バターを始めとする発酵乳製品の香り成分は，ジアセチル（ⅳ a）やアセトイン（ⅳ b）であり，これらは微生物によるクエン酸の代謝産物である．

**加熱食品**： アミノカルボニル反応に伴う二次反応代謝物が前駆体になって，香気成分が生じる．例えばグルコースと各種アミノ酸の反応では，**表 4.j.9** に示すような様々なにおいが発生する．これらのにおいは，主として，酸素，窒素，イオウなどを含んだフルフラール類やピラジン類（ⅶ e）による．

肉類を加熱調理したときのミートフレーバー，ジャムを加熱製造したときの果実成分と砂糖との反応で生じる香り，パンやせんべいの焙焼やコーヒーの焙煎による香気などはいずれも，アミノカルボニル反応やカラメル化の関与に基づく．

牛乳加熱時の香りは，酪酸をはじめとする低級脂肪酸やラクトン類（$\delta$-デカラクトン）（ⅵ b）による．

**悪臭の除去**： においを抑制したり除去したりするための具体例を**表 4.j.10** に示す．

〈表 4.j.8〉 代表的な香り成分とその特徴

| 分類項目<br>成分の名称 | 特徴 | |
|---|---|---|
| **(i) 炭化水素 ($C_mH_n$)** | | |
| モノテルペン類 | $(C_5H_8)n$ で n=2 のもの．香りは一般に弱い | |
|   リモネン[a] | かんきつ類の主な精油成分 | リモネン[a]　　エチレン[b] |
|   エチレン[b] | 果実，果菜に含まれ，甘い香りがする | |
| **(ii) アルコール (R-OH)** | | |
| 鎖状アルコール | 果実香 | |
|   炭素数5以下のもの | | |
|   青葉アルコール[a] | 緑茶，野菜の青臭さ（シス-3-ヘキセノール） | $CH_3-CH_2-CH=CH-CH_2-CH_2-OH$ |
|   キュウリアルコール[b] | ウリ科の青臭さ（2,6-ノナジエノール） | 青葉アルコール[a]（シス-3-ヘキセノール） |
| テルペン類 | | $CH_3-CH_2-CH=CH-(CH_2)_2-CH=CH-CH_2OH$ |
|   リナロール[c] | レモンや茶のかんきつ香 | キュウリアルコール[b]（2,6-ノナジエノール） |
|   ネロール | ローレルのかんきつ香 | |
|   ゲラニオール | ローレルのかんきつ香 | |
| 脂環構造 | | リナロール[c]　メントール[d]　ベンジルアルコール[e] |
|   メントール[d] | ハッカ香 | |
|   ボルネオール | ハッカ香 | |
| 芳香族 | | |
|   オイゲノール | クローブ（ちょうじ）やコーヒーの花香 | |
|   ベンジルアルコール[e] | 花香 | |
|   フェニルエチルアルコール | 発酵食品や茶の花香 | |
| **(iii) アルデヒド (R-CHO)** | | |
| 鎖状アルデヒド | 対応するアルコールよりもにおいが強くてくどい | |
|   $C_5$以下 | 動植物性食品に広く存在 | $CH_3-CH_2-CH_2-CH_2-CH_2-CHO$ |
|   $C_6$〜$C_9$ | 汗臭ほか | ヘキサナール[a] |
|   ヘキサナール[a] | 大豆加工工程で生じる青臭い不快臭 | $CH_3-CH_2-CH=CH-CH_2-CHO$* |
|   青葉アルデヒド[b] | 野菜の青臭さ（トランス-2-ヘキセナール） | $CH_3-CH_2-CH=CH-CH_2-CHO$** |
|   キュウリアルデヒド[c] | ウリ類の青臭い香り（2,6-ノナジエナール） | 青葉アルデヒド[b]（*トランス-2-ヘキセナール |
|   $C_{10}$〜$C_{14}$ | ドクダミ様の甘香 | **シス-3-ヘキセナール） |
| テルペン類 | | $CH_3-CH_2-CH=CH-(CH_2)_2-CH=CH-CHO$ |
|   シトラール[d] | かんきつ香 | キュウリアルデヒド[c]（2,6-ノナジエナール） |
|   シトロネラール | かんきつ香 | |
| 芳香族 | | |
|   ベンズアルデヒド[e] | 香辛料様芳香 | シトラール[d]　ベンズアルデヒド[e]　ケイ皮アルデヒド[f] |
|   ケイ皮アルデヒド[f] | 香辛料様芳香 | |
|   バニリン | 香辛料様芳香 | |
| **(iv) ケトン (RCOR′)** | | |
| 鎖状の低分子化合物 | ソフトな果実香り | |
| 両端にメチル基を有するもの | | |
|   ジアセチル[a] | バターの香り | $CH_3-CO-CO-CH_3$　　$CH_3-CHOH-CO-CH_3$ |
|   アセトイン[b] | バターの香り | ジアセチル[a]　　　アセトイン[b] |
| テルペン類 | | |
|   メントン[c] | ハッカ香 | |
|   カンファー | 樟脳香 | α-イオノン[d] |
|   α-イオノン[d] | スミレ様香 | メントン[c] |
| 芳香族ケトン | | |
|   アセトフェノン[e] | 果実香 | アセトフェノン[e] |
|   ベンゾフェノン | 果実香 | |

⟨表 4.j.8⟩ （続き）

| 分類項目　成分の名称 | 特　徴 |
|---|---|
| **(v) 有機酸 (R-COOH)** | |
| 鎖状の有機酸 | |
| 　酢酸 ($C_2$) | 刺激的な酸臭 |
| 　$C_4$〜$C_6$ | 汗臭 |
| 　$C_7$〜$C_{12}$ | マトン様脂肪臭 |
| 芳香族をもつ有機酸 | |
| 　ケイ皮酸[a] | 香辛料の香り |
| **(vi) エステル (R-COOR′)** | |
| 鎖状のエステル | |
| 　$C_2$〜$C_{10}$ | 果実香 |
| 　C がより多いもの | 濃厚な花香 |
| 芳香族をもつもの | |
| 　安息香酸メチル（エチル） | 果実香 |
| 　ケイ皮酸メチル[a]（エチル） | 果実香, まつたけ香 |
| 　フタル酸メチル（エチル） | 果実香 |
| 分子内エステル | |
| 　ラクトン類（δ-デカラクトン[b]） | 牛乳加熱臭など |
| 　クマリン[c] | 桜や桃の葉の芳香 |
| **(vii) 含窒素化合物** | |
| アンモニア | 刺激臭 |
| アミン（アンモニアの H をアルキル基 R で置換した化合物） | |
| 　トリメチルアミン[a] | 海水魚臭 |
| 　δ-アミノバレラール[b] | 肉や魚の腐敗臭 |
| 　δ-アミノバレリアン酸 | 肉や魚の腐敗臭 |
| 環状化合物 | |
| 　ピペリジン[c] | 淡水魚臭 |
| 　ピロール[d] | コーヒー豆の焙煎香 |
| 　ピラジン[e] | コーヒー豆の焙煎香 |
| 　インドール[f] | 濃い場合は糞臭, 希薄な場合は花香, 発酵食品（みそ, しょうゆ, 納豆など）の不可欠臭 |
| **(viii) 含硫化化合物** | |
| 硫化水素 | 刺激的悪臭, ごく微量では炊飯直後の芳香 |
| チオアルコール（メルカプタン）(R-SH) | 悪臭, 微量では快香 |
| 　メチルメルカプタン[a] | 香辛野菜の刺激臭 |
| 　メチルメルカプトプロピルアルコール | 発酵食品（みそ, しょうゆ）の特臭 |
| 硫化アルキル | |
| 　スルフィド (R-S-R′) | |
| 　　ジメチルスルフィド | 希薄な場合は青海苔臭 |
| 　ジスルフィド (R-S-S-R′) | |
| 　　メチルプロピルジスルフィド[b] | ネギ属のおだやかな香辛料（タマネギ臭） |
| 　　アリシン[c] | にんにく臭 |
| 　　ジアリルジスルフィド[d] | |
| イソチオシアン酸アルキル（イソチオシアネート）(R-NCS) | |
| 　アリルイソチオシアネート[e] | アブラナ科の辛味あるにおい |

〈表 4.j.9〉 各種アミノ酸をグルコースと加熱反応させた際のにおい
(藤巻・倉田著, 1971 を一部改変)

| アミノ酸 | 100℃の場合 | 180℃の場合 |
|---|---|---|
| グリシン, アラニン |  | カラメル様 |
| バリン | ライ麦パン様 | チョコレート様（刺激性強し） |
| ロイシン | 甘いチョコレート様 | チーズを焼いたにおい |
| イソロイシン |  | チーズを焼いたにおい |
| フェニルアラニン | 甘い花様 | スミレの花様 |
| チロシン |  | カラメル様 |
| メチオニン | じゃがいも様 | じゃがいも様 |
| ヒスチジン |  | とうもろこしパン様 |
| スレオニン | チョコレート様 | 焦げくさいにおい |
| アスパラギン酸 | 氷砂糖様 | カラメル様 |
| グルタミン酸 | チョコレート様 | バターボール様 |
| アルギニン | ポップコーン様 | 焦げた砂糖様 |
| リシン |  | パン様 |
| プロリン | たんぱく質の焦げたにおい | パン屋のにおい |

〈表 4.j.10〉 においの抑制方法

| 処理の原理 | 具体的な方法と調理例 |
|---|---|
| 原因となる成分の除去 | 原因となる成分を洗って除く：あらい<br>原因となる成分を蒸して蒸発させる：酒蒸し |
| におい成分を変化させる | 微生物によるアミン類の代謝：かつお節 |
| におい成分を不揮発化させる | 酸による中和反応：酢漬, 甘酢あんかけ<br>コロイドに吸着させる：クリーム煮 |
| におい成分のマスキング | くん煙成分の利用：くん製<br>アミノカルボニル反応の利用：照り焼, フライ<br>かんきつ類の香りの利用：ゆずみそ |

# 5 食品の物性

　食品の「おいしさ」の判定に関与する要因には，食品中の化学物質に対応する化学的特性，ならびに，食品の組織や構造などが関与する物理的な特性があげられる．一般に，味や香りを化学的特性，口あたりや歯ごたえなど口腔における感触を物理的特性として分類している．

　おいしさに寄与する両特性の占める割合は，食品の種類によって異なる．例えば，果汁やコーヒーなどは甘味，酸味，香りなどが重要であり，白飯や卵豆腐などは弾力性や歯ごたえなどが，おいしさに関係する主要な特性となる．ここでは，食品の物性（物理的特性）に関する基本的な用語や現象を概説する．

## a　テクスチャー

　食品のテクスチャーは，一般に「口あたり」や「食感」などの感覚に対応する食品の物理的性質を表す．Szczesniakは，食品のテクスチャーを力学的特性，幾何学的特性，その他の特性に分類し，テクスチャーに対する感覚的表現の位置づけを行っている（**表5.a.1**）．食品のテクスチャーの力学的特性を表す用語として，かたさ，凝集性，粘性，弾力性，付着性，そしゃく性，もろさ，ガム性などがある．テクスチャーの評価は，人間の感覚による主観的な方法（官能評価）と機器による客観的な測定方法がある．食品のテクスチャーを客観的に数量化し，官能評価との関連性を明らかにすることは，食品の製造工程の条件設定や品質管理を行ううえできわめて重要である．

　食品のテクスチャーの測定機器には，人間が実際に食べる動作を想定した装置として，テクスチュロメーター，レオメーター，カードメーター，テンシプレッサーなどがある．また，食品の加工工程を模した機構をもつものとして，ファリノグラフ，アミログラフ，エクステンソグラフなどの装置がある．

〈表5.a.1〉　ツェスニアクのテクスチャープロファイル
（Szczesniak 著, 1963 より引用）

| 特　性 | 一次特性 | 二次特性 | 一般用語 |
|---|---|---|---|
| 力学的特性 | かたさ | | やわらかい→歯ごたえのある→かたい |
| | 凝集性 | もろさ | ボロボロの→ガリガリの→もろい |
| | | そしゃく性 | やわらかい→かみごたえのある→かたい |
| | | ガム性 | サクサクの→粉状の→糊状の |
| | 粘性 | | サラサラの→粘りのある |
| | 弾力性 | | 塑性のある→弾力のある |
| | 付着性 | | ネバネバする→粘着性のある→ベタベタする |
| 幾何学的特性 | 粒子の大きさと形 | | 砂状，粒状，粗粒状 |
| | 粒子の形と方向性 | | 繊維状，細胞状，結晶状 |
| その他 | 水分含量 | | 乾いた→湿った→水気のある→水っぽい |
| | 脂肪含量 | 油状 | 油っぽい |
| | | グリース状 | 脂っぽい |

## b レオロジー

レオロジーは,「物体の変形と流動の科学」と定義されている.したがって,食品のレオロジーとは,食品あるいは食品材料に力を加えた結果,それらに生じる変形や流動の特性を扱う学問分野である.食品のレオロジー的性質を表す弾性,粘性および粘弾性について各種食品との関連で説明する.

### 1) 弾　　性

ゴムやバネに外力を加えると変形する.そのとき,物体の内部には変形を元に戻そうとする力(内部応力)が発生する.外力をとり除けば物体はただちに元の形に戻り,内部応力は消滅する.このような性質を弾性という.変形がある限界を越えると,外力をとり除いても完全に元の状態に戻らなくなる.この限界を弾性限界とよぶ.弾性限界までは,力(応力)は変形(ひずみ)に正比例する.これをフックの法則といい,比例定数が**弾性率**である.

こんにゃくや寒天ゼリーなどは,力に比例して変形が起こり,力を除くと元の形に戻ろうとする弾性体としての挙動を示す.一方,マーガリンやマヨネーズのように,外力による変形に対してほとんど内部応力を発生しないものもある.

### 2) 粘　　性

液体は外力が加わると流動(変形)を始め,変形は時間とともに進行する.力が除かれると,そのときまでに生じた変形はそのまま残る.このような液体の示す流動の性質を粘性という.コーヒーはトマトケチャップより流れやすい.これは,流動によって内部に生じる摩擦がコーヒーの方が小さいためである.液体が流動することによって生じる内部摩擦を粘度(あるいは粘性率)という.流体は,一定の力に対して一定の速度で流動するが,力(**ずり**応力)と流動速度(ずり速度)の関係は流体の種類によって異なる.

#### ①ニュートン流体

ニュートン流体は,"ずり応力" $\tau$ と "ずり速度" $D$ の関係が原点を通る直線となるものをいい(**図5.b.1**:直線1),次式で表される.

$$\tau = \mu D \tag{a}$$

式(a)をニュートンの粘性法則といい,比例定数 $\mu$ が粘度である.ニュートン流動を示す液体の粘度は,温度と圧力が一定であれば,ずり速度に関係なく一定である.一般に,低分子・低濃度の溶液はニュートン流動を示す.水,シロップ,水あめ,食用油などはニュートン流体である.粘度の単位は,現行の国際単位系(SI)では,Pa·s(パスカル・秒),従来のCGS系では,g/cm·s=P(ポアズ)である.$10^{-2}$ P をセンチポアズ(cP)といい,20℃の水の粘度は1 cP である($1\ cP = 10^{-3}\ Pa \cdot s = 1\ mPa \cdot s$).

#### ②非ニュートン流体

ずり応力とずり速度の関係が(a)式で表現できないものを非ニュートン流体という.非ニュートン流体では,粘度は一定とならず,ずり速度(ずり応力)の関数となる.この場合,あるずり速度に対応するずり応力の比を用いて,これをみかけ粘度 $\mu_a$ ($\mu_a = \tau/D$)と定義している.

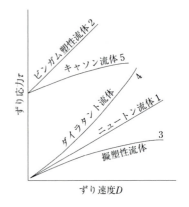

〈図5.b.1〉 ニュートン流体と非ニュートン流体の流動図

**ビンガム塑性流体**： 一定のずり応力までは固体のような弾性を示し，それ以上の応力では液体のように流動を始める現象を**塑性**という．塑性流動を示す食品には，プディング，つきたての餅などがある．

ビンガム塑性流体は，次式で示される（**図5.b.1**：直線2）．

$$\tau - \tau_y = \eta D \tag{b}$$

ずり応力 $\tau$ が降伏値（弾性の性質を示すずり応力の最大値）$\tau_y$ に達するまでは，流動は起こらず，ずり応力が $\tau_y$ を超えると，ずり速度は $(\tau - \tau_y)$ に比例して増加する．$\eta$（イータ）を塑性粘度または剛性係数という．このような流動を示す液状食品にはマーガリン，マヨネーズ，卵白の泡，融解しているチョコレートなどがある．

塑性流体の中には，ずり応力の降伏値 $\tau_y$ 以上のずり応力で流動するとき，ずり速度が $(\tau - \tau_y)$ に比例せず，次式に従うものもある．

$$\sqrt{\tau} - \sqrt{\tau_y} = K_C \sqrt{D} \tag{c}$$

これをキャソン（Casson）流体という（**図5.b.1**：曲線5）．$K_C$ はキャソン定数である．(c)式は，トマトピューレやアップルソースのような比較的大きな粒子のサスペンション系（後述）に当てはまる．

**指数法則流体**： ずり応力がずり速度の $n$ 乗に比例する流体，すなわち (d) 式で表示されるものを指数法則流体という．

$$\tau = K(D)^n \tag{d}$$

$n$ は流動性指数，$K$ は粘性定数である．流動性指数 $n$ が，$n<1$ の流体を擬塑性流体（**図5.b.1**：曲線3），$n>1$ の流体をダイラタント流体（**図5.b.1**：曲線4）という．みかけ粘度は，ずり速度の上昇とともに，擬塑性流体では減少する．一方，ダイラタント流体では増加し，流れにくくなる．でん粉の濃厚なサスペンション（例えば，かたくり粉を少量の水に懸濁させたもの）などは，ゆっくり撹拌すると流れやすく，急に撹拌すると抵抗が急激に増大する現象（ダイラタンシー，dilatancy）を示す．

**チキソトロピーとレオペクシー**： トマトケチャップやマヨネーズを容器に入れて長く放置しておくと，ゲル状に固まり流動性が悪くなる．しかし，容器ごと激しく振るとゾルの状態に戻り，流れやすくなる．この現象をチキソトロピー（thixotropy）という．逆に，流動や撹拌によってゲル化し流れにくくなる現象をレオペクシー（rheopexy）といい，ユーカリはちみつなどはこのような流動を示す．

## 3）粘弾性

食品は，外力に対して液体としての粘性的挙動と固体としての弾性的挙動を同時に示すものが多い．このような性質を粘弾性という．クリープ（一定の外力を与えたとき，ひずみが時間とともに増加する現象）や応力緩和（一定のひずみを与えたとき，応力が時間とともに低下する現象）は典型的な粘弾性体の挙動である．食品や食品材料の示す粘弾性挙動を解析するために，種々の粘弾性力学模型が考えられている．

粘弾性模型は，フックの法則に従う弾性体を表すスプリング模型とニュートンの粘性法則に従う粘性体を表すダッシュポット模型を用いて表現される（**図5.b.2**）．ダッシュポット模型は，シリンダー内の液体がピストンにより粘性流動を起こす様子を表しており，ピストン模型ともいう．

マックスウェル模型は，スプリングとダッシュポットを直列に組み合わせた模型である（**図5.b.3**）．これは，外力によって一定速度の流動が継続し，力を除いても一定の変形が残る型の

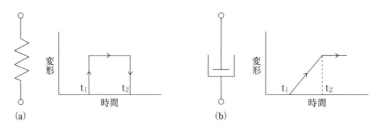

〈図5.b.2〉 スプリング模型（a）とダッシュポット模型（b）
$t_1$：外力を加える．$t_2$：外力を除く．

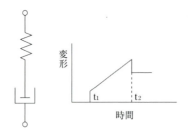

〈図5.b.3〉 マックスウェル模型とクリープ挙動
$t_1$：外力を加える．$t_2$：外力を除く．

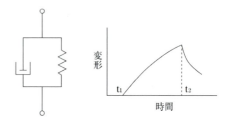

〈図5.b.4〉 フォークト模型とクリープ挙動
$t_1$：外力を加える．$t_2$：外力を除く．

粘弾性を表す．つきたての餅，パン生地，チューインガムなどはこのような挙動を示す．

　フォークト模型は，スプリングとダッシュポットを並列に組み合わせた模型である．これは，外力によって徐々に変形が起こり，力を除くと長時間かけてもとの形に戻る型の粘弾性を表しており（**図5.b.4**），ケルビン・フォークト模型ともいう．

## c 食品コロイドの特性

### 1）コロイドの種類と性質

　コロイドとは，$10^{-5}$～$10^{-7}$ cm（1～100 nm）の微粒子がほかの物質に分散している状態をいう．コロイド分散系は，分散媒（連続相）と分散質（分散相）からなる．固体，液体，気体はいずれも分散媒，分散質になりうるため種々のコロイドが生じる．食品コロイドの分類を**表5.c.1**に示す．

### 2）エマルション（乳濁液）とサスペンション（懸濁液）

　エマルション（emulsion）とは，水と油のように溶け合わない液体を混合し，一方の液体が他方の液体中に微粒子（液滴）として分散しているコロイド溶液をいう．水（分散媒）の中に油（分散質）が分散している系を，水中油滴型（O/W型）エマルションといい，牛乳，マヨネーズ，生クリームなどがある．一方，油の中に水が分散したものを，油中水滴型（W/O型）エマルションといい，バターやマーガリンなどがある．サスペンション（suspension）とは，液体中に固体粒子が分散した系で，食品ではスープ，みそ汁などがある．

### 3）乳化剤

　安定したエマルションをつくるために乳化剤が用いられる．乳化剤は分子内に親水基と疎水基（親油基）をもち，水と油の界面に作用して界面張力を低下させる．大豆レシチンや卵黄レ

### 〈表 5.c.1〉 食品コロイド系の分類

| 分散媒<br>(連続相) | 分散質<br>(分散相) | 分散系の名称 | 食 品 |
|---|---|---|---|
| 気体 | 液体 | エアロゾル | 香り付けのスモーク |
| | 固体 | 粉末 | 小麦粉，粉ミルク，ココア |
| 液体 | 気体 | 泡 | ホイップクリーム，ビールの泡，ソフトクリーム |
| | 液体 | エマルション（乳濁液） | マヨネーズ，牛乳（O/W 型），マーガリン，バター（W/O 型） |
| | 固体 | サスペンション（懸濁液）<br>ゾル<br>ゲル | みそ汁，スープ，果汁<br>ソース，でん粉ペースト<br>ゼリー，水ようかん，豆腐 |
| 固体 | 気体 | 固体泡 | パン，スポンジケーキ |
| | 液体 | 固体ゲル | 吸水膨潤した凍り豆腐，果肉 |

シチンは天然の乳化剤であり，食品添加物としてはグリセリン脂肪酸エステルやしょ糖脂肪酸エステルなどが許可されている．HLB（Hydrophile Lipophile Balance）は乳化剤の親水基と疎水基の割合を示したもので，0〜20 までの数値で表される．HLB が 10 以下の乳化剤は疎水性が強く，W/O 型エマルションに適しており，10〜20 の乳化剤は親水性が強く，O/W 型エマルションに適している．

### 4) ゾルとゲル

　固体が液体に分散して懸濁コロイドになっているものをゾルとよび，寒天やでん粉などの多糖類の水溶液，ゼラチンや卵白などのたんぱく質の水溶液などがある．ゲルはゾルが流動性を失ったもので，食品ゲルにはこんにゃく，豆腐，ようかん，寒天，ところてん，かまぼこなどがある．

　ゲル中に存在する水が減少し，乾燥状態になったものをキセロゲルとよび，棒寒天，凍り豆腐などがある．

# 6 食品の官能検査

　ヒトの感覚（視覚，聴覚，嗅覚，味覚，触覚）による食品の色，味，香り，テクスチャーなどの嗜好，品質に関わる要因の評価法を官能検査（sensory test）という．食品の官能検査は，新商品の開発や品質管理など様々な場面で用いられている．

## a 官能検査の目的と留意点

### 1) 目　　的

　官能検査を行うにあたっておおよそ次のような目的あるいは状況が想定される．一つは，最新の分析機器を使用しても感知できないような微量な，あるいは含有成分とテクスチャーなどの複合的要因や「おいしさ」のような主観的価値を判断する場合である．例えば，食品中の香気成分では最新の分析機器でも感知できないような微量な成分をヒトは嗅ぎわけられることが知られており，実際に食べてみなければなにも評価できないことも多い．もう一つは，迅速簡便かつ安価での測定が求められる場合である．高度な分析機器は専門的技術を必要とし分析コストも増大するが，官能検査は比較的簡便な測定が可能である．

### 2) 留　意　点

　官能検査は機器分析にくらべて再現性に欠き，信頼性に劣る検査手法だとの指摘もあるが，この考えは正しいものではない．たしかに，ヒトがその五感を頼りに実施するものであり，個人差や検査環境に影響されやすい特徴がある（**図6.a.1**）．そのため，信頼性の高いデータを得るためには，検査目的を明確にすること，目的にあった検査法を選択すること，適正なパネル（検査員）を選定すること，適切な検査環境を整えること，得られた結果を正しく解析（**検定**）することが不可欠である．

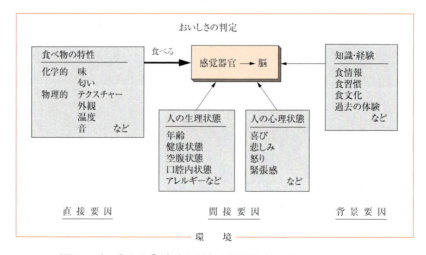

〈図6.a.1〉 食品の「嗜好」に関与する因子（島田著，1990より引用）

適切な検査環境とは，十分に管理されたテスト環境を指し，パネリストの管理とテスト環境の管理に大別される．パネリストの管理とは，適切な評価を得るようなサンプル提示の問題でもあり，疲労・順応効果，対比効果，順序効果や位置効果などを十分考慮する．テスト環境の管理では，検査時間（食事直後や空腹時を避ける），室温（20〜23℃），湿度（50〜60％），適度な照明，騒音や換気などに留意する必要がある．

　検査実施時の環境には，個室法（クローズドパネル法）と円卓法（オープンパネル法）がある．

　**個室法**：　他のパネルの影響を受けないような仕切りを設けた小部屋（ブース）に試料提供口や水道を設置し，各パネルがおのおのに試料を評価する．一定の手法に従って評価する通常の官能検査では，この方法で実施されることが多い．

　**円卓法**：　7〜8人のパネルがテーブルを囲んで，互いに意見を交換しながら評価する．この方法は，試料の予備調査や評価因子項目の検討時などで実施されることが多い．

## b　分析型官能検査と嗜好型官能検査

　官能検査は，その目的から分析型官能検査（識別試験）と嗜好型官能検査（嗜好試験）に分けられる．分析型官能検査は，試料の特性をヒトの感覚を通して調べようとするもので，感覚器官を測定器として利用し，試料の甘味や香りなどの識別，閾値の決定，強さ，順序づけなどを目的とする方法である．嗜好型官能検査は，試料に対するヒトの感覚や感情などにより，旨味や甘味などの好み（嗜好性）を調べる方法である．

## c　検査員（パネル）の選定

　官能検査に際し，試料検査のために選ばれた集団をパネルといい，パネルの一人ひとりをパネリストという．パネルは，識別能力や再現能力をもち，心身ともに健康で，検査の目的を理解し積極的に協力する意欲をもつ人を選ぶことが必要である．

### 1)　分析型パネル

　食品の特性や差の識別を正確に判定できることが重要であり，感度のよい専門的なパネルを選定する．パネルを1：2点識別法やスピアマンの順位相関係数を用いて味覚感覚テストにより選別したり，評価基準を安定させるための訓練（トレーニング）を実施したりすることも多い．パネル人数は数名程度で十分信頼性の高いデータを得ることができる．

### 2)　嗜好型パネル

　評価対象を考慮し，それを代表するような平均的なパネルを選定する．細かな識別能力よりも食品に対して偏見のないパネルを選ぶことが重要である．パネルの選定においては，年齢，性別，地域特性，食経験などに留意する．パネル人数は，評価対象にもよるが通常数十名以上が必要である．

## d　官能検査の代表的な手法

　検査目的により様々な手法が選択される（**表6.d.1**）．例えば，試料間の差の識別には，2点比較法や3点比較法あるいは1：2点識別法などが用いられ，順位の決定には順位法，品質評価

には評点法，総合評価にはSD法（後述）がよく用いられる．

官能検査は，試料に対するパネリストの評価，パネルの評価全体の統計処理，検定による有意差解析の順で進行していく．このような手続きを経ることで官能検査の信頼性が向上するため，十分慎重に対処すべきである．

### 〈表6.d.1〉 官能検査の目的と手法 (川端監修，1989より引用)

| 目的 | 手法 | 利用 |
|---|---|---|
| I．差を識別する手法 | 1) 2点比較法<br>　(1) 2点識別試験法<br>　(2) 2点嗜好試験法<br>2) 3点比較法<br>　(1) 3点識別試験法<br>　(2) 3点嗜好試験法<br>3) 1：2点識別法<br>4) 配偶法<br>5) 選択法 | ・パネルの能力測定<br>・優劣の判定<br>・品質管理<br>・試作改良の研究<br>・刺激閾，弁別閾の判定 |
| II．順位を決定する手法 | 1) 順位法<br>2) 対比較法 | ・優劣の判定<br>・嗜好調査 |
| III．品質を評価する手法 | 1) 評点法<br>　(1) 一元配置法<br>　(2) 二元配置法 | ・品質管理<br>・嗜好調査<br>・試作改良の研究 |
| IV．特性を総合評価する手法 | 1) 風味側描法<br>2) テクスチャー側描法<br>3) SD法 | ・風味改善<br>・食品の総合評価<br>・パネルの教育 |

## 1) 2点比較法

AとBの2種類の試料を比較し，どちらが甘いかなどの客観的品質特性を評価する2点識別試験法と，どちらが好ましいかなどの

### 〈表6.d.2〉 2点嗜好試験法の例と検定表 (吉川・佐藤著，1961より引用)

(a) 例

A，B2種のスープの香り，味，テクスチャーについて，好ましい方に回答を求めた．
各質問項目にA，Bに差はあるか．

| | A選択者（人） | B選択者（人） |
|---|---|---|
| 香り | 14 | 1 |
| 味 | 13 | 2 |
| テクスチャー | 11 | 4 |

検定（検定表参照）
$n=15$の場合　有意水準5%限界値…12人
　　　　　　　有意水準1%限界値…13人
　　　　　　　有意水準0.1%限界値…14人

結果
香り：有意水準0.1%でAが好まれる
味：有意水準1%でAが好まれる
テクスチャー：有意差なし

(b) 2点比較法の検定表

| n＼p | 識別テスト 5% | 1% | 0.1% | 嗜好テスト 5% | 1% | 0.1% |
|---|---|---|---|---|---|---|
| 5 | 5 | — | — | — | — | — |
| 6 | 6 | — | — | 6 | — | — |
| 7 | 7 | 7 | — | 7 | — | — |
| 8 | 7 | 8 | — | 8 | 8 | — |
| 9 | 8 | 9 | — | 8 | 9 | — |
| 10 | 9 | 9 | 10 | 9 | 10 | — |
| 11 | 9 | 10 | 11 | 10 | 11 | 11 |
| 12 | 10 | 11 | 12 | 10 | 11 | 12 |
| 13 | 10 | 12 | 13 | 11 | 12 | 13 |
| 14 | 11 | 12 | 14 | 12 | 13 | 14 |
| 15 | 12 | 13 | 14 | 12 | 13 | 14 |
| 16 | 12 | 14 | 15 | 13 | 14 | 15 |
| ⋮ | | | | | | |
| 50 | 32 | 34 | 37 | 32 | 35 | 37 |
| 100 | 59 | 63 | 66 | 60 | 63 | 67 |

$p$：危険率，$n$：判定総数．

主観的嗜好性を評価する2点嗜好試験法がある．2点嗜好試験法の実施例と有意差判定に使用される検定表を示す（**表6.d.2**）．

## 2) 3点比較法

AとBの2種類の試料を，AAB，ABBのように3個1組にして提示し，異なる1点を識別させるものを3点識別試験法といい，AとBを区別できるかどうか判断する．味や香り，テクスチャーなどの複数の要素を総合的に判断するところが2点比較法と異なる．さらに，識別試験で有意差があった場合のみ，正答者に2種類の試料のどちらが嗜好的かを判定（3点嗜好試験法）させる．

### 3) 1:2点識別法

AとBの試料のうちどちらかを標準試料としてあらかじめパネルに提示し，そののちAとBを提示してどちらが標準試料かを識別させる．試料の特性を識別する分析型検査である．パネルに識別能力があるかどうかを見分けるときにも用いられる．

### 4) 順位法

3種類以上の試料について，味や香りなどの強さや好ましさを順位づけさせる．この手法は，各試料に点数を付けたり，コメントを記述させるより容易であることから，パネルが不慣れな場合にも有効である．しかし，アイスクリームや調理品などのように時間や温度で状態変化しやすい食品や同時に多数の試料を判定したい場合は，この検査法は向かない．

順位法には様々な統計処理法があり目的によって選択される．スピアマンの順位相関係数は，甘さや辛さなどの客観的順位が存在する試料に対して，順位通りに並べることができるかを判定する方法で，パネリストの識別能力の判定などに用いる．Newell & MacFarlene の検定では，順位づけられた試料群について特定の2試料間に差が存在するかを判定する．ケンドールの一致性の係数は，嗜好検査において順位づけを行った際，特定のパネリストAについてパネル全体の傾向と一致しているかどうかを判定する．食に対して偏りのあるパネリストを抽出することができる．

### 5) 評点法（採点法）

各試料について，その試料の特性，品質，好ましさなどを採点する方法である．順位法は試料を相対的に判定するのに対して，評点法は定められた評価尺度に従って採点させる方法なので，試料数が2種以上の場合は，差の有無だけでなく，差の大きさの評価も行え，順位付けができるので，識別試験および嗜好試験に用いることができる．いずれも点数化され解析，判定される（**表6.d.3**）．

〈表6.d.3〉 評点法による評価尺度 （川端監修，1989より引用）

| 5段階評価尺度 | 7段階評価尺度 | 嗜好尺度 |
|---|---|---|
| | | 9……最も好き |
| | 7（+3）……大変よい | 8……かなり好き |
| 5（+2）……大変よい | 6（+2）……かなりよい | 7……好き |
| 4（+1）……かなりよい | 5（+1）……少しよい | 6……やや好き |
| 3（0）……普通 | 4（0）……普通 | 5……好きでも嫌いでもない |
| 2（−1）……かなり悪い | 3（−1）……少し悪い | 4……やや嫌い |
| 1（−2）……大変悪い | 2（−2）……かなり悪い | 3……少し嫌い |
| | 1（−3）……大変悪い | 2……かなり嫌い |
| | | 1……最も嫌い |

### 6) SD（セマンティック・ディファレンシャル）法

SD法は，試料の特性を記述する記述法（プロフィール法）の一つであるが，相反する対象語を尺度の両端に配置して評価するのが特徴である（**表6.d.4**）．通常，複数項目において評価を行い，主成分分析や因子分析などの多変量解析の手法を用いて試料の全体像を把握し，試料の多面的特徴を知ることができる．

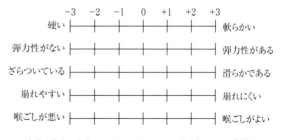

〈表6.d.4〉 SD法を用いた「食感」尺度評価の例

試作プリンについて，各項目ごとに −3〜+3 の7段階の評価を求めた．

0…どちらともいえない　1…やや　2…かなり　3…非常に

# 7 食品の機能性

　食品は，第一に安全でなければならない．そして食品には，健康を維持するための栄養素を供給する働き（栄養機能：一次機能），感覚を刺激し嗜好性を満足させ，おいしさを味わわせる働き（感覚機能：二次機能），さらに生理系統を調節することにより病気を予防し，身体の調子を整える働き（生体調節機能：三次機能）が求められる（第1章図1.a.4参照）．

## a　食品の機能性に関する背景と現状

　日本では第二次世界大戦後の食料不足の時代，食品に求められたのは空腹を満たし，エネルギー源となる機能であった．その後，安定した時代となり，食料が行き渡ると，食品に対し各種栄養素の供給源としての機能が求められ，さらにおいしさも求められた．近年は食生活が豊かになり，飽食とグルメの時代ともいわれ，食品の過剰摂取や偏食に起因した肥満や生活習慣病などの疾患が問題となっている．

　食品成分の中には，血糖上昇抑制作用や血中コレステロール低下作用などの体調調節機能，免疫増強作用や抗アレルギー作用などの生体防御機能などを示すものが多く存在する．国民の健康に対する関心は高く，これらの機能成分をもった食品を食生活に取りいれ，健康維持と疾病予防を図ろうとする志向がある．

## b　機能性と特定保健用食品

　健康維持や疾病防止のために，食品の生体調節機能（三次機能）を積極的に活用しようという社会的ニーズがある．そのため作用を効果的に発揮できるよう，機能成分を高濃度加工した食品などの販売も行われている．しかしこれらの中には効果が疑わしいものや，過剰摂取により健康を害する恐れのあるものも報告されている．そこで国は，健康増進法および食品衛生法により，科学的試験に基づいた生理的機能，特定の保健機能，有効性や安全性について，審査し許可（承認）を得たものについてのみ，特定保健用食品（トクホ）として販売できるようにした．さらに，高齢化や食生活の乱れなどにより，通常の食生活では不足しがちな栄養成分の必要量を補給・補完することを目的とし，栄養成分の機能を表示した栄養機能食品がある．特定保健用食品と栄養機能食品を合わせて保健機能食品という．保健機能食品制度については，第9章bで述べる．

## c　食品の一次機能（栄養機能）

　食品の一次機能は，生命を維持しエネルギー源となる栄養素を供給する機能である．栄養素は，たんぱく質，炭水化物（糖質と食物繊維），脂質，ビタミン，ミネラルの五大栄養素に分けられる．これらは，エネルギー源となる熱量素，体組織をつくる構成素，体を調える調整素として活用されるが，それぞれの成分は密接に関係し合いながら働きを示す（第1章**図1.a.3**参

照).

### 1) たんぱく質

たんぱく質は無機質とともに，生体の臓器・筋肉・血液など，組織や細胞の主要な構成成分であり，また酵素，ホルモン，繊維状たんぱく質（骨格，皮膚，結合組織）などの成分でもある．たんぱく質は，炭水化物，脂質と異なり窒素を含んでいる．摂取されたたんぱく質は，消化・吸収され，遊離アミノ酸として存在し，必要に応じペプチド結合を形成し新しいたんぱく質に合成される．また，たんぱく質合成に関与しない遊離アミノ酸（非たんぱく態アミノ酸）も存在し，体内で代謝中間物，神経伝達物質，血圧や血漿コレステロール濃度の抑制などに関わる生理活性物質などになる．

たんぱく質には，エネルギー源としての機能もある．遊離アミノ酸のアミノ基は尿素回路（オルニチン回路）において尿素として排出される．炭素鎖はピルビン酸，アセチル CoA となりクエン酸回路に入り ATP としてエネルギーを産出する．たんぱく質 1.0 g のエネルギー量は 4.0 kcal である．たんぱく質は本来，体組織をつくるためのたんぱく質合成に使われるべきで，体内に糖質が十分にあれば，たんぱく質はエネルギーとして使われないですむ（たんぱく質節約作用）．

食品には，それぞれ特有のたんぱく質が含まれており，食品の種類によってたんぱく質を構成するアミノ酸の割合（アミノ酸組成）が異なる．これがたんぱく質栄養価の違いとして表れ，栄養学的に重要となる．また，たんぱく質の消化吸収率は，たんぱく質の構造形態（球状や繊維状，加工・調理による変化）や共存物質などに影響される．

### 2) 炭水化物（糖質，食物繊維）

炭水化物は，糖質と食物繊維の総称である（第 4 章 b 参照）．

糖質は単糖，オリゴ糖（少糖），多糖，誘導糖に大きく分類される．食品成分として，糖質の最も重要な機能は，生命維持のためのエネルギー源の役割である．食品として主にでん粉とスクロースが多く摂取され，ラクトース，フルクトース，グルコースも利用される．摂取された

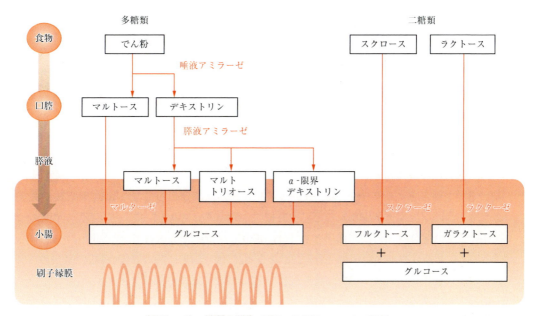

〈図 7.c.1〉 糖質の消化（近藤・松﨑編，2013 より引用）

グルコースやフルクトース，ガラクトースなど単糖は，そのまま小腸で吸収される．二糖類のスクロース，ラクトースなどや多糖類のでん粉は口腔と小腸において，それぞれの酵素により単糖にまで消化された後，小腸で吸収される（**図7.c.1**）．生体の消化・吸収率を考慮した生理的燃焼熱量は約 4.0 kcal/g であり，グルコースが最もエネルギー源としての役割を果たす．

誘導糖であるソルビトール，キシリトール，マルチトールなどは，味覚に対し甘味を示すが，ヒトの消化酵素では分解されないため，小腸において吸収されにくい．糖質には，栄養素としてエネルギー源のほか，アミノ酸や脂肪酸など体構成成分をつくる機能もある．

食物繊維とは，人間の消化酵素により消化されない食物中の難消化性成分のことをいい，水溶性食物繊維（アルギン酸，グルコマンナンなど）と不溶性食物繊維（セルロース，リグニン，キチン）に分けられ，植物性食品に多く含まれる．食物繊維の機能は，腸の蠕動運動の促進，便容積の増加，腸管内における食物の通過時間短縮や脂質の吸着作用・吸収抑制などである．しかし，同時にビタミンやミネラルなどの吸収阻害作用もある．食物繊維は，腸管内で微生物に分解されて有機酸などになり，微量だがエネルギー源として利用される．

### 3）脂　　質

脂質は生体において，効率的なエネルギー源（約 9.0 kcal/g）であり，糖質やたんぱく質よりも燃焼熱量が多い．このため少量の摂取で高いエネルギーを産出することができ，成長期や妊婦・授乳婦など，エネルギー要求の高い人に適している．脂質は，膵臓からの脂質分解酵素や胆汁酸の作用により消化され，腸管から吸収される．他の栄養素に比べ，脂質の消化・吸収率は非常に高い．そのため，エネルギーの過剰摂取と関連し，生活習慣病の因子として注意が必要な栄養素である．

脂質は生体において，リン脂質，糖脂質など細胞膜の主要な構成成分である．

脂質を構成する脂肪酸のうちリノール酸，α-リノレン酸，アラキドン酸は，生体では合成されない必須脂肪酸である．これらの必須脂肪酸とイコサペンタエン酸，ドコサヘキサエン酸は，プロスタグランジン，ロイコトリエン，トロンボキサンなどのイコサノイドといわれるホルモン様物質に代謝され，血小板凝集の促進および抑制，気管支の収縮および拡張，子宮収縮，腸管運動など，多くの生理機能に関与する．

### 4）ビタミン

ビタミンの機能は他の栄養素とは異なり，エネルギー源や体の構成成分としてではなく，抗酸化作用や酵素の補酵素として，また一部はホルモン様物質として生理機能調節に関与した働きを行う．ビタミンは微量栄養素であるが，生体では全く合成できないか，あるいは合成できても必要量を満たすことができず，食品から摂取しなければならない．

### 5）ミネラル

生体内において，酸素，炭素，水素，窒素以外の元素をミネラルという．ミネラルが体内に占める割合は体重の約 4% でありきわめて少ないが，生理的作用は非常に多く，生命活動の維持に重要な働きをする成分である．ミネラルの生体構成成分としての作用は，硬組織の成分（カルシウム，リン，マグネシウムなど）や有機化合物の成分（リン，鉄，イオウ，ヨウ素など）である．また生体機能の調節作用としては，体液の浸透圧や酸塩基平衡の調節（カリウム，ナトリウム，カルシウム，マグネシウム，リンなど），神経伝達や筋肉収縮の調節（カリウム，ナトリウム，カルシウム，マグネシウムなど），酵素成分や賦活作用（マグネシウム，鉄，銅，セレンなど）である．

摂取されたミネラルは，多くが小腸においてイオン形態であるため，他の成分の影響を受け

やすく吸収率の変動が大きい．また，鉄やカルシウムなどは，成長期や妊娠，加齢などにより要求量が変動する．

## d 食品の二次機能（感覚機能）

食品のおいしさは，食品中の様々な成分による色や香り，物性などの二次機能を摂取する人の感覚（味覚，視覚，嗅覚，触覚，聴覚）に訴えて，総合的に感じさせるものである（第4章 j の1）「食品の味と機能」参照）．食品がもつ二次機能により，食欲がわき，生命維持に必要な栄養素を体内に取り込むことになる．

二次機能を示す成分（嗜好性成分）の中には，カロテノイド類や脂肪酸などのように栄養素や生体調節として一次機能や三次機能を併せもつものも多い．

## e 食品の三次機能（生体調節機能）

生体調節機能を示す成分は，消化管内で作用するものと消化吸収後に標的組織に作用するものの二つに分けられる．消化管内での作用としては，整腸作用（腸管の蠕動運動の促進，腸内細菌叢の改善など），糖吸収遅延による血糖値上昇の抑制作用，ミネラル吸収の促進作用，う蝕防止作用などがある．また消化吸収後の標的組織への作用としては，循環器系に対する作用（血圧の抑制，動脈硬化の防止，**血栓**の防止など），内分泌に対する作用（脂質代謝の促進，膵臓機能の亢進），生体防御免疫系に対する作用（免疫能の強化，アレルギー症状の緩和），神経系に対する作用，骨系に対する作用などがある．

### 1) 食品の機能性成分とその機能

#### ①酵素阻害活性を示す機能性成分

**血糖上昇の抑制・遅延**： 高血糖値は，インスリン不足や作用低下，膵臓への負担を引き起こし，糖尿病の原因ともなる．糖尿病の予防や病状の進行抑制のためには，血糖の急激な上昇を抑制・遅延する必要がある．小腸からの糖質の吸収は，ほとんどが単糖である．摂取したでん粉や他の糖質類は，唾液アミラーゼや膵液アミラーゼによりマルトースに，さらに小腸上皮細胞において $\alpha$-グルコシダーゼ（マルターゼ，スクラーゼ，ラクターゼなど）によりグルコースにまで分解される（図7.c.1参照）．そこでこれらの酵素活性を阻害することにより，糖質は分解されず，小腸からの吸収を抑制・遅延して，血糖の上昇を抑えることができる．

アミラーゼ阻害作用を有する食品として，緑茶，ハイビスカス茶，グァバ，小麦などがあり，成分としては，小麦アルブミン，グァバ葉ポリフェノールなどが報告されている．

$\alpha$-グルコシダーゼ阻害作用を示す食品としては，緑茶，各種香辛料，豆鼓，グァバなどがあり，食品成分としては，グァバ葉ポリフェノール，豆鼓エキス，L-アラビノースなどが報告されている．

**血圧上昇の抑制**： レニン・アンジオテンシン・アルドステロン系とは，血圧の上昇に関わる代謝系の一つである（図7.e.1）．肝臓で合成されるアンジオテンシノーゲン（分子量約10万の糖たんぱく質）に，たんぱく質分解酵素のレニンが作用し，アンジオテンシンⅠ（アミノ酸10個からなる不活性型ペプチド）が生じる．次にアンジオテンシンⅠはアンジオテンシン変換酵素（ACE）により，活性型のアンジオテンシンⅡに変換される．アンジオテンシンⅡには，末梢血管収縮作用があるとともに，副腎においてアルドステロンの分泌促進作用がある．

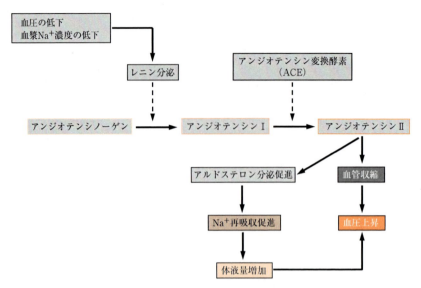

〈図7.e.1〉 レニン・アンジオテンシン・アルドステロン系 (近藤・松﨑編, 2013 より引用)

アルドステロンは腎臓の尿細管に作用し、ナトリウムと水分の再吸収を促進して体液量を増加させる．これらの作用によって血圧の上昇を招く．

血圧の上昇を抑制し、低下を促進するためには、アンジオテンシンⅡの生成を抑えることが望ましく、ACEの作用を阻害することが効果的である．ACE阻害作用をするものに、食品たんぱく質の酵素分解物および発酵により生じたペプチドがある．特定保健用食品の「血圧が高めの方の食品」のうち、ACE阻害の関与成分を**表7.e.1**に示す．

〈表7.e.1〉「血圧が高めの方の食品」に用いられる高血圧予防が期待されるペプチド
(川上・高野編著, 2013より引用)

| 名　称 | ペプチドの構造 |
|---|---|
| サーデンペプチド | VY |
| かつお節オリゴペプチド | LKPNM |
| ラクトトリペプチド | VPP, IPP |
| ぶなはりたけエキス(イソロイシルチロシン) | IY |
| わかめペプチド | FY, VY, IY |
| 海苔オリゴペプチド | AKYSY |
| ごまペプチド | LVY |
| ローヤルゼリーペプチド | VY, IY, IVY |
| カゼインドデカペプチド | FFVAPFPEVFGK |

V；バリン, Y；チロシン, L；ロイシン, K；リジン, P；プロリン, N；アスパラギン, M；メチオニン, I；イソロイシン, F；フェニルアラニン, A；アラニン, S；セリン, E；グルタミン酸, G；グリシン

**脂肪吸収の抑制：** 食品の摂取により得られたエネルギーは日常の活動で消費され、余剰分は脂肪として体内に蓄積される．過度の脂肪蓄積は肥満の要因であり、高血圧症、動脈硬化症などを引き起こしやすい．生活習慣病の予防には、脂質の摂取をコントロールすることが重要である．

摂取された脂質は、胆汁酸により乳化されミセルに取り込まれ、膵臓で中性脂肪（トリアシルグリセロール）に合成される．中性脂肪は、十二指腸に分泌される膵リパーゼによって消化され、モノアシルグリセロールと脂肪酸となり、胆汁酸によりミセルとして溶解し、小腸から吸収される．その後、再び中性脂肪に合成され、血液によりそれぞれの組織に送られる（**図7.e.2**）．

小腸からの脂肪吸収を抑制するためには、中性脂肪の分解酵素であるリパーゼを阻害することが効果的である．この作用を有する成分に、グロビンペプチド（ヘモグロビンのヘムを除いたたんぱく質部分の酵素分解物）、茶カテキン、ウーロン茶の重合ポリフェノールなどがある．

## ② 脂質代謝に機能する成分

**動脈硬化の抑制（血中コレステロール低下作用）：** 脂質のコレステロールやトリアシルグリセロールは，体内では肝臓で作られるが，食品からも摂取され，通常は両者のバランスが保たれるように調節されている．しかし，食品からの摂取が多過ぎると，血液中のコレステロールが過剰になり，動脈硬化などを引き起こしやすくなる．血液中コレステロールを低減させるためには，消化管内のコレステロールを吸着して消化吸収を妨げる，コレステロールが小腸から吸収されるのに必要な胆汁酸ミセル形成を阻害する，胆汁酸の**腸肝循環**を阻害してコレステロールの消費を高める，などによる脂質代謝の調整が効果的である（**図7.e.3**）．

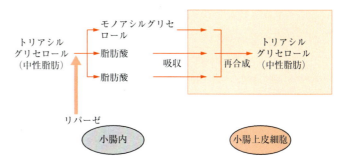

〈図7.e.2〉 脂肪の消化吸収（青柳編著，2009より引用改変）

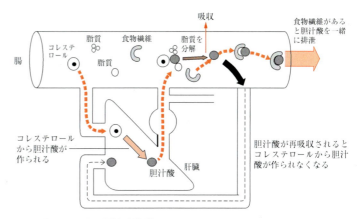

〈図7.e.3〉 胆汁酸代謝サイクル（綾野著，1986より引用改変）

植物ステロールや植物ステロールエステル（シトステロールやスチグマステロールおよびこれらのエステル類など）は，ミセル形成を阻害するため，血中コレステロールを低下させる．植物ステロールの腸管からの吸収率は，コレステロールの約1/5〜1/10である．植物ステロールは，米ぬか（オリザノール），米油，とうもろこし油，なたね油などに多く含まれ，一部は特定保健用食品の関与成分となっている．

キトサン，サイリウム種皮由来の食物繊維，低分子化アルギン酸ナトリウムは，腸管においてコレステロールを吸着して吸収を阻害する．また胆汁酸も吸着し排泄することで，腸肝循環を阻害し，コレステロールの消費を高め，血中コレステロールを減少させる作用がある．

大豆たんぱく質とその消化ペプチドであるリン脂質結合大豆ペプチド（CSPHP）は，腸管でのコレステロール吸着による吸収阻害および胆汁酸吸着による腸肝循環阻害のほか，肝臓におけるコレステロール合成の抑制作用があり，血中のコレステロールを低下させる．

ブロッコリー・キャベツ由来アミノ酸（S-Methylcysteine Sulfoxide（SMCS））は，コレステロールを胆汁酸に変換反応する**律速酵素**（コレステロール$7\alpha$-ヒドロキシラーゼ）を活性化し，糞便中へ胆汁酸の排出を促進し，コレステロールの消費を高める作用やLDL濃度を低下させる作用があり，特定保健用食品の関与成分となっている．SMCSは，アブラナ科やネギ科の植物全般に多く含まれている．

$n-3$系多価不飽和脂肪酸のイコサペンタエン酸（IPA）とドコサヘキサエン酸（DHA）は，肝臓でSterol-Regulated Element Binding Protein-1（SREBP-1）と結合して，中性脂肪合成酵素を阻害する作用がある．このためVLDL（超低密度リポたんぱく質）量が低下して，血液中

コレステロールが減少する．また，血小板の凝集を阻害する作用もあり，血栓の抑制機能も報告されている．IPA および DHA は青魚に多く含まれ，これらは特定保健用食品「血中中性脂肪，体脂肪が気になる方の食品」の関与成分となっている．

茶カテキンは，肝臓における脂質代謝を活発にさせる作用があり，脂質燃焼によりエネルギーを消費させ，体脂肪を低減させる作用があると報告されている．

### ③ミネラルの吸収に機能する成分

ミネラルは，栄養素の中でも吸収率，吸収後の利用率が非常に悪い．要因として食事構成，栄養素の構造形態などがあげられ，主に植物性食品のフィチン酸やシュウ酸，食物繊維などが影響する．ミネラルの摂取不足で主に問題になるのが，カルシウム，鉄，マグネシウム，亜鉛などである．特に日本においては，女性や子どもにカルシウムや鉄が不足する傾向がみられる．特定保健用食品の「ミネラルの吸収を助ける食品」において，関与成分の多くはカルシウムに関するものである．

**カルシウムの吸収を助ける成分：** 摂取されたカルシウムは，胃の強酸性の下では，可溶性カルシウムイオンとなる．小腸は，部位により酸性度が異なり，中心部より下部では弱塩基性（pH 7.6）であり，カルシウムイオンは不溶性となる．カルシウムは，小腸上部の方が吸収されやすい．食品成分の中にはカルシウムの可溶化を促進し，吸収を高めるものがある．

カゼインホスホペプチド（CPP）は，牛乳カゼインをトリプシン処理した生理活性ペプチド（ホスホセリン）である．カルシウムや鉄は，一緒に摂取した食物繊維やフィチン酸などと結合すると，小腸からの吸収が阻害される．CPP は胃や小腸上部で，カルシウムなどと結合し可溶性を保ち，食物繊維やフィチン酸との結合を防ぐ．これにより体内への吸収を促進する．

クエン酸リンゴ酸カルシウム（CCM）は，カルシウムにクエン酸とリンゴ酸が作用し，中性や塩基性条件下でも，カルシウムの可溶性が保たれ，吸収を促進する．

フルクトオリゴ糖（FOS）は，甘味料として使用される難消化性の糖である．フルクトオリゴ糖の摂取により，大腸内のビフィズス菌の増殖が促進され，生成した有機酸により大腸内が酸性状態に保たれる．これにより，カルシウムやマグネシウムの可溶性が維持され，体内への吸収が高まる．

ポリグルタミン酸は，グルタミン酸が数十～数千結合した直鎖状高分子で，納豆などの粘着性糸引きの成分である．ポリグルタミン酸は，小腸下部において，カルシウムとリンが結合して不溶性となることを防ぐ作用があり，カルシウムの吸収を高める．

**ミネラルの代謝改善食品：** 大豆イソフラボンは，化学構造が女性ホルモンのエストロゲンに類似している．加齢に伴うエストロゲンの減少と骨のカルシウム流失は，深く関連しており，骨粗鬆症予防のため大豆イソフラボンの摂取効果が期待される．

乳塩基性たんぱく質（MBP）は，牛乳中に微量に含まれるたんぱく質で，骨のカルシウム放出を行う破骨細胞の働きを調節する作用がある．また骨の骨芽細胞にも作用し，カルシウムの吸収，貯蔵の促進も行う．

### ④消化管内で機能する難消化性成分

**オリゴ糖：** オリゴ糖（少糖）は，同種あるいは異種の単糖が 3～10 個グリコシド結合をしたもので，**表 7.e.2** に原料別に分類を示した．オリゴ糖は，人間の消化酵素の作用を受けない難消化性糖質である．

オリゴ糖の中のパラチノース，トレハロース，イソマルトオリゴ糖などは，う蝕の原因となるミュータンス菌の不溶性グルカン合成を抑制して，抗う蝕性の作用を示す．ガラクトオリゴ

## e 食品の三次機能（生体調節機能）

〈表 7.e.2〉 主なオリゴ糖（中久喜著，1998 より引用）

|  |  |
|---|---|
| でん粉関連 | マルトオリゴ糖　　　　　　　　　　　　　；G2～G7（マルトース～マルトヘキサオース）<br>イソマルトオリゴ糖（分岐オリゴ糖）；イソマルトース，パノース，イソマルトトリオース<br>サイクロデキストリン（CD）　　　；α-CD，β-CD，γ-CD，HP-β-CD，分岐 CD<br>その他　　　　　　　　　　　　　　　　；マルチトール，ゲンチオオリゴ糖，ニゲロオリゴ糖，トレハロース |
| 砂糖関連 | マルトオリゴシルスクロース，フルクトオリゴ糖，パラチノース（イソマルチュロース），ラクトスクロース，キシロシルフルクトシド，ラフィノース，スタキオース |
| 乳糖関連 | ガラクトオリゴ糖，ラクトスクロース，ラクチュロース，ラクチトール |
| その他 | キシロオリゴ糖，アガロオリゴ糖，キチン・キトサンオリゴ糖，マンノオリゴ糖，アルギン酸オリゴ糖，シアル酸オリゴ糖，サイクロフルクタン，サイクロデキストラン |

糖，フルクトオリゴ糖，ラクトスクロースなどは，大腸でビフィズス菌などの栄養源となる．菌の増殖により生じた有機酸が，腸の蠕動運動を活発にし，整腸・便性の改善を示す．また腸内が酸性となるのでミネラルの吸収促進もある．

　難消化性糖質は消化吸収されにくいため，血糖値を上昇させず，インスリンの分泌にも影響を与えない．特定保健用食品には，「おなかの調子を整える食品」として，乳果オリゴ糖，イソマルトオリゴ糖，ガラクトオリゴ糖，フラクトオリゴ糖などが，「ミネラルの吸収を助ける食品」では，フラクトオリゴ糖が関与成分として認められている．

　**糖アルコール**：　糖アルコールは消化酵素で分解されにくく，消化管での吸収は一般の糖質より遅く低い（**表 7.e.3**）．そのため血糖値上昇が低く，インスリン分泌の抑制となる．またインスリン分泌を刺激しないので，肝臓におけるリパーゼの活性を高めず，中性脂肪の体内蓄積を抑制する．低カロリー甘味料として多く用いられている．

　また糖アルコールは，口腔内のミュータンス菌などに利用されにくいので，う蝕の原因となる不溶性グルカンの合成を抑制する．また酸生成の基質とはならず，抗う蝕性の作用を示す．特定保健用食品には，「むし歯の原因になりにくい食品・歯を丈夫にする食品」として，キシリトール，マルチトール，エリスリトールなどが関与として認められている．

　**食物繊維**：　食物繊維は，水溶性食物繊維と不溶性食物繊維に分けられ，その機能には差がある．水溶性食物繊維としてペクチン，グアーガム分解物，グルコマンナン，アガロース，ア

〈表 7.e.3〉 主な糖アルコール（中久喜著，1998 より引用）

| 区分 | 原料 | 糖アルコール | 摘要（含有食品） |
|---|---|---|---|
| 単糖類 | ぶどう糖（グルコース） | エリスリトール | きのこ，発酵食品，果実 |
| | キシロース | キシリトール | いちご，野菜類 |
| | アラビノース | アラビトール | きのこ類，地衣類 |
| | ガラクトース | ガラクチトール | 紅藻類 |
| | ぶどう糖 | ソルビトール | ぶどう，バラ科植物 |
| | フルクトース | ソルビトール | りんご，なし |
| | | マンニトール | きのこ類，海藻類 |
| | マンノース | マンニトール | きのこ類，海藻類 |
| 二糖類 | マルトース | マルチトール | 食品扱い |
| | ラクトース | ラクチトール | 食品扱い |
| | パラチノース | パラチニット | 食品扱い |
| 三糖類 | マルトトリオース | マルトトリイトール | 食品扱い |
| | イソマルトトリオース | イソマルトトリイトール | 食品扱い |
| 四糖類以上 | オリゴ糖シロップ，還元オリゴ糖シロップ | | 食品扱い |
| | 水あめ | 還元水あめ | 食品扱い |

ルギン酸ポリデキストロースなどである．一方，不溶性食物繊維としては，セルロース，ヘミセルロース，リグニン，キチンなどである．

水溶性食物繊維は，胃に入ると水分と混じり食塊が膨張して容積が増し，粘着性を示す．胃での滞留時間が長くなり満腹感が持続し，食べ過ぎ防止の効果がある．また粘着性は，小腸において内容物の拡散速度や消化酵素の活性を遅らせる作用がある．グルコースなどの吸収遅延や，コレステロールや胆汁酸などの吸収抑制の作用がある（図7.e.3）．血糖値の急激な上昇防止や血中コレステロール濃度の上昇抑制などの効果がある．また，オリゴ糖と同様に，腸内菌の栄養源となり増殖促進により有機酸を生じて，腸の蠕動運動を活発にし，整腸・便性改善の効果がある．

不溶性食物繊維の摂取は，咀嚼回数の増加，唾液や胃液の分泌促進，食塊の膨張・容積増加による満腹感の持続などの作用がある．腸管では，水分吸収により容積が増し，便量が増え軟らかくなる．便量増加は腸管を適度に刺激し，蠕動運動を活発化させ移動速度が速まり，水分の多い状態で排泄される．

水溶性食物繊維は，内容物の滞留時間を長くするが，小腸での吸収率は低下させる．一方，不溶性食物繊維は内容物を速く排泄させる働きを示す．

特定保健用食品の「おなかの調子を整える食品」として，水溶性食物繊維はビール酵母由来の食物繊維，寒天由来の食物繊維，小麦ふすま由来の食物繊維，難消化性デキストリン，グアーガム分解物由来の食物繊維などが関与成分となっている．

### ⑤ 神経系に機能する成分

体の神経は，中枢神経（脳および脊髄）と末梢神経（全身にのびる神経線維）からなる．末梢神経には体性神経と自律神経があり，体性神経は感覚および運動を制御し，自律神経は内分泌系とともに体の内部環境を制御する．神経線維どうし，または神経線維と器官との接合部（シナプス）においては，神経伝達物質が受容体と結合して情報を伝える．神経伝達物質は，アセチルコリンとノルアドレナリンに分類される．自律神経には，交感神経と副交感神経がある．

γ-アミノ酪酸（GABA：Gamma-Amino Butyric Acid）はアミノ酸の一種であり，神経系への作用により，血圧上昇抑制効果がある．GABAは，植物性食品では穀類，野菜，果実，漬物などに含まれる．またヒトをはじめとする哺乳動物の脳や脊髄など中枢神経にも多く存在し，抑制性の神経伝達物質としての働きがある．摂取されたGABAは，血液に吸収され，交感神経末端から出る血管収縮伝達物質であるノルアドレナリンの分泌を抑制する作用がある．これにより血管収縮が緩和され，血圧が低下する．また，GABAによるノルアドレナリンの分泌抑制により，腎臓のレニン活性が低下し，ナトリウムの体外排泄が促進され，血圧を降下させるという報告もある．GABAには血圧降下のほか，神経系への作用により興奮状態の抑制や不安状態の緩和などの作用があることが報告されている．特定保健用食品には，「血圧が高めの方の食品」の関与成分としてGABAが認められている．

杜仲葉には，イリドイド配糖体であるゲニポシド酸が含まれる．摂取により吸収されると，副交感神経を通して動脈の平滑筋を刺激し，血管を拡張させる．これにより血流の抵抗が下がり，血圧を降下させる作用が示される．特定保健用食品には，「血圧が高めの方の食品」の関与成分として杜仲葉配糖体（ゲニポシド酸）が認められている．

### ⑥ 抗酸化作用を示す機能性成分

活性酸素やフリーラジカルによる生体障害の防御の観点から，多くの抗酸化作用を示す成分が明らかにされている．主に植物由来成分であり，穀類，野菜，果実，種子など多くの植物性

食品に含まれる．主な成分は，ビタミン類としてビタミンC，ビタミンE，$\beta$-カロテンなど，フラボノイド類としてアントシアン，イソフラボン，カテキン，ケルセチン，ルチンなど，非フラボノイド類としてクロロゲン酸，エラグ酸，セサミン，クルクミン，ショウガオール，カテキンなど，カロテノイド類としてリコピン，ルテイン，カプサイシン，フコキサンチン，ゼアキサンチンなどである．抗酸化作用の機能については，次の3）の②に示す．

#### ⑦腸内フローラ（腸内細菌叢）改善に機能する成分

大腸内の細菌叢は，年齢や食事内容，健康状態，生活習慣などで変化する．細菌叢は，生後数日でビフィズス菌が優勢となり，離乳期から種々の細菌が外部より入り，成年期には嫌気性連鎖球菌などが優勢の細菌叢となる．さらに老年期になるとビフィズス菌が減少し，ウエルシュ菌などが増加し，アンモニア，アミン，インドール，硫化水素などが生成され，生活習慣病など様々な障害の原因となる．

**プロバイオティクス**：　摂取により，腸内細菌叢のバランスを改善し，体に有益な作用をもたらす生きた微生物をプロバイオティクスという．代表的なものは乳酸菌やビフィズス菌などであり，整腸作用（乳酸による腸の蠕動運動，乳糖不耐症軽減），ビタミン生産（特にビタミンB群），アレルギー抑制作用，血清コレステロール低減などの作用がある．これを含むヨーグルトなどが，特定保健用食品「おなかの調子を整える食品」として認められている．

**プレバイオティクス**：　プロバイオティクスに対し選択的な栄養源となり，菌の増殖と活性を促進する難消化性の食品成分である．プレバイオティクスは一般的には，難消化性オリゴ糖を意味する．特定保健用食品の「おなかの調子を整える食品」として，フルクトオリゴ糖，ガラクトオリゴ糖，乳果オリゴ糖，大豆オリゴ糖，キシロオリゴ糖などが関与成分として認められている．

### 2) 食物アレルゲン

体に入った病原体や毒素，種々のたんぱく質などの異物は，免疫機構によって異物（抗原）と認識され，排除や破壊のため抗体が作られる．抗原に対して過敏に反応する身体の組織障害をアレルギーとよび，アレルギーを引き起こす抗原をアレルゲンという．多くの場合たんぱく質である．摂取したたんぱく質が，何らかの原因で分解されないか，分解されても大きな状態（分子量およそ10,000～70,000）のまま体内に入り，免疫系に取り込まれた場合にアレルギーを起こす可能性がある．アトピー性皮膚炎や重篤なアナフィラキシーを引き起こす場合がある．主要なたんぱく質供給源である牛乳，卵，大豆，米，小麦などがアレルギー食品となっている（**図7.e.4**）．

動物性食品の代表的なアレルゲンは，牛乳では$\beta$-ラクトグロブリン，カゼイン，$\alpha$-ラクトアルブミンなど，卵ではオボムコイド，オボアルブミン，リゾチームなど，魚類ではパルブアルブミンなど，甲殻類ではトロポミオシンなどである．

植物性食品の代表的なアレルゲンは，米ではOry s 1など，小麦ではTri a Bd 17K（$\alpha$-アミラーゼインヒビター）など，大豆ではGly m Bd 30Kなどである．

これらの多くは，加熱や消化酵素に対し耐性があるため，活性が低下しない．アレルゲンを除去や低減した食品も開発され，低アレルゲン米などが市販されている．

### 3) 活性酸素，フリーラジカルと抗酸化物質

#### ①活性酸素，フリーラジカルと疾病

酸素原子は8個の電子をもち，酸素分子の形成において，最外殻（L殻）の電子に対をつくらない電子（不対電子）が存在する．このような原子や分子をラジカル（フリーラジカル，遊離

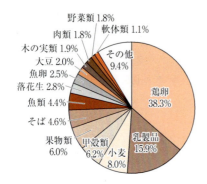

〈図7.e.4〉 アレルギーの原因食物（資料：厚生労働省ウェブページ「食物アレルギーの診療の手引き2008」より引用改変）

〈表7.e.4〉 生体障害に関連した主なフリーラジカル，活性酸素
（青木編著，2002より引用）

| ラジカル | | 非ラジカル | |
|---|---|---|---|
| HO· | ヒドロキシルラジカル | $^1O_2$ | 一重項酸素 |
| $HO_2·$ | ヒドロキシオキシルラジカル | $H_2O_2$ | 過酸化水素 |
| $LO_2·$ | ペルオキシルラジカル | LOOH | 脂質ヒドロペルオキシド |
| LO· | アルコキシルラジカル | HOCl | 次亜塩素酸 |
| $NO_2·$ | 二酸化窒素 | $O_3$ | オゾン |
| NO | 一酸化窒素 | | |
| $O_2^-$ | スーパーオキシド | | |

基）と総称する．また電子が片方の酸素分子に局在したもの（一重項酸素）や外からエネルギーを得て励起された状態や他から電子を1個引き込んだ状態（スーパーオキシド，スーパーオキシドアニオン），水素2原子と結合した過酸化水素（$H_2O_2$）などは，より反応性が高く活性酸素とよばれる．活性酸素にはフリーラジカルとフリーラジカルでないものがある（**表7.e.4**）．

体内では栄養素を燃焼（酸化）させてエネルギーをつくり出すが，その際に副産物としてフリーラジカルや活性酸素が生成される．これらはウイルスや病原菌などに対し殺菌力があり，生体防御に重要な役割を果たす．しかし，これらが過剰生成の場合，脂質やたんぱく質，酵素，核酸（DNA）などへの攻撃となり，種々の疾病や老化などの原因となる．体内ではフリーラジカルや活性酸素を消去する機構として，スーパーオキシドジスムターゼ，カタラーゼ，グルタチオンペルオキシダーゼなどの酵素や，内因性の抗酸化物質であるビタミンCやビタミンE，グルタチオン，尿素，ビリルビンなどが働いている．しかし低栄養や疾病などにより，生成と消去機構のバランスが崩れると，酸化ストレス負荷の状態となる．これを予防する観点から，食品として抗酸化物質の摂取が必要である．抗酸化作用の強い食品成分は，多くが植物由来であり，ポリフェノール類やカロテノイド，ビタミンC，ビタミンEなどがある．

②**抗酸化物質の機能**

抗酸化物質には，ラジカル捕捉能を有するラジカルスカベンジャー（radical scavenger）と一重項酸素などを消去するクエンチャー（quencher）がある．ラジカルスカベンジャーはラジカルと結合することによりラジカルの連鎖反応を停止させる（連鎖切断型抗酸化）．

ポリフェノール類はフェノール性水酸基を有する物質の総称であり，非常に多くの化合物群を包括し（**図7.e.5**），ラジカルスカベンジャーとしての働きを示すものが多い．ポリフェノール類は多くの植物体に含まれており，化学構造からフラボノイド系と非フラボノイド系に分類される．大豆成分のイソフラボン，緑茶成分のカテキン，コーヒー成分のクロロゲン酸，ウコン成分のクルクミンなどが強い抗酸化性を示す．

ビタミンE（トコフェロール）は，脂溶性ビタミンであり$\alpha$-，

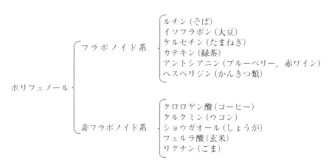

〈図7.e.5〉 食品における主なポリフェノール類

### e 食品の三次機能（生体調節機能）

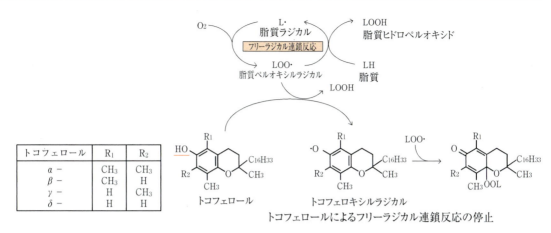

**〈図7.e.6〉 ビタミンEの抗酸化作用**
トコフェロキシルラジカルは比較的安定．さらにペルオキシルラジカルLOO・と反応して安定する．

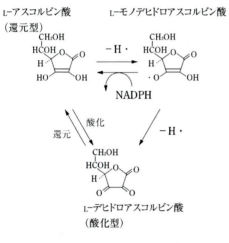

**〈図7.e.7〉 ビタミンCの酸化還元**
（栄養機能化学研究会編, 1996より転載）

**〈図7.e.8〉 β-カロテンのペルオキシルラジカル（ROO・）の補捉機構**
β-カロテンはペルオキシルラジカルに水素を供給して安定させるのではなく，自身の共役二重結合にラジカルを付加して安定化させる．

β-，γ-，δ-トコフェロールがある．クロマン環の6位の炭素にフェノール性の−OH基をもち還元力により，ラジカルスカベンジャーとして抗酸化作用を示す．抗酸化力はα-トコフェロールが最も高い（**図7.e.6**）．

ビタミンC（アスコルビン酸）は，非常に酸化されやすい水溶性ビタミンであり，強い抗酸化作用を示す．アスコルビン酸を酸化すると（あるいは他の物質を還元すると），1電子が脱離されたモノラジカル（アスコルビン酸ラジカル）を経てL-デヒドロアスコルビン酸を生成する（**図7.e.7**）．この強い還元作用がラジカルスカベンジャーとして，いろいろな酸化反応の阻害を行う．

カロテノイドは，主に黄，橙，赤の色素であり，動植物に広く分布するが，動物は自身ではつくることはできず外からの摂取が必要である．一般にイソプレン単位（炭素数5個）を8個もつテトラテルペン（炭素数40個）誘導体の炭化水素をカロテン類といい，大部分は脂溶性である．β-カロテンには，**図7.e.8**に示すようなラジカルの捕捉による抗酸化作用ならびに一重項酸素の消去（クエンチャー）による抗酸化作用がある．他のカロテノイド（リコピン，ルテイン，カンタキサンチンなど）にも抗酸化作用がある．

# 8 食品材料と特性

## 8-1 植物性食品

### a 穀　　類

　穀類の中では，イネ科植物の米，小麦，大麦，ライむぎ，えんばく，とうもろこし，あわ，ひえ，きびなどが代表的である．そばはタデ科植物，アマランサスはヒユ科植物であるが，いずれも成分組成がイネ科作物に類似しているため，これらも穀類に含めている．このうち，米，小麦，大麦以外の穀類を雑穀とよんでいる．

　五穀豊穣とは穀物などの農作物が豊作になることを表す言葉であり，豊作祈願の祭りが各地で行われている．この5種類の穀物［米，麦，あわ，豆およびきび（あるいはひえ）］は，昔からわが国で栽培し食されてきた．穀類はでん粉に富みエネルギー供給源であるほか，主食として多量に摂取されるためたんぱく質源にもなっている．したがって穀類は欠くことのできない食糧資源である．このように古の時代より，米，麦，あわ，きび（またはひえ）および豆を五穀として重要視してきた．

　世界の三大穀物とは，小麦，米およびとうもろこしである．小麦が栽培化されたのはトルコの東部，米は揚子江の中下流域，とうもろこしは中米地域と考えられている．これらの三大穀物は化学肥料の導入や品種改良といった農業技術の発展により，1950年頃より飛躍的に生産量を増加させた．穀類は，①他の園芸作物などに比べて環境に適応しやすく栽培しやすい，②単位面積当たりの収量が高く安定した生産性がある，③水分含量が低いため保存性があり輸送しやすい，④エネルギー供給源としてのでん粉のほかにたんぱく質も含んでいる，⑤味が淡白で主食に向いているなどの理由から，世界各地でヒトの食糧としてあるいは家畜類の飼料として大きな役割を果たしている．

　わが国の主食用穀物自給率は59％，飼料用を含む穀物全体の自給率は28％である．主食用米については97％であるが，小麦12％，大麦・裸麦は9％と自給率は欧米諸国の自給率と比較すると極端に低い（いずれも平成30年度概算）．穀類を外国からの輸入に依存せざるを得ないのが現状である（農林水産省，平成30年度「日本の食料自給率」）．

### 1） 栄養的特徴

　穀類の水分は12～15％で微生物による腐敗が起こりにくい．炭水化物を約70％含有し，その大部分がでん粉であり少量の糖を含む．たんぱく質は6～14％，脂質は胚芽の部分に多く，小麦胚芽には約11％含有されているが製粉後では約2％になる．このように，穀類はでん粉を主体とするたんぱく質を多く含む食品であり，重要なエネルギー源であると同時にたんぱく質源となっていることを示している．ビタミン（ビタミン$B_1$，ナイアシン，ビタミンEなど），ミネラル（リンやカリウム）および食物繊維は，種皮や果皮あるいは胚芽の部分に多いため，穀類では搗精や製粉過程で除去されてしまうことが多い．リンはフィチン酸として存在している．穀類のアミノ酸組成はリシンが少なく第一制限アミノ酸となっている．

## 2) 種　　　類

### ①米

　米はイネの種実であり，イネは，人類の長い歴史の中で育てられてきた作物である．現在では，日本人を含む世界の約10億世帯が米に依存している．なかでもわが国は米との関係が深い．江戸時代に税を米の収穫高に換算する石高制が定められたように，かつて米は貨幣そのものであった．また，石高制の単位である一石は，当時に使われていた重量の基準とされていた．このように，米は日本人の主食であるとともに，貨幣や重さの単位として意味をもっていた類まれな穀物である．日本の稲作の起源には諸説があり一般的には縄文時代の中期とされているが，この時代の遺跡から水田は確認されていない．縄文時代の稲は畑で栽培される陸稲（おかぼ）が主流であり，水田で栽培される水稲は，弥生時代に入ってから本格的に広まったと考えられている．

　**種類と品種**：　栽培イネは日本型（ジャポニカ）（*Oryza sativa* var. *japonica*）とインド型（インディカ）（*Oryza sativa* var. *indica*）に大別できる．ジャポニカは温帯地域（日本，中国の一部，朝鮮半島，アメリカのカリフォルニア，オーストラリアなど），インディカは熱帯地域（東南アジア，南アジア，中国南部など）で主に栽培されている．わが国の米は，短粒で丸みを帯びた，炊飯すると粘性に富むタイプのジャポニカである．一方，タイ米は，長粒で砕けやすく，炊飯しても粘性に乏しいタイプのインディカである．わが国の米は粘りがありタイ米がぱさぱさしているのは，アミロース含量が前者で低く後者で高いからである．

　水田稲作が始まった弥生時代は，多数の品種が混合した状態（混植）で稲作が行われていたと考えられている．イネの品種は，明治初期には4000ほどあった．しかし，作付面積が500 ha以上の品種は今や88品種にまで激減し（2005年），なかでもコシヒカリおよびその系譜をひく品種（あきたこまち，ひとめぼれなど）の占める割合は大きい（**図8.1.a.1**）．このように，現代では品種の多様性が減少しただけでなく遺伝的な違いも小さくなった．

　**米粒の構造**：　籾米から籾殻を除くと玄米（brown rice）が得られる．玄米は，胚乳，胚芽（胚）およびぬか層（果皮，種皮，糊粉層の一部）からなる（**図8.1.a.2**）．搗精（精米）により，ぬか層の5割を玄米から取り除いたものが五分づき（半つき）米，7割の場合は七分づき米，すべてのぬか層を搗精したものが白米（精白米）である．搗精歩留りとは，玄米の重量に対する精米後の重量の割合を示したものである．精白米の歩留りは90〜92%，七分づき米は93〜94%，五分づき米は95〜96%，玄米は100%である．搗精によりビタミン$B_1$，ナイアシンおよびビタミンE含量は，玄米と比較して1/5〜1/2になる．このように，ぬか層や胚芽には，ビタミン類，たんぱく質，脂質およびミネラルなどの栄養素が多く含まれている．ぬか層を粉

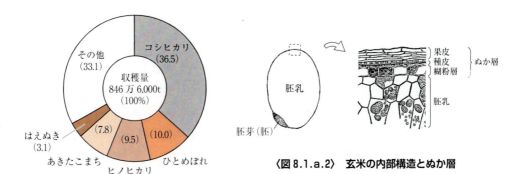

〈図8.1.a.1〉　平成21年産水稲の品種別収穫量（農林水産省，平成22年）

〈図8.1.a.2〉　玄米の内部構造とぬか層

砕したものがぬかである．一方で，玄米の消化吸収は精白米と比較して劣る．これらを考慮して，胚芽のみを残しぬか層を取り除いた米が胚芽精米である（歩留り93%程度）．また，酒造米では，吟醸酒の場合歩留り50%まで搗精したものが用いられる．

**米の成分**：

(1) 水分：玄米の水分含量の最高限度は，農林水産省の玄米の検査規格によると15.0%であり，当分の間この数値に1.0%を加算したものとされている．醸造用玄米については，北海道，青森，岩手，宮城，秋田，山形および福島県では1.0%，新潟，富山，石川，福井，鳥取，島根および沖縄県では0.5%の数値を加算したものとされている．

(2) たんぱく質：たんぱく質含量は，玄米が約7%，精白米は約6%である．米の食味はたんぱく質含量に関係し，たんぱく質含量が低くなると，良味値は高くなる．米の主要たんぱく質は，グルテリンに属するオリゼニンであり，全体の80〜90%を占める．第一制限アミノ酸は，穀類に共通のリシンである．アミノ酸スコアは精白米で58である．

(3) 脂質：玄米の脂質は3%程度であるが，精白米では1.0%程度に減少する．一方で，ぬか層および胚芽には約20%の脂質が含有されているため，米ぬか油（米油）が採油される．脂質の大部分はトリグリセリドである．米油を構成する脂肪酸は，不飽和脂肪酸のオレイン酸（43%），リノール酸（35%）および飽和脂肪酸のパルミチン酸（16.9%）が主要な構成成分であり，$\alpha$-リノレン酸（1.3%）の含量は少ない．このほか，米ぬかに含まれている$\gamma$-オリザノールには，血中コレステロールの低下作用とともに更年期障害への有効性も期待されている．米を貯蔵中に生じる古米臭は，脂肪酸が自動酸化されて生じるペンタナールやヘキサナールなどのアルデヒド類による．玄米の外層部が赤色系色素により呈色している赤米では，タンニン系色素の含量が高く，抗酸化能が高いことがわかってきた．

(4) 炭水化物：炭水化物は米の主成分であり，玄米は74.3%，精白米は77.6%含有している．炭水化物のほとんどはでん粉であり，アミロースとアミロペクチンから成る．米は，でん粉組成の違いからうるち米ともち米に分けられる．うるち米はアミロペクチン約80%，アミロース約20%から成り，もち米は，アミロペクチン100%である．もち米は粘りが強く，消化に時間がかかるため，うるち米と比較して腹もちがよい．

食物繊維総量は，玄米（3.0%）の方が精白米（0.5%）より多く，セルロースとヘミセルロースが主成分である．

(5) ビタミン，ミネラル：米のビタミンは，ビタミン$B_1$，ビタミン$B_6$，ナイアシン，パントテン酸および葉酸などのビタミンB群とビタミンEが含まれている．ビタミンB群はぬか層と胚芽に偏在しているため，搗精により多くが取り除かれることになる．ミネラルは，マグネシウム，リン，亜鉛，鉄，銅，カリウムが含まれている．リン，カリウム，マグネシウム，カルシウムはフィチン態として存在しているものが多いので，食用に供してもこれらのミネラルは利用されにくい．

**用途**：生産量の約90%が主食に利用され，残りが発酵食品（酒，みりん，しょうゆ，みそ，食酢など）の原料となる．みりん，泡盛の加工には，もち米が用いられる．白玉粉，餅粉，道明寺粉およびみじん粉はもち米を，上新粉，ビーフンはうるち米を製粉したものである．米を糊化後に乾燥させた**$\alpha$化米**や搗精することで失われるビタミン$B_1$，ビタミン$B_2$などの各種成分を添加した強化米が市販されている．また，玄米をわずかに発芽させた発芽玄米の開発が進み，$\gamma$-アミノ酪酸（GABA）の含量が高い機能性食品（玄米の約3倍，精白米の10倍）として注目されている．

## ② 小麦

　最も原始的な小麦である一粒系小麦と二粒系小麦の起源地は，地中海東岸からレバノン山脈に沿って北上したトルコのトロス山脈，イラクのザグロス山脈を通りイラン西南部のクルディスタン高原に至る地域といわれ，小麦が栽培化されたのは，トルコの東部地域であるとする説がある．わが国における小麦生産量は，81.2万 t（農林水産統計 2013 年）である．小麦の自給率は 12％と低く，アメリカ，カナダおよびオーストラリアなどからの輸入に依存している．

　**種類**：　野生種の間の自然交雑によりできた野生二粒系小麦（AABB）が栽培化され，栽培二粒系小麦となった．その後 DD ゲノムをもつタルホ小麦との交雑が起こり，普通系小麦（AABBDD）がこのような倍数性進化により誕生したと考えられている．デュラム（マカロニ）小麦（栽培二粒系），パン小麦，クラブ小麦（普通系）などがあるが，パン小麦が最も広く栽培されている．小麦といえば一般的にはパン小麦を示す．小麦の粒の硬さとたんぱく質含量には関係があり，たんぱく質含量が高いものほど粒が硬くなる．粒の硬度により，硬くガラス質でグルテン含量の高いものが硬質小麦，その反対の性状を有するものが軟質小麦，これらの中間の性状を有するものが中間質小麦に区別される．播種時期や外皮の色による分類もある．

　**穀粒の構造**：　小麦の種子は，果皮，種皮，糊粉層，胚芽および胚乳からなるが，その構造や性状は米と大きく異なる．小麦は，中心部に外皮が入り込んだ縦溝とよばれる複雑な構造をしており，外皮は硬くその一方で胚乳部分は軟らかい．そのため，搗精を行わずに圧砕しながら篩にかける工程を繰り返し，胚乳部を取り出し粉として利用する（**図 8.1.a.3**）．

　**製粉と小麦粉**：　製粉の際に除かれる屑をふすまという．ふすまの大部分は，果皮，種皮および糊粉層であり，胚芽や胚乳も少量含まれる．小麦粉はたんぱく質含量の高低により，強力粉，準強力粉，中力粉および薄力粉に分類される（**表 8.1.a.1**）．強力粉が最もたんぱく質含量が高く（約 12％），薄力粉（約 8％）が最も低い．

　**小麦粉の成分**：　ふすまは米のぬかに相当し，脂質，ミネラル，ビタミンおよび食物繊維などが含まれている．小麦粉の水分含量は 14.0〜14.5％である．

　（1）たんぱく質：強力粉，中力粉，薄力粉などの種類によりたんぱく質含量は異なるが，それぞれエタノール

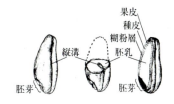

〈図 8.1.a.3〉　小麦の構造

〈表 8.1.a.1〉　小麦の分類と産地および小麦粉の種類と用途（青木編著，2002 より引用）

| 小麦の分類 | 産地：銘柄 | 小麦粉の種類 | たんぱく質（％） 一等 | たんぱく質（％） 二等 | ウェットグルテン*（％） | 用途 |
|---|---|---|---|---|---|---|
| 硬質小麦 | カナダ：ウェスタン・レッド・スプリング<br>アメリカ：ダーク・ノーザン・スプリング<br>オーストラリア：プライムハード | 強力粉 | 11.8 程度 | 12.5 程度 | 40 | 食パン |
| 準硬質小麦 | アメリカ：ハード・レッド・ウィンター（セミハード） | 準強力粉 | 11.5 程度 | 12.0 程度 | 35 | ロールパン，菓子パン，中華麺 |
| 中間質小麦 | オーストラリア：スタンダード・ホワイト<br>アメリカ：ソフト・ホワイト<br>日本：普通小麦 | 中力粉 | 8.0 程度 | 9.0 程度 | 25 | フランスパン<br>そうめん，うどん |
| 軟質小麦 | オーストラリア：ソフト<br>アメリカ：ウェスタン・ホワイト | 薄力粉 | 7.0 程度 | 8.5 程度 | 20 | カステラ，ケーキ，天ぷら |
| デュラム小麦 | アメリカ：ハード・アンバー・デュラム<br>カナダ：アンバー・デュラム | デュラム粉 | 11.5 程度 | 12.5 程度 | 35 | マカロニ，スパゲッティ |

*ウェットグルテン（湿麩量）：粉に 60％の水を加えて生地をつくり，でん粉を十分洗い流した残量．

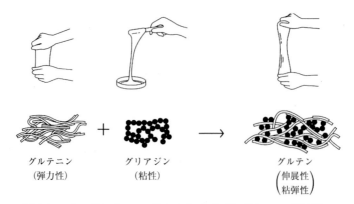

〈図8.1.a.4〉 グルテニン, グリアジンならびにグルテンの概念図
(溝口・八田編, 2000 より引用)

可溶性のプロラミンに属するグリアジンが40％強，アルカリ可溶性のグルテリンに属するグルテニンが40％である．グリアジンとグルテニンに水を加えて練ると伸展性と粘弾性をもつグルテンが生成する(**図8.1.a.4**)．パンでは，複雑な網目構造をもつグルテンを多く生成するために強力粉が使用されるが，ケーキや天ぷらの衣には，グルテン生成が少ない薄力粉を用いる．たんぱく質含量は米より高いが，小麦粉のアミノ酸スコアは31～36で米よりも低い．第一制限アミノ酸はリシンである．

(2) 脂質：小麦全穀中の脂質は約3％，胚乳部の脂質は1等粉において約1.5％である．胚乳部の脂質は，リポキシゲナーゼにより過酸化物に変換されグルテン形成を促進させる．このため，脱脂した小麦粉は製パンに適さない．小麦胚芽には，$\alpha$-トコフェロールが多く，次いで$\beta$-トコフェロールの含量が多い．小麦胚芽油は，米ぬか油と同様に血中のコレステロールを低下させる働きがある．カロテノイド色素は，小麦粉の淡黄色に関係している．

(3) 炭水化物：小麦粉には68～76％含まれる．炭水化物の大部分はでん粉であり，アミロース約24％，アミロペクチン約76％からなる．デキストリン，マルトース，スクロース，グルコースなどの糖類も少量存在する．食物繊維も炭水化物の3～4％ほど存在する．

(4) ビタミンとミネラル：ビタミンB群，ビタミンE，リン，マグネシウム，銅，亜鉛などのビタミン類やミネラルは，胚乳に比べてふすまに多く含有されている．小麦粉の品質は，特等粉，一等粉，二等粉および末粉に分けられ，等級が増えるに従い灰分含量も多くなる．

**用途**： 小麦粉として利用されるほかは，しょうゆなどの発酵食品の原材料として用いられることが多い．また，小麦麹としてみそに利用されることもある．パンには強い伸展性のある強力粉，うどん，そうめんには適度なコシの強さと滑らかさをもたらす中力粉，菓子や天ぷら粉には伸展性の低い薄力粉が用いられる．生のグルテンを水に晒したものが生麩であり，餅粉と練り合わせて蒸したり湯がいたりして成形したものが麩である．

### ③大麦

大麦は，約9,000年前にメソポタミア，シリア，パレスチナなどの肥沃な三日月地帯で祖先野生種から栽培化されたといわれている．わが国には，朝鮮半島や東シナ海沿岸を経由して伝播したと考えられ，モンスーン地帯に適応した品種群が選抜されてきた．

**種類**： 大麦は，穂軸に3つずつ左右交互に6つの列をつくる六条大麦と，左右交互に2つの列をなす二条大麦がある．また，皮が取れにくい皮麦と皮がとれやすい裸麦がある．

**成分の特徴**： 炭水化物の主成分はでん粉であり，アミロース約25％，アミロペクチン約75％

である．たんぱく質は，プロラミンに属するホルデインとグルテリンに属するホルデニンが主である．大麦のたんぱく質は小麦とは異なり，グルテンが形成しにくいため，製パンには適さない．制限アミノ酸はリシンであり，アミノ酸スコアは58で小麦より高く，米と同等である．

**用途：** 大麦は，精麦して押麦，みそ，麦茶，麦こがしなどの原材料に，あるいは飼料として利用されている．江戸時代初期には，しょうゆの原材料としても使用されていた．二条大麦は，麦芽が高い$\alpha$-アミラーゼ活性を有しているため，ビールの製造に用いられる．

### ④そば

そばは，痩せ地や寒冷地などでも栽培することができ生育期間も短いため，古より救荒作物として重用されてきた．イネやムギと異なり，昆虫により受粉をする虫媒他殖性植物である．わが国の作付面積は，明治30年頃がピーク（約18万ha）であったがその後減少し続け，昭和40年代には2万haを下回った．近年では，5～6万haで推移している（農林水産省ホームページ「農林水産省統計表」より）．雑穀のほとんどが国内での栽培量が減少するなか，そばは，日本人の食生活に欠かせない作物である．

**種類：** そば（*Fagopyrum esculentum*）は，タデ科ソバ属の一年生草本である．春に播種し夏に収穫する「夏そば」と夏に播種し秋に収穫する「秋そば」に大別される．果実は，果皮，種皮，胚芽および胚乳からなり，この中で胚乳と胚芽が食用となる．粒形は特徴的な三稜形である（図8.1.a.5）．そば粉には一番粉（更科），二番粉，三番粉および全層粉がある．一番粉は，中心部のみを製粉した粉であるため，色が最も白い．栽培そばにはもう一種，自家受粉種の韃靼そば（*F. tataricum*）がある．

**成分の特徴：** 主成分は炭水化物で，アミロース25％，アミロペクチン75％からなるでん粉である．たんぱく質は，全層粉では12.0％であるが内層粉では約半分になり，製粉の違いによりたんぱく質含量が大きく異なる．同様に，全層粉ではアミノ酸スコア100であるが，製麺後は53（第一制限アミノ酸：リシン）に低下する．たんぱく質の約50％がグロブリンである．このほか，フラボノイドの一種であるルチンは，毛細血管の透過抑制作用や抗酸化作用などの機能性を有する特徴的なそばの成分である．韃靼そばにはルチンがふつうのそばの100倍程度も含有されているため，健康食として注目される．

**用途：** そば粉は麺に加工するが，そばのたんぱく質はプロラミンが少ないのでグルテンが形成されない．そのため，つなぎとして小麦粉ややまのいもなどが利用される．そばがきはそば粉を湯でこねてつくる．そば粉は，饅頭などの和菓子のほかに，最近ではクッキー，ケーキやクレープなどにも用いられている．

### ⑤とうもろこし

南米が原産とされ，わが国には天正年間に伝えられたといわれている．現在では世界の三大穀類の中で最も生産量が多い作物である．他家受粉植物であるため交雑が起こりやすい．食用としてだけでなく，家畜飼料としての利用も多い．

**種類：** 粒質の違いにより，馬歯種（デントコーン），硬粒種（フリントコーン），軟粒種（ソフトコーン），甘味種（スイートコーン），爆裂種（ポップコーン），もち種（ワキシーコーン）などがある（図8.1.a.6）．

**成分：** 炭水化物が主成分でその大半はでん

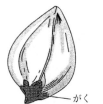
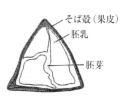

〈図8.1.a.5〉 そばの構造
（栗原ほか，2000を参考に作成）

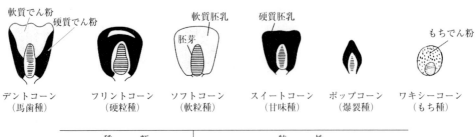

| 種類 | 特性 |
|---|---|
| ① 馬歯種（デントコーン） | 大型粒，生産量最多，飼料用，でん粉製造用 |
| ② 硬粒種（フリントコーン） | 成熟粒は硬いので中熟期に収穫，生食用 |
| ③ 軟粒種（ソフトコーン） | 粒は軟質，生食用，缶詰用，でん粉製造用 |
| ④ 甘味種（スイートコーン） | 甘味が強い，中熟期のものを生食用，缶詰用 |
| ⑤ 爆裂種（ポップコーン） | 小型粒，ポップコーンなどの菓子用 |
| ⑥ もち種（ワキシーコーン） | でん粉は100％アミロペクチン，菓子用，接着剤 |

〈図8.1.a.6〉 **とうもろこしの種類と特性**（青木編著，2002より引用）

粉である．でん粉のおおよそ25％がアミロース，75％がアミロペクチンである．もち種はアミロペクチンが100％である．たんぱく質は8.6％であり，このうちプロラミン属のツェインが約45％，グルテリンが35％である．ツェインにはプロリンが多いが，リシン（第1制限アミノ酸）やトリプトファンの含量が少ないため，例えばコーングリッツのアミノ酸スコアが31，コーンフレークのアミノ酸スコア15が示すように，穀類の中で最も栄養価が劣る．脂質は胚芽に豊富に含有されている（約36％）ため，とうもろこし油として加工される．

**用途**： とうもろこしを製粉した粒子の大きさにより，粗挽きしたものがコーングリッツ，粒子が細かいものがコーンフラワー，その中間がコーンミールとよばれ，それぞれの特性に応じた利用がなされている．最近では，とうもろこしでん粉を糖化，アルコール発酵して，自動車の燃料に加工するなど食用以外の技術も進んでいる．

**⑥その他の穀類**

雑穀の多くは生産量が少なく，食用とされる量も決して多くはない．ライむぎ，えんばく，はとむぎ，あわ，きび，ひえ，もろこしおよびアマランサスは，いずれも一年生の草本であるが，アマランサスはヒユ科，それ以外はイネ科である．最近では，アレルギー用の代替食品，機能性食品としてだけでなく，一部では観賞植物としての利用もされている．

**ライむぎ**： ドイツ，ポーランド，ロシアなど冷涼な地域で栽培され，黒パン，ウォッカやウイスキーの原料となる麦の一種である．小麦や大麦は自家受粉するが，同じ麦でもライむぎは他家受粉する．家畜の飼料としても利用される．ライむぎはグルテンをつくらないので，黒パンは乳酸により膨化させる．

**えんばく**： 軍馬，農耕馬，競走馬の高栄養飼料として十勝平野や阿蘇山麓で栽培されてきたが，これらの馬の需要は減少してきた．最近では青刈りして高級和牛の高栄養飼料として利用されている．イギリスでは，オートミールの材料として，かつては家庭で利用されていたが，人々の嗜好の変化により栽培面積は減っていった．現在，えんばくは野生化し雑草として扱われている．

**はとむぎ**： わが国には，享保年間に中国から渡来したといわれている．種子は食用よりもむしろ薬用として利用され，ヨクイニンとよばれている．粉は小麦粉と混合し，パンや菓子に加工される．煎じたものは，はとむぎ茶として利用される．薬用としてはイボ取り，鎮痛，利

尿などの効果がある．

**あわ**： あわは，ユーラシア原産のイネ科穀類である．古事記や日本書紀の記述から，奈良時代初頭に，あわは穀類として重要な地位を占めていたと考えられている．もち種はあわ餅，あわ飯や菓子などに加工される．うるち種はあわおこしやあめに，また飼料に用いられることもある．

**きび**： 東アジアあるいは中央アジアが原産とされる．でん粉の性質により，もち種とうるち種がある．うるちきびは米とともに混炊して食され，もちきびはきび餅や製粉して団子にする．また，酒にも加工され，中国のきび黄酒の原料になる．

**ひえ**： あわと並んでイネ伝来以前の古い穀物と考えられている．種子の長期保存が可能なため，救荒作物としても重要であった．もち種とうるち種がある．種実が小さく精白しにくいため，現在では白蒸法とよばれる軽く蒸してから精白する方法が多い．穀物としての利用のほかに，アイヌのトノト，石川県白山周辺のどぶ酒など酒造りへの利用の歴史がある．

**もろこし**： ソルガムともよばれるアフリカ原産の一年生草本である．乾燥に強く米や麦の栽培に適さない地域でも作付けできる．中国北東部のこうりゃん，箒(ほうき)もろこし，砂糖もろこしなどがある．米と混ぜて飯やかゆにされたり，粉砕し小麦粉と混ぜてだんごや菓子にされたりする．そのほか，酒造にも用いられる．

**アマランサス**： アマランスあるいはアマラントともよばれる．ヒユ科ヒユ属の一年生草本植物で，やせた土地でも旺盛に育つ．観賞用に栽培されるケイトウの仲間でもある．種子のたんぱく質含量は玄米の2倍であり，穀類の制限アミノ酸であるリジンを多く含有するため構成アミノ酸バランスもよい．さらに，ミネラルを多量に含み，カルシウムは玄米の16倍，鉄は9倍も含んでいる．アトピー性皮膚炎に対する効果も報告されている．抗ヒスタミン作用をもつことに加え，栄養価も高いため，穀物アレルギーの代替食品として市販されている．

# b　い　も　類

いも類は，植物の根部あるいは地下茎部に多量のでん粉などの多糖類を貯蔵して肥大する作物の形態上の総称である．野菜の根菜類に分類されることもある．根部が肥大したものを塊根といい，さつまいも，やまのいも，キャッサバなどがある．一方，地下茎の肥大したものを塊茎といい，じゃがいも，きくいも，さといも，こんにゃくいもなどがある．

いも類は，穀類に比べ水分含量が多く貯蔵性に乏しく，輸送，包装などは困難であるが，栽培が比較的容易で，収穫量が安定しており，古くから救荒作物として利用されてきた．

## 1) 栄養的特徴

いも類の一般成分は水分が約66〜84％と多く，たんぱく質（約1〜4％），脂質は少ない．炭水化物は13〜31％で，その大部分はでん粉である．無機質ではカリウムが比較的多く，ビタミン類ではビタミンCがじゃがいも（35 mg％）とさつまいも（29 mg％）に比較的多い．

## 2) 種　　類

### ①さつまいも（甘藷）

**種類と品種**： さつまいもはヒルガオ科の多年生草本（温帯では一年生）の塊根である．原産地はメキシコを中心とする中央アメリカと推定されている．わが国には17世紀初頭，琉球，薩摩に渡来したとされている．

さつまいもは単位面積当たりの収量が高く，穀類のように完熟しなくても収穫でき，早掘り，

遅植えも可能である．わが国の生産量は約88万t（2012年）で，主な産地は九州（鹿児島県，宮崎県，熊本県），関東（茨城県，千葉県）などである．

世界的には1億300万t（2012年）の生産量があるが，その95%はアジア，アフリカに集中し，特に中国の生産量が多く，ナイジェリア，タンザニアの順である．

さつまいもの形状は紡錘形で皮色には淡赤色，桃赤色，赤紅色，白色などがあり，肉色にも黄，橙，白，紫色などがある．

**成分の特徴：** 水分は65.6%でじゃがいもより少ない．炭水化物は31.9%でその大部分はでん粉である．グルコース，フルクトース，スクロース，マルトースなどの糖含量は3～4%で甘味を示す．食物繊維は2.2%と多い．たんぱく質はグロブリンに属するイポメインが主であるが量は少ない（1.2%）．肉質の黄色はカロテンであり濃いものほど含量は高い．ビタミンCは29mg%含まれ，じゃがいもに次いで多い．無機質ではカリウム，カルシウム，鉄を含む．アミラーゼ活性が高いので加熱調理中でもでん粉の糖化は進む（70℃くらいまで）ため甘味を増す．蒸し切干しいもの白粉の主成分はマルトースである．切り口から出る白い乳液は樹脂配糖体の一種ヤラピンを含む．

さつまいもは18℃以上で発芽し9℃以下で低温障害を起こすので，12～13℃，湿度90%で貯蔵する．

**用途：** 食用品種は，肉質が粉質性で甘味の強い紅あずま，高系，紅こまちなどがある．そのほか，でん粉原料，蒸留酒，アルコール製造用には黄金千貫，白豊など多収穫品種が用いられる．

### ②じゃがいも（馬鈴薯）

**種類と品種：** じゃがいもはナス科の一年生草本で地下茎の肥大した塊茎を食用とする．原産地は南米アンデス山系の高地で，5世紀頃から栽培され始めたと推定されている．わが国へは慶長3（1598）年ジャワから長崎に伝えられた．さつまいもほどの普及はなかったが，明治時代以降，優良品種（男爵，メイクイーン）が導入され，重要な食糧作物となった．

世界の総生産量は約3億7,000万t（2012年）で，国別では中国，インド，ロシアの順である．わが国の生産量は約230万t（2010年）でその約8割は北海道で生産されており，そのほか長崎県，鹿児島県，茨城県，千葉県などが生産地である．品種は多いが男爵，メイクイーンが代表的である．男爵（Irish Cobbler）は川田男爵によりイギリスから導入された．多収性で，形状は大型球状，肉質は，粉質で食味良好である．メイクイーン（May Queen）は大正時代に導入された．卵形で肉色は淡黄白，肉質は粉質と粘質の中間で食味良好である．そのほかキタアカリも粉質で食味良好である．でん粉原料用にコナフブキ，食品加工用にトヨシロなどが使用される．

**成分の特徴：** じゃがいもは79.8%の水分を含み，炭水化物は17.6%でそのほとんどはでん粉である．グルコース，フルクトース，スクロースも少量含まれる．でん粉が16%以上含まれると粉質，それ以下では粘質となる．たんぱく質（1.6%）はグロブリンに属するツベリンが主である．無機質ではカリウムが比較的多い．ビタミンCは35mg%含まれる．特殊成分としては皮や芽の部分に有毒アルカロイドのソラニンが含まれるが剥皮により大部分が除かれる．また，剥皮後放置すると切り口が褐変するのは，酵素ポリフェノールオキシダーゼによるチロシンの酸化によりメラニンが生成するためである．切り口を水に浸漬すれば褐変防止できる．

**用途：** じゃがいもは収穫後3か月前後の休眠期間を過ぎると発芽し始め，糖分の増加，ビタミンCの減少など成分変化をきたすので，冷暗所に保つことが望ましい．じゃがいもの発芽

防止には放射線照射が認められている．じゃがいもは日常の各種調理法により和洋食に広く利用され，またポテトチップス，マッシュポテトなど加工品も多い．じゃがいもでん粉はかたくり粉として一般に市販されている．

### ③さといも（里芋）

**種類と品種：** さといもはサトイモ科の多年生草本（温帯では一年生）で，茎の地下基部が肥大した球茎を食用にする．インドおよび隣接する中国南部が原産地とされている．わが国では稲作以前から栽培され始めたともいわれる．明治以降，中国などから多くの品種が導入され今日に伝えられている．

さといもの品種には，子いもを食用にするもの，親いもを食用にするもの，親子両方とも食用にするものに大きく分けられる．子いも用品種には石川早生，土垂など，親いも用品種には八つ頭，えびいもなど，親子両いも用品種には赤芽，セレベスなどがある（図8.1.b.1）．

**成分の特徴：** さといもは水分84.1%，たんぱく質1.5%，食物繊維2.3%，炭水化物は13.1%でその主成分はでん粉であり，その含量によって粘質性（石川早生，土垂），粉質性（八つ頭），中間質（えびいも）に分かれる．ぬめりの成分はガラクタンである．また，特有のえぐ味はホモゲンチジン酸による．無機質ではカリウムが多い．

**用途：** 料理に用いるほか，冷凍食品の材料として利用されている．

### ④やまのいも（山芋）

**種類と品種：** やまのいもはヤマノイモ科のつる性多年性草本で塊根を食用とする．東南アジア原産といわれ，わが国でも山野に自生する自然薯がみられる．栽培品種には円筒状のながいも（水分多く粘性は弱い，北海道，東北地方で多く生産），扇状のいちょういも（粘性中程度～強，関東地方に多い），球状のつくねいも，やまといも，伊勢いも（水分少なく粘性強い，関西地方に多い）などがある（図8.1.b.2）．

**成分の特徴：** 主成分は炭水化物（約14～27%）でその主体はでん粉である．マンナンなど多糖類も含まれる．特有の粘質物は糖たんぱく質ムチンである．すりおろす際の褐変は酵素ポリフェノールオキシダーゼによるものである．無機質はカリウム（500 mg%程度）が多い．アミラーゼが含まれているので，とろろ汁として生食しても消化はよい．

**用途：** とろろとして各種料理に用いるほか，水産練り製品，製菓原料に利用される．

石川早生　　土垂　　八つ頭　　えびいも

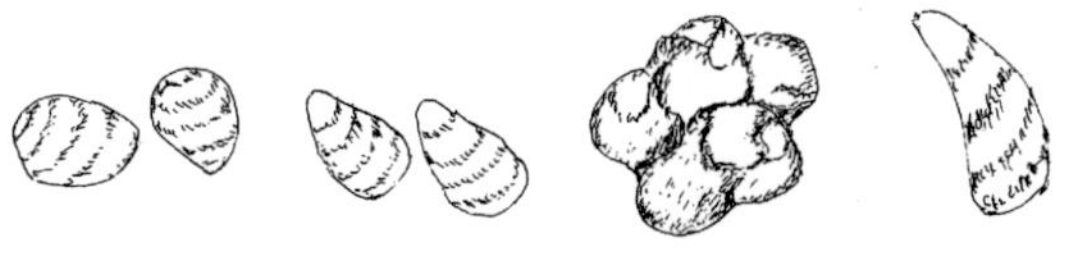

〈図8.1.b.1〉　さといもの代表的品種

ながいも　　いちょういも　　やまといも

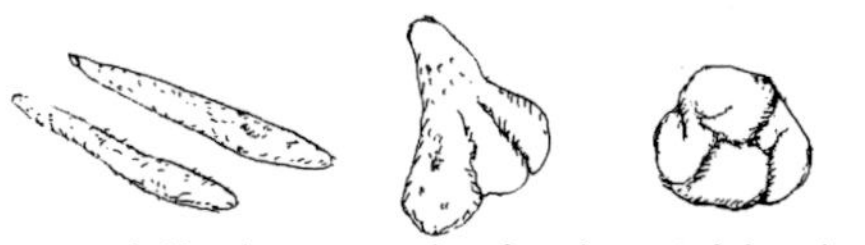

〈図8.1.b.2〉　やまいもの栽培品種

### ⑤こんにゃく（蒟蒻）いも

こんにゃくいもはサトイモ科の多年生草本の地下の基部が肥大した偏球状の球茎（いも）である（図8.1.b.3）．原産地は東南アジアとされている．わが国へは中国から奈良時代に渡来したといわれる．いもの成長が遅く収穫には3～4年を要する（秋に

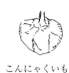 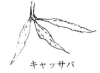
こんにゃくいも　　キャッサバ

〈図8.1.b.3〉　こんにゃくいもとキャッサバ

掘り起こし，春に植え戻す）．群馬県で最も多く生産される（全国生産量の約 90％）．

こんにゃくいもの特有成分は 10％程度含まれる難消化性多糖類のグルコマンナン（コンニャクマンナン）である．グルコマンナンは水をよく含み膨潤し，石灰水などのアルカリでゲル化するので，この性質を利用して食用こんにゃくを製造する．

食用こんにゃくはこの生いもから直接つくる場合と，いもを輪切りにして乾燥・粉砕して調製する精粉からつくる場合とがある．食用こんにゃくの大半は精粉から製造される．

⑥ **キャッサバ**

トウダイグサ科に属し多年生草本で草丈は 2〜3 m に達する．地下深くまで伸びる細長い大塊根である（**図 8.1.b.3**）．でん粉を主とする多糖類を蓄積する．熱帯から亜熱帯地域で栽培され，生産量は世界的にはさつまいもより多く，2 億 6,000 万 t（2012 年）である．わが国での利用は少ないが，重要なでん粉食糧である．有毒な青酸配糖体リナマリンを含み，その量によって甘味種と苦味種がある．甘味種は食用にされ，苦味種はでん粉原料にされる．キャッサバからのでん粉はタピオカでん粉またはマニオカでん粉とよばれ，良質である．料理や製菓原料として用いられる．

⑦ **きくいも**

キク科の多年生草本で地下茎が肥大した塊茎である．原産地はカナダ南東部といわれる．炭水化物 15％の中に特有の多糖類イヌリンを多量に含む．漬物などとして食用される．果糖製造原料，アルコール原料として重要である．また，家畜の飼料として使われる．

## C 豆　　類

だいずは，豆科に属する一年生ならびに越年生の草本である．食用にするのは，種子とこれを包んださやである．完熟した種子が広く利用されるが，未熟状態のさや（さやいんげん，さやえんどうなど）やむき実（枝豆，グリンピース）も食される．

### 1） 栄養的特徴

豆類には，たんぱく質が多量に含まれる．例えば，穀類のたんぱく質含量が 10％前後であるのに対し，豆類では 20〜35％にも及ぶ（**表 8.1.c.1**）．たんぱく質中の必須アミノ酸は，穀類に不足しがちなリシンが全般的に多く，含硫アミノ酸あるいはトリプトファンがやや少ない程度なので，豆類のアミノ酸スコアは概して高い．ゆえに豆類は，貴重なたんぱく質供給食品として古くから利用されている．実際，菽穀類である豆は，米や麦などとともに，五穀として重要視されてきた．

豆類の脂質は，だいずに 20％程度存在することを除けば，どの豆類も数％と少ない．炭水化物は，逆に，だいずでは 30％足らずであるが，他の豆類には 55％を超えて存在する．したがって豆類は，たんぱく質と脂質が多くて炭水化物の少ない「だいず」，たんぱく質と炭水化物が多くて脂質の少ない「その他の豆類」に大別できる．

さやいんげん，さやえんどう，枝豆などは，野菜としての性質も兼ね備えている．

### 2） 種　　類

① **だいず（大豆）**

だいずは，たんぱく質と脂質が豊富である．動物性食品をあまり摂取しなかったかつてのわが国では，だいずを「畑の肉」とよび，たんぱく質や脂質の給源として高頻度に利用した．動物性食品の摂取割合の高い今日でも，わが国におけるだいずの消費量に急激な減少はみられな

c 豆　　類

〈表 8.1.c.1〉　主要な豆類（完熟種子）の成分組成（可食部100g当たり）*1 と制限アミノ酸（アミノ酸スコア）*2

| | 水分 | たんぱく質 | 脂質 | 炭水化物 | 灰分 | 無機質 | | | | | | | | ビタミン | | | | | | | | |
|---|---|---|---|---|---|---|---|---|---|---|---|---|---|---|---|---|---|---|---|---|---|---|---|
| | | | | | | Na | K | Ca | Mg | P | Fe | Zn | Cu | A*3 | E*3 | K | B1 | B2 | ナイアシン | B6 | 葉酸 | パントテン酸 |
| | (………g………) | | | | | (………………mg………………) | | | | | | | | μg | mg | μg | (………mg………) | | | | μg | mg |
| だいず(全粒,国産,黄大豆,乾) | 12.4 | 33.8 | 19.7 | 29.5 | 4.7 | 1 | 1,900 | 180 | 220 | 490 | 6.8 | 3.1 | 1.07 | 1 | 2.3 | 18 | 0.71 | 0.26 | 2.0 | 0.51 | 260 | 1.36 |
| あずき(全粒,乾) | 15.5 | 20.3 | 2.2 | 58.7 | 3.3 | 1 | 1,500 | 75 | 120 | 350 | 5.4 | 2.3 | 0.67 | 1 | 0.1 | 8 | 0.45 | 0.16 | 2.2 | 0.39 | 130 | 1.00 |
| ささげ(全粒,乾) | 15.5 | 23.9 | 2.0 | 55.0 | 3.6 | 1 | 1,400 | 75 | 170 | 400 | 5.6 | 4.9 | 0.71 | 2 | Tr | 14 | 0.50 | 0.10 | 2.5 | 0.24 | 300 | 1.30 |
| りょくとう(全粒,乾) | 10.8 | 25.1 | 1.5 | 59.1 | 3.5 | 0 | 1,300 | 100 | 150 | 320 | 5.9 | 4.0 | 0.91 | 13 | 0.3 | 36 | 0.70 | 0.22 | 2.1 | 0.52 | 460 | 1.66 |
| えんどう(全粒,青えんどう,乾) | 13.4 | 21.7 | 2.3 | 60.4 | 2.2 | 1 | 870 | 65 | 120 | 360 | 5.0 | 4.1 | 0.49 | 8 | 0.1 | 16 | 0.72 | 0.15 | 2.5 | 0.29 | 24 | 1.74 |
| そらまめ(全粒,乾) | 13.3 | 26.0 | 2.0 | 55.9 | 2.8 | 1 | 1,100 | 100 | 120 | 440 | 5.7 | 4.6 | 1.20 | Tr | 0.7 | 13 | 0.50 | 0.20 | 2.5 | 0.41 | 260 | 0.48 |
| いんげんまめ(全粒,乾) | 16.5 | 19.9 | 2.2 | 57.8 | 3.6 | 1 | 1,500 | 130 | 150 | 400 | 6.0 | 2.5 | 0.75 | 1 | 0.1 | 8 | 0.50 | 0.20 | 2.0 | 0.36 | 85 | 0.63 |
| ひよこまめ(全粒,乾) | 10.4 | 20.0 | 5.2 | 61.5 | 2.9 | 17 | 1,200 | 100 | 140 | 270 | 2.6 | 3.2 | 0.84 | 1 | 2.5 | 9 | 0.37 | 0.15 | 1.5 | 0.64 | 350 | 1.77 |
| らいまめ(全粒,乾) | 11.7 | 21.9 | 1.8 | 60.8 | 3.8 | Tr | 1,800 | 78 | 170 | 250 | 6.2 | 2.9 | 0.70 | Tr | 0.1 | 6 | 0.47 | 0.16 | 1.9 | 0.40 | 120 | 1.05 |
| レンズまめ(全粒,乾) | 12.0 | 23.2 | 1.5 | 60.7 | 2.7 | Tr | 1,000 | 57 | 100 | 430 | 9.0 | 4.8 | 0.95 | 3 | 0.8 | 17 | 0.52 | 0.17 | 2.5 | 0.55 | 77 | 1.58 |

| | 食物繊維 | | | 制限アミノ酸（アミノ酸スコア） | |
|---|---|---|---|---|---|
| | 水溶性 | 不溶性 | 総量 | 第一制限アミノ酸 | 第二制限アミノ酸 |
| | (………g………) | | | | |
| だいず(全粒,国産,黄大豆,乾) | 1.5 | 16.4 | 17.9 | アミノ酸スコア100 | |
| あずき(全粒,乾) | 1.2 | 16.6 | 17.8 | アミノ酸スコア100 | |
| ささげ(全粒,乾) | 1.3 | 17.1 | 18.4 | アミノ酸スコア100 | |
| りょくとう(全粒,乾) | 0.6 | 14.0 | 14.6 | 含硫アミノ酸(81) | トリプトファン(87) |
| えんどう(全粒,青えんどう,乾) | 1.2 | 16.2 | 17.4 | トリプトファン(81) | — |
| そらまめ(全粒,乾) | 1.3 | 8.0 | 9.3 | 含硫アミノ酸(75) | トリプトファン(76) |
| いんげんまめ(全粒,乾) | 3.3 | 16.0 | 19.3 | トリプトファン(99) | — |
| ひよこまめ(全粒,乾) | 1.2 | 15.1 | 16.3 | 日本食品標準成分表2015年版（七訂）アミノ酸成分表編に記載なし | |
| らいまめ(全粒,乾) | 1.4 | 16.5 | 17.9 | | |
| レンズまめ(全粒,乾) | 1.0 | 15.7 | 16.7 | | |

*1 日本食品標準成分表2015年版（七訂）より抜粋．*2 FAO/WHO/UNU提案アミノ酸評点パタン（1985年）ならびに日本食品標準成分表2015年版（七訂）アミノ酸成分表編に基づき算定．*3 ビタミンAはレチノール活性当量，ビタミンEはα-トコフェロール量を示す．

い．ちなみに，だいず・だいず加工品の1人1日当たりの摂取量は，1980（昭和55）年63.2g，2001（平成13）年55.3g，2006（平成18）年55.0g，2011（平成23）年50.3gである．自給率は数％に過ぎず，アメリカやブラジルからの輸入が多く，特に食用だいずはアメリカ，カナダ，中国からの輸入に頼っている．

　　成分：　だいずには，たんぱく質や脂質だけでなく，ミネラルやビタミン類も多く含まれ，様々な特殊成分も存在する．

（1）たんぱく質：含量は33.8％程度で，豆類の中で最も高い．たんぱく質の80％がグロブリンで，アルブミンも少々含まれる．だいずのグロブリンは数種のたんぱく質で構成されており，7Sグロブリンおよび11Sグロブリン（グリシニン）の割合が高い（**表8.1.c.2**）．グロブリンは塩溶性であるが，だいずの場合，粉砕した後，水を添加するだけでグロブリンが溶出される．添加した水によりだいずの無機塩類が溶出され，この溶出液が塩溶液の役目を果たすのである．

　だいずの必須アミノ酸含量は高く，あずき，ささげとともにそのアミノ酸スコアは100であり（**表8.1.c.1**），だいずのたんぱく質は良質といえる．

　わが国では伝統的に，だいず食品を重要視してきた．だいずを穀類と一緒に摂取すると，穀類に足りないリシンをだいずが補填し，だいずに不足しがちな含硫アミノ酸を穀類が補給する．こうして両者が必須アミノ酸を補い合うので，たんぱく質の栄養価が高まる．

（2）脂質：含量は19.7％と高い．大豆油は，調理用油やマーガリンの原料として，わが国で

最も多量に消費されている食用油である.

　大豆油の大部分が中性脂肪である．中性脂肪を構成する脂肪酸のおよそ半分がリノール酸（53.5%）であり，次いでオレイン酸（23.5%），α-リノレン酸（6.6%）と続く．不飽和脂肪酸が大半で，高度不飽和脂肪酸が多いことから，大豆油のヨウ素価は120前後と高い．比較的酸化を受けやすいので，長期間保存するような加工食品には不向きである．

　大豆油にはリン脂質（1〜1.5%）が存在する．リン脂質は原料油を生成する過程で分別され，食品の乳化剤として利用される．代表的なリン脂質はホスファチジルコリン（レシチン）で，だいずレシチンとよばれる．

〈表8.1.c.2〉　だいずグロブリンの分類（山中・大久保編，1992を一部改変）

| 種　類 | 組成割合（%） |
|---|---|
| 2S | 16 |
| 7S | 48 |
| 11S | 31 |
| 15S | 数% |

超遠心分析法による．Sは沈降係数．

　(3) 炭水化物：含量は29.5%であり，そのうちの約60%は食物繊維（大部分が不溶性）である．糖質の大部分は，しょ糖（6〜7%），ラフィノース（フルクトース，ガラクトース，グルコースが連なった三糖）（1%程度），スタキオース（2分子のガラクトース，1分子のフルクトースとグルコースが連なった四糖）（3〜4%）などのオリゴ糖（だいずオリゴ糖）で占められ，でん粉はほとんど存在しない．

　ラフィノースとスタキオースには，ビフィズス菌を増やして腸内の環境を良好に保つという整腸作用がある．よって，だいずオリゴ糖を含む食品には，特定保健用食品として知られているものが多い．

　(4) ビタミン：ビタミン$B_1$（0.71 mg%），$B_2$（0.26 mg%）に富むが，$B_1$は加工中に熱で破壊されることが多い．

　(5) ミネラル：灰分は4.7%で，豆類の中で最も高い．だいずの無機質含量を玄米と比べると，カルシウム（180 mg）は20倍，カリウム（1,900 mg%）は8.3倍，鉄（6.8 mg%）は4.3倍，銅（1.07 mg%）は4倍，マグネシウム（220 mg%）とリン（490 mg%）はそれぞれ約2倍であり，玄米を大きく上回る．カルシウム，マグネシウム，リンの大半はフィチン態で存在する．

　(6) 機能性：だいずたんぱく質には，血清コレステロール低下作用がある．7Sならびに11Sグロブリンをプロテアーゼ処理した産物には，血圧降下作用がある．2Sグロブリンの構成成分とされる**トリプシンインヒビター**は，弱い溶血作用をもつものの，インスリン分泌細胞（β細胞）を増殖させる働きを有する．

　だいずには，ヘマグルチニン（だいずレクチン）とよばれる赤血球凝集能をもつ糖たんぱく質が存在するが，凝集活性は加熱により消失する．だいずレクチンは抗腫瘍作用を有する．

　だいずの不快味（収れん味や苦み）は，サポニンとイソフラボン類による．イソフラボン類（だいずイソフラボン）には，女性ホルモンと競合して乳がんの発症を抑制する効果がある．閉経期に低下する女性ホルモン活性を補って，更年期障害を緩和するともいう．骨粗鬆症や虚血性心疾患などの予防にも有効である．

　**用途：**　だいずは組織がかたく，粒のまま煮ただけでは消化が悪いので，加工処理して利用されることが多い．加工に際しては，消化の改善だけでなく，食味の向上を図ることも重視される．

　例えば，豆乳，湯葉，豆腐，凍り豆腐（高野豆腐）などの加工食品がある．水に浸漬しただいずをすりつぶし，煮沸してたんぱく質を抽出した後，抽出液を布でこして豆乳をつくる．豆乳を穏やかに加熱した際に生じる被膜をすくい取り，乾燥させたものが湯葉である．豆乳にカルシウム塩（またはマグネシウム塩）などの凝固剤を加えると，たんぱく質が凝固して豆腐が得られる．絹ごし豆腐では，凝固剤としてグルコノデルタラクトン（GDL）が併用されている．

## c 豆　類

昔から豆腐づくりに使われている苦汁（にがり）は，塩化マグネシウムを主成分とする天然凝固剤である．豆腐の成分組成の特徴は製造方法の違いによるもので，特に使用する凝固剤の種類の影響が大きい．豆腐を急速に凍結し乾燥させると，凍り豆腐になる．

微生物の働きを利用しただいずの発酵食品として，しょうゆ，みそ，納豆，テンペなどがある（第8章8-4，bおよびc参照）．

脱脂だいずを原料にして，「濃縮だいずたんぱく質」，「分離だいずたんぱく質」，これらをさらに加工した「組織状（粒状）だいずたんぱく質」，「繊維状だいずたんぱく質」などの食品がつくられる．これらは，肉製品などの代替品とされるほか，水産練り製品，畜産加工品，アイスクリーム，製菓品の原料として利用される．

### ②あずき（小豆）

だいず（大豆）よりも小粒であることから，しょうず（小豆）ともよばれる．赤あずき，白あずき，大粒種，小粒種など種類が多い．

**成分：** たんぱく質（20.3％）と炭水化物（58.7％）が主成分である．たんぱく質の大部分がファゼオリンとよばれるグロブリンである．炭水化物の70％が糖質で，その多くはでん粉である．

**あずきあんの特性：** あずきを蒸煮すると，たんぱく質は変性しでん粉は糊化する．たんぱく質は，でん粉が糊化するときよりも低い温度で変性するので，たんぱく質の変性がでん粉の糊化に先行する．あずき組織の細胞内部では，変性凝固したたんぱく質が糊化前のでん粉粒を取り囲むことになる．加えて，これらの細胞は強靭な細胞膜で包まれている．その結果，でん粉が糊化しても外部には流出しにくく，膨張の程度も限定される．そのため，あずきあんはさらりとした食感を呈し，べとつかない．

**用途：** あんの原料にされるほか，赤飯，菓子，甘納豆などにも用いられる．

### ③ささげ（豇豆）

あずきに似た色と形の豆で，大角豆ともいう．

**成分：** たんぱく質（23.9％）と炭水化物（55.0％）が主成分である．たんぱく質はグロブリンに属するファゼオリンである．炭水化物の67％が糖質で，大部分はでん粉である．

**用途：** 完熟したものは菓子やあんに利用される．あずきは煮ると皮が破れやすい（腹が切れる）のに対し，ささげは煮ても皮が破れないことから，江戸の武士の間ではあずきのかわりに赤飯に使われるようになり今日に至っている．未熟のものは，さやごと食される．

### ④りょくとう（緑豆）

あずきに似た形状で緑色のものが多いことから，この名がある．やえなり（八重生）ともよばれる．

**成分：** たんぱく質（25.1％）と炭水化物（59.1％）が主成分である．主なたんぱく質はグロブリンである．炭水化物の75％が糖質で，その多くはでん粉である．

**用途：** わが国での生産はわずかであり，もやしの原料として，中国その他から輸入されている．大部分が豆もやし（りょくとうもやし）にされ，一部はでん粉を取り出してはるさめ（りょくとう春雨）の原料として利用される．

### ⑤えんどう（豌豆）

**成分：** 種実用，さや用，むき実用がある．たんぱく質（21.7％）と炭水化物（60.4％）が主成分である．主なたんぱく質は，グロブリンに属するレグメリンとビシリンである．炭水化物の70％が糖質で，その多くはでん粉である．未熟種にはフルクトース，ガラクトース，しょ

糖，デキストリンなども含まれる．

**用途：** 種実用は菓子や製あんなどに使われる．さや用はさやえんどう，むき実用はグリンピースとして未熟な状態で利用される．

### ⑥そらまめ（空豆，蚕豆）

**成分：** 扁平で腎臓のような形をした大型の種子で，種実用とむき実用がある．たんぱく質（26.0%）と炭水化物（55.9%）が主成分である．たんぱく質の60%がグロブリン，30%がグルテリンである．炭水化物の80%が糖質で，その多くはでん粉である．

**用途：** 種実用は完熟させて煮豆，いり豆，おたふく豆などの材料にされ，むき実用は未熟な状態で収穫し，含め煮，揚げ豆，フライビーンズ，ポタージュなどにして食される．

### ⑦いんげんまめ（隠元豆）

中国の帰化僧隠元により，ふじまめとともにもたらされたのでこの名があるという（隠元が持参したのはふじまめで，いんげんまめはより後代になって伝来したとの説もある）．菜豆（さいとう）ともよばれる．うずらまめ，手芒（てぼ），きんときまめ，だいふく，とらまめは，いずれもいんげんまめのことである．

**成分：** 種実用とさや用がある．たんぱく質（19.9%）と炭水化物（57.8%）が主成分である．たんぱく質はグロブリンに属するファゼオリンである．炭水化物の67%が糖質で，大部分はでん粉である．

**用途：** 種実用は煮豆，和菓子，あんなどに使われ，さや用はさやいんげんとして煮物，炒め物，おひたしなどにされる．

### ⑧その他（ひよこまめ，らいまめ，レンズまめ）

いずれもたんぱく質（20～23%）と炭水化物（60～62%）に富む．炭水化物の70%以上が糖質である．

ひよこまめは，くちばし状の突起が種子のへその付近についており，ひよこの頭が連想されるのでこの名がある．原産は西南アジアである．熟した種子（豆）を水でもどしてから茹でて食べることが多く，南欧やアフリカ料理によく使われる．

らいまめ（らいままめ）は熱帯アメリカが原産であり，この名はペルーの都市リマにちなむ．そらまめ状の扁平な豆で，その種実を利用する．青酸配糖体が多いので，煮出しするなどして除く必要がある．わが国では煮豆にはあまり用いられず，製あん原料とされることが多い．

レンズまめ（ひらまめ）は丸くて扁平状であり，横から見ると凸レンズに似ている．西アジア原産で，こむぎ，おおむぎ，えんどうなどと同時に栽培化されたとされる．形状が扁平ゆえ短時間で火が通るので，水に浸けたり，下ゆでをしたりする必要がない．カレー，スープ，サラダなどに用いられる．

## d 種実類

### 1) 栄養的特徴

種実類とは，かたい皮や殻に包まれた食用の果実・種子をいう．種実類のうち木の実は，一般にナッツとよばれる．種実類は発芽に必要な成分をすべて含むので，魅力ある食材である．

種実類には，たんぱく質と脂質が少なくて炭水化物が多いもの（くり，ぎんなん，とちの実など），たんぱく質がやや少なくて脂質に富むもの（くるみ，ココナッツ，まつの実など），たんぱく質と脂質に富むもの（らっかせい，すいかの種，ごま，あさの実，アーモンド，ひまわ

### d 種実類

りの種，カシューナッツなど）がある．

## 2) 種　類

#### ①くり（栗）

ブナ科の落葉高木の種実である．炭水化物が多く，その大部分はでん粉である．くりのでん粉は，豆類やいも類のでん粉よりも粒子が細かく，しょ糖やグルコースが適度に含まれているので，触感が滑らかで上品な口あたりと甘みがもたらされる．よって，くりはお菓子や料理に重宝される．渋皮には，プロアントシアニジンという高分子ポリフェノールが多く含まれる．この成分には強い抗酸化作用があり，老化やがんの予防効果が期待される．

#### ②ぎんなん（銀杏）

裸子植物イチョウの種子である．炭水化物含量が高く，その多くはでん粉である．彩りを兼ねて茶碗蒸しなどの具に使われるほか，酒の肴としても人気がある．豊富なでん粉によるモチモチとした食感と独特の歯ごたえに特徴がある．ぎんなんには，ビタミン $B_6$ と類似した構造をもつ神経毒ギンコトキシン（メチルピリドキシン）が含まれるので，ぎんなんを多食するとビタミン $B_6$ 欠乏症状が生じ，痙攣などの中毒症状を引き起こすこともある．

#### ③とちの実

日本に広く分布するトチノキ科の高木の種子である．果実が熟すとやがて外側の殻が破れ，種子が出てくる．茶褐色の種皮に覆われた内部は，でん粉が過半量を占め，サポニンなどの苦味物質を含む．蒸したものの成分は，水分58.0％，たんぱく質1.7％，脂質1.9％，炭水化物34.2％である．

一種の救荒食品であった．皮をとったあと木灰につけて苦味成分を除き，もち米と一緒についてとちもちにして食す．

#### ④くるみ（胡桃）

クルミ科の高木の堅果で，果実の核中の仁を食用にする．脂質は68.8％と多く，淡緑色透明の液状油で，異臭味がなく大変良質の乾性油である．くるみ油には $\alpha$-リノレン酸が多く含まれ，脂肪酸組成12.4％である．くるみ油は，$\alpha$-リノレン酸含量の高いえごま油，あまに油とともに，現在注目されている植物油脂である．くるみはそのまま食される．すりつぶして和え物にもする．

#### ⑤ココナッツ

ヤシ科ココヤシの種子である．白い果肉（固形胚乳）を生食するほか，成熟果の胚乳を薄切りし乾燥したものを洋菓子の材料にする．この粉末品（ココナッツパウダー）には，たんぱく質が6.1％，脂質が65.8％，炭水化物が23.7％含まれる．脂質を抽出した油（やし油）を食用にする．やし油の脂肪酸組成は，ラウリン酸（炭素数12）46.8％，ミリスチン酸（炭素数14）17.3％，パルミチン酸（炭素数16）9.3％であり，構成脂肪酸の大部分が飽和脂肪酸である．

すりおろしたココナッツの固形胚乳を水と一緒に弱火で煮込んでから裏ごしし，目の粗いガーゼなどの布で絞ったものがココナッツミルクである．様々な熱帯料理で高頻度に使われる．

#### ⑥まつの実

まつの球果（まつかさ）から，鱗片を剝いで取り出した種子を食用とする．煎ったり揚げたりしたものを，そのまま食用にしたり料理に加えたりする．脂質が68.2％と豊富であるほか，たんぱく質を15.8％含む．油脂を構成する脂肪酸は，不飽和脂肪酸のリノール酸（45.8％）とオレイン酸（26.3％）が多い．

### ⑦らっかせい（落花生）

マメ科の1年生草本で，他の豆類と異なり地下で結実する．南京豆ともよばれる．たんぱく質（25.4%）と脂質（47.5%）に富み，ビタミン$B_1$も多い（0.85 mg%）．

世界で生産される量の50～60%が製油原料となる．落花生油（小粒種由来）は，構成脂肪酸としてオレイン酸（45.5%），リノール酸（31.2%），パルミチン酸（11.7%）を多く含み，酸化安定性が大きい．風味が良好ゆえ食用に供され，サラダ油としても使用される．煎り豆やバターピーナツ（バージニア種）のほか，ピーナッツバターやピーナックリームなどの製菓材料（スパニッシュ種やバレンシア種）としても使われる．

### ⑧すいかの種

原産地はアフリカである．種子の大きな品種が，ナッツ用として選ばれている．食用とされるのは，種子の内部に存在する白色の子葉である．

脂質（46.4%）とたんぱく質（29.6%）に富む．油脂を構成する脂肪酸はリノール酸（70.6%）が多い．完熟したすいかの種子を煎り，塩味などの味付けをしたものが食用にされている．漢方では，喉痛や強壮，止血目的などで利用される．

### ⑨ごま（胡麻）

1年生草本の種子で，黒ごま，白ごま，茶ごまに分けられる．脂質は51.9%と豊富であり，ごま油の構成脂肪酸はリノール酸（43.6%）とオレイン酸（38.4%）の割合が高い．セサミン（抗酸化性成分である**ゴマリグナン**の一種）やビタミンEとして$\gamma$-トコフェロール（22.2 mg%）を多く含み，油脂の安定性が高い．

精油の製造過程では，焙煎した種子の搾油がなされるので，ごま特有の芳香が生じる．焙煎によりセサモール（セサミンとは異なるゴマリグニン）が生じ，酸化安定性が増す．ごま油は，中華料理や日本料理に広く利用される．大豆油と混ぜ合わせ調合油として活用されることも多い．

### ⑩あさの実

アサ科アサ属の1年生草本の大麻（大麻草）の種子である．伊勢神宮の神札を大麻とよぶ由来となった植物である．古来から日本で栽培されてきたものは麻薬成分をほとんど含まない．成長が早く実は食用となるほか，油も採れるなど利用価値が高い．

あさの実は，だいずに匹敵するほどに高い栄養価をもつ．食用として料理に使うことは違法ではないが，国内では許可なく育てることはできないため，食用の種子は輸入に頼っている．たんぱく質（29.5%）が豊富で，脂質も27.9%と多い．脂肪酸組成はリノール酸56.4%，$\alpha$-リノレン酸17.9%，オレイン酸12.8%などとバランスがよく，食用可能である．香辛料（七味唐辛子に含まれる麻の実）にされる．

### ⑪アーモンド

バラ科の落葉高木のアーモンドの果実は，皮，果肉，核，仁からなり，このうち食用に供するのは仁である．あんず，もも，うめの近縁種であるが，果肉は薄くて食用にならない．脂質（51.8%）が豊富で，たんぱく質も19.6%と多い．ビタミン$B_2$（1.06 mg%）やビタミンE（$\alpha$-トコフェロール30.3 mg%）含量も高い．

スナックナッツやスライスアーモンドとして食するほか，アーモンドペーストなど洋菓子原料としての利用が多い．

### ⑫ひまわりの種

　一つの花に多数の種がつく．種は厚い種皮に覆われている．食用油用の品種とチョコレート用油脂などお菓子用の品種がある．

　脂質（56.3％）とたんぱく質（20.1％）に富み，ビタミン $B_1$ 含量も 1.72 mg％と大変高い．油脂を構成する主な脂肪酸はリノール酸（60.2％）とオレイン酸（27.2％）である．食品として出回っているひまわりの種は，むき身を炒って塩で味付けしたものである．

### ⑬カシューナッツ

　ウルシ科のブラジル原産の常緑高木である．果実（カシューアップル）の先端にあるかたい殻の中のまが玉状の仁が食用になる．

　たんぱく質（19.8％）と脂質（47.6％）が多く，炭水化物（26.7％）の多くはでん粉である．脂質を構成する脂肪酸はオレイン酸（59.8％）が多く，次いでリノール酸（17.5％）である．そのまま食したり，菓子材料や炒めものなどに用いられたりする．

## e 野菜類

　野菜類は一般に，加工程度の低いまま副菜として食される草本性の植物である．栽培されている野菜と野生の山菜をあわせて野菜とする．

　わが国では，現在，約150種類の野菜が利用されている．農林水産省では，そのうちだいこん，にんじん，はくさい，キャベツ，ほうれんそう，ねぎ，レタス，きゅうり，なす，トマト，ピーマン，じゃがいも，さといも，たまねぎの14種類を，消費量が多く国民生活にとって重要な野菜とみなし，野菜生産出荷安定法のもと，指定野菜に認定している．野菜類は食用部位によって，葉菜類，茎菜類，果菜類，根菜類，花菜類に分類される．

　近年になり，野菜の旬が判別し難くなってきた．その要因は，多くの野菜に対する消費者の周年需要が定着化してきたことにある．背景として，露地栽培だけでなくガラス温室やプラスチックハウスを用いる施設栽培が盛んになってきたこと，わが国の野菜の自給率が経年的に漸減し（ここ50年間で約20％低下），輸入ものが増えたことなどがある．

### 1）栄養的特徴

　野菜の水分含量は90〜95％と多いので，重さの割に主な栄養素量が少ない．ちなみに，炭水化物は，ごぼうやれんこんで15％程度であることを除けば，多くの野菜は5％以下である．たんぱく質は1.0〜2.5％，脂質はわずか0.1〜0.2％である．したがって，野菜にこれらの主要栄養素を期待するには無理がある．その反面，米麦や肉類などからは供給されがたいビタミンやミネラルの給源になり，栄養的価値は大きい．野菜には食物繊維が豊富なので，整腸作用がある．また，色素，香り成分，呈味成分にも優れている．

#### ①ビタミン

　野菜は，各種ビタミンの供給食材である．とりわけビタミンA，B群，Cを多く含むものが多い．野菜には，ビタミンAのほとんどがプロビタミンA（大部分が$\beta$-カロテン）の形態で存在する．カロテン含量が可食部100 g当たり600 $\mu$g以上の野菜（かぼちゃ，にんじんなど）を緑黄色野菜（有色野菜）とみなし，他の野菜（淡色野菜）と区別することがある．カロテンが600 $\mu$g以下であっても，1回に食する量や使用回数の多い色の濃い野菜（トマト，さやいんげん，ピーマンなど）も緑黄色野菜とされる．

　わが国では，成人が1日に摂取するビタミンAの56％，ビタミンCの31％，ビタミンEの

21%を野菜から摂取している．

#### ②ミネラル

野菜にはミネラルが0.5〜1.5%含まれる．特に多いのがカリウムであり，次いでカルシウム，リン，鉄である．私たちは，1日に摂取するカリウムの24%，カルシウムの18%，鉄の14%を野菜から摂取している．

#### ③食物繊維

野菜は，水溶性食物繊維のペクチン，不溶性食物繊維のセルロース，ヘミセルロースなどを含有する．1日に摂取する食物繊維の37%が，野菜からのものである．

食物繊維には，腸壁の蠕動運動を促して排便を促進する作用（整腸作用），コレステロールの吸収抑制と排出促進による血中コレステロール低下作用，糖の吸収を抑制して糖尿病を予防する作用，発がん物質の吸収抑制と排出促進による大腸がん予防作用などが期待できる．

#### ④その他（シュウ酸，硝酸，亜硝酸）

シュウ酸は，ほうれんそうに含まれるアクの成分である．カルシウムやマグネシウムと結合して不溶性になり，それらの吸収を妨げる可能性が高い．ゆで処理をして溶出させればよい．

近年，施設栽培が増え，窒素肥料過多により野菜の硝酸濃度が高まっている．硝酸塩は，通常摂取する程度ならば有害ではない．硝酸塩が，ヒトの体内で亜硝酸塩に還元されると，メトヘモグロビン血症や発がん性物質であるニトロソ化合物の生成に関与する恐れがあるとの指摘が一部でなされているが，「現段階においてただちに野菜中の硝酸塩の基準値を設定する必要性は低い」との農林水産省の見解もある．

### 2) 諸条件によるビタミンCの変化

#### ①採取時期によるビタミンC含量の変化

現在は，多くの野菜が周年栽培されている．ほうれんそうの場合，ビタミンC含量の季節による変動幅が大きい．すなわち，通年平均では35 mg%であるが，夏採りほうれんそうの20 mg%に比べて，冬場に旬を迎える冬採りほうれんそうのビタミンC含量は60 mg%と非常に高くなっている（**図8.1.e.1**）．ブロッコリーは，ほうれんそうと同様，冬採りでビタミンC含量が高くなるが，トマトは夏採りで高くなる．それぞれの野菜の旬を反映した結果である．

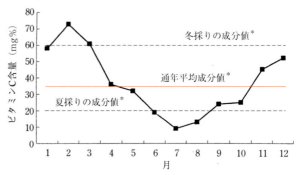

〈図8.1.e.1〉 ほうれんそうのビタミンC含量の通年変化
（辻村ら，1998を改変：*日本食品標準成分表2015年版（七訂）より引用）

#### ②貯蔵によるビタミンC含量の変化

野菜は収穫後も呼吸している．ゆえに，自身の養分を消費し続けるので貯蔵中に熱が発生したり水分が蒸散したりする．その過程で，ビタミンCやクロロフィルも分解され，結果として品質の低下を招いてしまう．呼吸を低く抑えれば，品質低下のスピードを遅らせて鮮度を長く保つことができる．青果物の呼吸を抑えて長期間保存するために，CA（Controlled Atmosphere）貯蔵やMA（Modified Atmosphere）包装の技術が導入され，新鮮野菜の保存に活用さ

れている．

### ③調理によるビタミンCの損失

ビタミンCは，熱，アルカリに弱いが，酸素のないところでは熱に対して安定である．ビタミンCの分解については，最初にデヒドロアスコルビン酸に酸化され，続いてジケトグロン酸への加水分解と続く．デヒドロアスコルビン酸は体内で還元されてアスコルビン酸（ビタミンC）に戻るので，効力はビタミンCとほぼ同等とみなされている．一方，ジケトグロン酸はアスコルビン酸に戻らない．

野菜を煮るとき，ビタミンCは，水に空気が溶けている間は分解し壊されるが，煮沸により空気が追い出されると，加熱しても分解されにくくなる．通常，煮沸10分でビタミンCの50％以上が分解されるが，じゃがいもに含まれるビタミンCのように，でん粉に保護されて酸素に接触しない場合には，加熱してもビタミンCは壊れにくい．

## 3） 冷凍野菜と品質保持

野菜には，ポリフェノールオキシダーゼやアスコルビン酸オキシダーゼなどの酸化酵素が含まれるので，野菜を傷つけたり磨砕したりすると，これらの酵素が褐変を生じさせたり，ビタミンCを破壊したりする．

近年，えだまめ，ブロッコリーなどを冷凍野菜として輸入することが多くなっている．野菜を生のまま冷凍すると細胞が壊れる．この冷凍野菜を解凍すると，前述した酸化酵素が作用して品質が低下する．それを防ぐためには，冷凍する前の野菜をあらかじめ加熱処理して酵素を不活性化（失活）させておけばよい．このような処理をブランチング（湯通し）という．

## 4） 野菜の貯蔵法の注意

野菜を新鮮に保つためには，温度と湿度の管理が重要である．また，野菜は成熟ホルモンのエチレンを生成するので，エチレン生成量の多い野菜をエチレン感受性の高い野菜と一緒にして貯蔵しないようにすることで，鮮度をより長く保つことができる．主な野菜の貯蔵最適温度，貯蔵最適湿度，エチレン生成量，エチレン感受性の程度を**表8.1.e.1**に示す．

## 5） 野菜の機能性

多くの疾患の原因は，体内で生じた活性酸素が体内細胞を傷つけることにあるという．よって，抗酸化性成分を摂取して活性酸素を消去することが，疾患を防ぐための重要な手だてとなる．野菜は，カロテン，ビタミンC，ビタミンE，ポリフェノール類などの抗酸化成分を多く含む．野菜には，**フィトケミカル**という植物ならではの機能性成分（主として抗酸化性を示す成分）が存在し，注目されている．

厚生労働省の推進する「健康日本21（第二次）」では，日本人の野菜類の摂取量について，1人1日当たり350ｇ以上（うち緑黄色野菜は120ｇ以上）という目標量を設定している．しか

---

### コラム　青果物の貯蔵：CA貯蔵とMA包装

青果物は収穫後も生きて呼吸をしており，それに応じて栄養分が消費され鮮度が低下する．青果物の鮮度を保持するポイントは，呼吸を抑制させることにある．そのためには，温度を下げ，青果物のまわりのガス組成を「低酸素・高二酸化炭素状態」にすることが肝要である．例えば，りんごを貯蔵する場合，貯蔵倉庫ごと人工的に「低酸素・高二酸化炭素状態」にして長期保存がなされている．これがCA（Controlled Atmosphere）貯蔵である．一方，青果物の呼吸を最小限にして鮮度を長持ちさせる包装技術としてMA（Modified Atmosphere）包装がある．MA包装は，「低酸素・高二酸化炭素状態」を袋の中で行うものなので，大規模な設備を必要とせず，流通途中でもこの状態を維持できる点に特徴がある．

〈表 8.1.e.1〉 主な野菜の貯蔵最適温度，貯蔵最適湿度，エチレン生成量，エチレン感受性の程度

| 品目名 | 貯蔵最適温度（℃） | 貯蔵最適湿度（%） | エチレン生成量 | エチレン感受性 |
|---|---|---|---|---|
| アスパラガス | 2.5 | 95〜100 | 極少 | 中 |
| 大葉（青じそ） | 8 | 100 | | 中 |
| おくら | 7〜10 | 90〜95 | 少 | 中 |
| かぶ | 0 | 98〜100 | 極少 | 低 |
| かぼちゃ | 12〜15 | 50〜70 | 少 | 中 |
| カリフラワー | 0 | 95〜98 | 極少 | 高 |
| キャベツ（早生） | 0 | 98〜100 | 極少 | 高 |
| キャベツ（秋冬） | 0 | 98〜100 | 極少 | 高 |
| きゅうり | 10〜12 | 85〜90 | 少 | 高 |
| さやいんげん | 4〜7 | 95 | 少 | 中 |
| さやえんどう | 0 | 90〜98 | 極少 | 中 |
| しゅんぎく | 0 | 95〜100 | 少 | 高 |
| しょうが | 13 | 65 | 極少 | 低 |
| スイートコーン | 0 | 95〜98 | 極少 | 低 |
| セロリー | 0 | 98〜100 | 極少 | 中 |
| だいこん | 0〜1 | 95〜100 | 極少 | 低 |
| たけのこ | 0 | | | |
| たまねぎ | 0 | 65〜70 | 極少 | 低 |
| トマト（完熟） | 8〜10 | 85〜90 | 多 | 低 |
| トマト（緑熟） | 10〜13 | 90〜95 | 極少 | 高 |
| なす | 10〜12 | 90〜95 | 少 | 中 |
| にら | 0 | 95〜100 | 少 | 中 |
| にんじん | 0 | 98〜100 | 極少 | 高 |
| にんにく | −1〜0 | 65〜70 | 極少 | 低 |
| ねぎ | 0〜2 | 95〜100 | 少 | 高 |
| はくさい | 0 | 95〜100 | 極少 | 中〜高 |
| パセリ | 0 | 95〜100 | 極少 | 高 |
| ピーマン | 7〜10 | 95〜98 | 少 | 低 |
| ブロッコリー | 0 | 95〜100 | 極少 | 高 |
| ほうれんそう | 0 | 95〜100 | 極少 | 高 |
| レタス | 0 | 98〜100 | 極少 | 高 |
| れんこん | 0 | 98〜100 | | |

（農研機構 野菜茶業研究所 野菜品質・機能性研究グループ，2014 を一部改変）

し，摂取量は目標量の 80％程度にとどまっている（**図 8.1.e.2**）．野菜類をよく摂取する 60 歳代においても目標量に達していない（**図 8.1.e.3**）．どの年代の人々にも，より多くの野菜類の摂取が求められる．

## 6）野菜の分類

### ①葉菜類

**キャベツ**： アブラナ科に属する葉菜で，甘藍（かんらん），玉菜（たまな）ともいう．典型的な周年野菜で，収穫時期により夏秋キャベツ（高原キャベツ），冬キャベツ（寒玉），新キャベツ（春玉）とよばれる．変わった品種として，紫キャベツ（赤キャベツ，レッドキャベツ），葉が縮れて結球性のないちりめんキャベツがある．ビタミンCが 41〜68 mg％ と多い．
比較的貯蔵に耐え，輸送も容易である．生食できる点で，ビタミン補給源としての価値がある．

**ねぎ類**： ユリ科に属する葉菜である．関東では白い葉柄部分が太くて長い根深ねぎ（白ねぎ：千十ねぎ，下仁田ねぎなど），関西では分けつして葉緑部分の多くなる葉ねぎ（青ねぎ：九

## e 野菜類

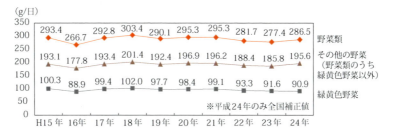

〈図 8.1.e.2〉 野菜類摂取量の平均値の年次推移（20歳以上の男女）
（国民健康・栄養調査，2013）

条ねぎなど）が多く栽培されている．

ビタミンは緑色部に多く，葉ねぎのレチノール活性当量は 120 μg%，ビタミン C は 32 mg% である．ねぎを切断した際の香り成分であるジスルフィド類は，組織内の酵素アリイナーゼがアミノ酸前駆体に作用して生じたものである．生食，煮食などの薬味として広く利用されている．

**はくさい（白菜）：** アブラナ科に属する中国原産の葉菜である．葉の結球性をもとに，結球はくさい，半結球はくさいに分けられる．栄養価はキャベツに似ており，ビタミン C を 19 mg% 含む．柔らかで繊維が少なく，漬物や煮物として食される．

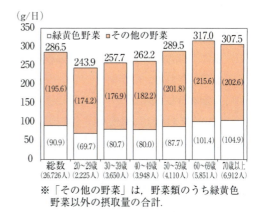

〈図 8.1.e.3〉 野菜類摂取量の平均値（20歳以上の男女）
（国民健康・栄養調査，2013）

**ほうれんそう（菠薐草）：** アカザ科に属する低温性の葉菜である．秋まきで冬に収穫されるものが多い．夏季は，高冷地で収穫されたものが出回る．茎の長い東洋種（切込みの多い葉）と茎の短い西洋種（丸みをおびた葉）があり，両者の一代雑種が広く出回っている．糖やビタミン濃度を高める目的で，収穫前に霜に当てる（寒じめ）ことがある．

代表的な緑黄色野菜である．葉肉部にはビタミン類が特に多い．ほうれんそう（生）100 g 当たりの成分量は，350 μg レチノール活性当量，ビタミン C（通年平均 35 mg，夏採り 20 mg，冬採り 60 mg），葉酸 210 mg，鉄 2.0 mg である．カルシウムも多いが葉中のシュウ酸とカルシウム塩を形成するので，利用されにくい．たんぱく質は，トレオニンやトリプトファンに富むが，多くの穀類と同様にリシン（アミノ酸スコア 86）に乏しい．

**レタス：** キク科の葉菜で，ちしゃともいう．古代から栽培されており，わが国では，戦後急速に消費が伸びた野菜の一つである．ヘッドレタス（たまちしゃ），リーフレタス（葉ちしゃ），コスレタス（たちちしゃ），ステムレタス（茎ちしゃ）の 4 群がある．わが国でレタスといえば，完全結球するクリスプ型のヘッドレタスを指すが，サラダ菜（ゆるい球になるヘッドレタス）やリーフレタス（葉色が赤紫色のものはサニーレタス，あかちりめんちしゃと呼ばれている）も出回っている．

野菜サラダの主材料として生で利用されることが多い．高品質のものは，葉質が柔軟で，繊

維が少なく，香気を有する．

### ② 果菜類

**かぼちゃ（南瓜）：** ウリ科に属する果菜で，南瓜（なんきん），唐茄子（とうなす）ともいう．春に種をまき，夏に収穫する．原産はアメリカ大陸で，アジアに広く栽培されている．西洋かぼちゃ，日本かぼちゃ，そうめんかぼちゃの3種がある．西洋かぼちゃは皮の表面が滑らかで，果肉は粉質である．日本かぼちゃは表面に凹凸があり，果肉は粘質である．そうめんかぼちゃはペポかぼちゃともいわれ，きんしうり（いとかぼちゃ），きゅうりに似たズッキーニなどがある．

主成分は炭水化物（80％程度が糖質）である．西洋かぼちゃの糖質量（17％）は日本かぼちゃ（8％）よりも多い．したがって，追熟により増加する糖分量は西洋かぼちゃのほうが日本かぼちゃよりも多くなり，甘味度も強くなる．レチノール活性当量は西洋かぼちゃが330 $\mu$g％，日本かぼちゃが60 $\mu$g％であり，カロテンを多く含む緑黄色野菜である．

戦中，戦後には主食代用食として利用された．冬季まで貯蔵できることから，わが国には冬至にかぼちゃを食する風習がある．かぼちゃの種子はたんぱく質と脂質に富むので，食品として利用される．

**きゅうり（胡瓜）：** ウリ科の果菜で，きうりともいう．果皮が薄く肉質がもろくて歯切れのよい白いぼ種と，果皮が固くて肉質が粘質な黒いぼ種があり，両者の交配種も育成されている．最近では，品質のよい白いぼ種の栽培が多い．露地栽培，施設栽培により年間生産がなされている．

料理の際の色（クロロフィル）と香味が喜ばれる．香りの主成分は，不飽和化合物のキュウリアルデヒドとキュウリアルコールである．きゅうりの苦味は，テルペン配糖体のククルビタシンによる．生で食することが多く，ビタミンCの給源（14 mg％）になる．

**トマト：** ナス科の果菜で，蕃茄（ばんか）ともいう．南アメリカ原産の緑黄色野菜であり，促成栽培，半促成栽培，抑制栽培により1年中出回っている．

トマトには赤色種，桃色種，黄色種があり，生食用は桃色種，加工用は赤色種が多い．いずれの色もカロテノイド色素による．赤色種には赤色系カロテンのリコピンが，桃色種や黄色種には黄橙色系のカロテンおよび黄橙色系のキサントフィルが含まれる．ビタミンは，レチノール活性当量が45 $\mu$g％，ビタミンCが15 mg％と多い．

わが国では大部分（90％以上）が生食され，一部がトマトジュース，ピューレ，ペースト，ソース，ケチャップなどに加工されている．また，ミニトマトも甘さと食べやすさから急速に普及している．

**なす（茄子）：** ナス科に属するインド原産の果菜である．夏野菜の代表であるが，施設栽培が普及し周年出回っている．色（紫黒色，紫色，緑色，白色，縞）や形（卵型，長型，中長型，丸型，きんちゃく型など）の異なる多種類のものが栽培されている．さらに，洋なすとも呼ばれるべいなす（米茄子）は，へたが緑色，果皮が紫紺色の大型楕円形のなすである．

なすの色素は，ナスニン（紫），ヒアシン（青）と称するアントシアニン（アントシアン色素）であり，抗酸化作用を示す．煮食するほか漬物にして食される．

**ピーマン：** ナス科に属する，熱帯アメリカ原産の果菜である．とうがらしの一種で，辛味のない中果以上の大きさのものを指す．生育時に高温（25℃）を要するので温室で栽培される．

緑色の未熟果が流通しているが，樹上で完熟させた赤色や黄色のカラーピーマン（赤ピーマン，黄ピーマン）も販売されている．カラーピーマンは甘味が強く，生食用として利用されて

> **コラム　なすの漬物と着色**
>
> 　なすをそのまま漬けると，漬け汁が酸っぱくなり，なすが赤茶けてくる．その原因は，乳酸菌が繁殖して乳酸を分泌するので，漬け汁が酸性になることにある．なすの皮の成分ナスニンやヒアシンはアントシアン色素であり，この色素は，酸性で赤色化しアルカリ性で青色化する．漬け汁にさびたくぎやミョウバン（硫酸アルミニウムと硫酸カリウムの複塩）を入れておくと，漬物は美しい青紫色になる．この色調の変化は，アントシアン色素が鉄やアルミニウムのような重金属と結合して安定した青紫色の複合体（錯塩）を形成したからであり，pH の変化にかかわりなく青紫色が固定される．

いる．また，赤ピーマンを丸くしたトマトのような形と色，果物のような甘味をもつトマピーが新しい野菜として注目されている．

　赤色成分はカプサンチン（キサントフィル系のカロテノイド色素）であり，クロロフィルの分解により生じたもので，強い抗酸化能をもつ．ピーマンはカロテンやビタミンCを多く含む．レチノール活性当量は青ピーマン 33 $\mu$g%，赤ピーマン 88 $\mu$g%，黄ピーマン 17 $\mu$g%，トマピー 160 $\mu$g% であり，ビタミンCは青ピーマン 76 mg%，赤ピーマン 170 mg%，黄ピーマン 150 mg%，トマピー 200 mg% であり，いずれの成分も熟させたものの方が多い．ピーマンに含まれるフラボノイド誘導体が，熱によるビタミンCの成分の破壊を軽減させるので，ピーマンからのビタミンCの効果的な摂取が期待できる．

### ③ 根菜類

**ごぼう（牛蒡）：** キク科の根菜である．欧州原産であるが，栽培が盛んなのはわが国だけである．食物繊維が 5.7 g% と多く，炭水化物の約 40% を占める．食物繊維の 40% が水溶性，60% が不溶性である．水溶性食物繊維の主体はイヌリン（スクロースのフルクトース残基部分が延長した $\beta$-1,2 フルクタン）である．

　皮をむくと切片がしだいに黒色化する．これは，クロロゲン酸などのタンニン系ポリフェノール化合物が，酸素の存在下，ポリフェノールオキシダーゼにより酸化されることによる．酢に漬けると，酸性のため酵素反応が抑えられたり，タンニンが可溶化されたりするので色がつかない．ごぼうを煮込んだとき青くなることがある．これは，ごぼうのアルカリ生成元素が溶け出してアントシアン色素を青色にするためである．

**だいこん（大根）：** アブラナ科の根菜であり，古名はすずしろ，おおねである．周年栽培されているが，秋だいこん（練馬，宮重，聖護院など）が多い．春だいこんは 3〜4 月に収穫する二年子，5〜7 月に収穫する時無しがある．夏だいこんは 5〜7 月に収穫する美濃早生がある．二十日だいこん（ラディッシュ）は西洋種の早生ものである．最近は耕土が浅くて収穫しやすい宮重系の青首だいこんが主流となり周年出回っている．かいわれだいこんは種子をまいて密生させ，双葉（貝割れ葉）が展開したときに光を当てて緑化したものである．

　だいこんの根にはビタミンCが 12 mg% 含まれるが，栄養成分は葉が豊富である．ちなみに，葉のレチノール活性当量は 330 $\mu$g%，ビタミンCは 53 mg% である．

　だいこんの辛味成分は，配糖体を形成しているイソチオシアネート類である．組織が破壊されると酵素ミロシナーゼが作用し，辛味成分のイソチオシアネート類が遊離する．だいこんおろしが辛いのはそのためである．辛味成分は生育初期に多く，また，根部の先端に多い．その他の酵素としてアミラーゼが多い．だいこんを煮ると甘くなるのは，調理の初期過程でミロシナーゼが作用して配糖体から糖やイソチオシアネート類が生じた後，加熱過程でイソチオシア

ネート類が分解されたり揮発したりするからである．

**にんじん（人参）：** 中央アジアから伝播したセリ科の根菜である．キャロット（carrot）がその語源となっているほどにカロテンが多い．西洋系（ヨーロッパ系）と東洋系がある．橙色種の西洋系にんじんは，レチノール活性当量 720 $\mu$g%で，カロテンの大部分は$\beta$-カロテン（68%）と$\alpha$-カロテン（32%）である．東洋系を代表する金時にんじんの赤色はリコピンによる．

だいこんと同じように，おろしにして利用されることがある．にんじんはビタミンCを酸化型に変えるアスコルビン酸オキシダーゼ活性が高い．もみじおろしでは，だいこんのビタミンCが酸化される．

④ **茎菜類**

**アスパラガス：** ユリ科の多年草であり，西洋うどともいう．グリーンアスパラガスの需要が急増し，ハウス促成などの登場で，周年出回っている．グリーンアスパラガスは新鮮さがポイントである．柔らかくゆでて食したり，サラダにしたりする．

たんぱく質が 2.6 g%と多く含まれ，構成アミノ酸の半分がアスパラギンである．遊離型のアスパラギンも多く存在する．生アスパラガスには，ビタミンAがレチノール活性当量として 31 $\mu$g%，葉酸が 190 $\mu$g%，ビタミンCが 15 mg%存在する．土寄せして栽培したホワイトアスパラガスは，主として缶詰にされる．缶詰の液が白く濁ることがあるが，これはアスパラガスから溶出したルチンなどのフラボノイドが結晶化するためである．

**たけのこ（筍）：** イネ科の根菜である．竹の地下茎から地表に出てきた幼茎を食用とする．孟宗竹（モウソウチク），淡竹（ハチク），真竹（マダケ）がある．孟宗竹は，春最も早く出回り，肉質が柔らかくて品質がよい．淡竹は5～6月に出る．中国の麻竹（マチク）を加工したものがメンマである．

アクは，シュウ酸やホモゲンチジン酸とその配糖体が主成分とされ，米のとぎ汁やぬか，重曹などで除くことができる．ただし，たけのこに多く含まれるチロシン（180 mg%）が酵素反応によりホモゲンチジン酸に変換されるので，加熱によるアク止め処理により酵素を失活させておく必要がある．チロシンは，ホモゲンチジン酸とは違い水に溶けにくく，たけのこの節内部に白い粉末状の結晶として析出する．たけのこの成長にはリグニン合成が必須であり，チロシンはリグニンの合成材料である．たんぱく質に富み，カリウムや食物繊維を多く含む．

**たまねぎ（玉葱）：** ユリ科の鱗茎が発達した，わが国では収穫量第3位の重要野菜である．皮の色で3種に分けられる．黄色種はたまねぎの主流で辛味が強い．白色種は扁平で辛味が弱い．早春に出回るので新たまねぎとよばれる．赤色種（紫たまねぎ，レッドオニオン）は見た目が鮮やかで甘味があり辛味が弱いので，サラダの彩りなど生食用として利用される．その他，小球のペコロス（一口たまねぎ）がある．

特有の芳香は，メチルプロピルジスルフィドなどのジスルフィドによる．甘味が強く，成熟するにつれてグルコースやしょ糖が増える．最外部の黄褐色の皮にはフラボノイド色素ケルセチンが含まれる．ケルセチンには，活性酸素捕捉作用，皮膚がん抑制作用，血圧降下作用などがある．

**にんにく（葫，大蒜）：** ユリ科のネギ類に属する．地中の肥厚した鱗茎を食用とするほか，茎にんにく（にんにくの芽）として，とう立ちしたにんにくの花蕾を切り落とした茎を利用する．臭気と辛味は，アリシンやジアリルジスルフィドなどの硫化アルキルである．生にんにくにはアリインが存在し，これにアリイナーゼが作用してアリシンが生成される．このアリシンがビタミン$B_1$と結合しアリチアミンとなり，ビタミン$B_1$の吸収を高める効果がある．

⑤**花菜類**

**ブロッコリー**： イタリアンブロッコリー，みどり花やさいともいう．地中海地方原産でアブラナ科の緑黄色野菜である．茎が長く伸び，頂に濃緑色の花蕾をつける．キャベツの一変種で，食用部は花蕾と茎である．

カロテン（$\beta$-カロテン当量 810 $\mu$g%）とビタミンC（120 mg%）を豊富に含む．ポリフェノールが多いので，がん予防効果が期待される．ゆでてマヨネーズなどの調味料をつけて食するが，欧米ではサラダなどで生食されることも少なくない．

**カリフラワー**： はなやさい，花きゃべつともいう．アブラナ科に属するキャベツの一変種で，食用部位は白色あるいはクリーム色の花蕾である．収穫前に外葉で花蕾を包み，軟白化させる．

ビタミンC（81 mg%）はブロッコリーに比べ若干少ないが，加熱による損失に強く成分が失われにくいので，調理後の含量は同程度となる．純白で固く締まったものが良質である．ゆでるだけでなく，焼く，蒸す，揚げる，煮るといった調理も可能である．サラダの素材として生食することも多い．

## f 果 実 類

果実類は原則として，木本植物から収穫される種実であるが，草本植物のいちご，メロン，すいかなども果実に含めている．果実類は栽培技術や品種改良により消費品目が増加し，また，貯蔵技術の向上により周年供給化の傾向にある．日本食品標準成分表2015年版（七訂）には，果実類174食品数の成分値が収載されている．日本国内での消費量はりんご，みかん，バナナ，いちご，ぶどう，なし，すいか，キウイフルーツなどが多い．日本人の果物摂取量について，国の食事バランスガイドでは，1人1日200 g（可食部）摂取を勧めている．1人1日当たりの果実摂取量は，1975年の194 gをピークに2010年には101.7 gまでに減少している．2010年の年齢別摂取量では，20～49歳が66.6～67.3 gと少なく，50～69歳が98.2～141.9 g，70歳以上で158.0 gと，加齢に伴い増加している．

### 1）栄養的特徴
#### ①糖質
果実に含まれる主要な糖質は，ぶどう糖，果糖，しょ糖およびソルビトールである．これらの糖は果実の甘味に関与するが，その種類によって，甘味の程度が異なる．果実の実際の甘味の程度は酸や温度などの影響を受ける．果実類の糖組成（**表8.1.f.1**）をみると，しょ糖が主要な糖であるかんきつ類，もも，バナナ，パイナップルなどと，ぶどう糖と果糖が主要な糖であるなし，さくらんぼ，キウイフルーツ，ぶどうなどに大別できる．多くの生食用果実は8％以上の糖含量を有しており，同一種であれば，糖含量が高いほど，食味もよい場合が多い．

#### ②有機酸
果実に含まれる主要な酸味成分は有機酸のリンゴ酸とクエン酸であり，他の有機酸はごく微量である．ただし，ぶどうはリンゴ酸とほぼ等量の酒石酸を主要酸として含んでいる．また，キナ酸やシュウ酸を比較的多量に含む果実もある．有機酸の酸味の程度は，クエン酸を1とするとリンゴ酸は約1.2，酒石酸は約1.3とされている．果実の全有機酸含量は，種類によって大きく異なり，レモンは約4％と多く，かきでは約0.1％にすぎない．一般に，有機酸含量が1％を超えるとかなり酸味を強く感じる．食味の指標として，糖酸比（糖含量÷酸含量）が重

要である．酸含量が低ければ糖含量が低くても甘く感じ，酸含量が高ければ糖含量が高くても酸っぱく感じる．糖酸比が同等でも，両方が低いものは「あっさり」とした食味，両方が高い場合は「こく」がある食味となる．また，有機酸含量が低すぎると「ボケた」味となる．

### ③ペクチン

ペクチン質はポリガラクツロン酸を主体とする食物繊維のひとつで，果実の細胞や細胞間に存在する高分子物質である．未熟な果実には不溶性のプロトペクチンとして存在し，果実が熟するにつれて可溶性のペクチニン酸（ペクチン）となり果実は軟化する．ペクチンは濃度0.5％以上で酸（pH3付近）と糖（60％以上）あるいはカルシウムイオンの条件下でゲル化（ゼリー化）する．過熟果実では不溶性のペクチン酸となりゲル化しない．

### ④芳香成分

果実に含まれる芳香成分はきわめて微量（ppm から ppb 単位）であるが，それぞれの果実特有の芳香を発する揮発性化合物である．そして，果実の特徴や好き嫌いなどを決定する重要な因子でもある．果実の種類によって香気成分は，主として単一成分によるもの，少数の成分によって決まるもの，多数の成分が互いに相互作用することによるものがある．主な果実に含まれる香気成分については，第4章jの3)「食品の香り成分とその変化」参照．

### ⑤色素

果実類は，果皮，果肉が特徴的な色を有するものが多い．わが国では，その果実特有の色を有しているか否かが品質指標のひとつとなっている．かんきつ類，かきなどは成熟するにつれ，緑色のクロロフィルが分解・消滅しカロテノイドの黄～赤色が顕著となる．りんごやぶどうの色はアントシアンを主とした色である．主要果実に含まれる色素成分については，第4章jの2)「食品の色と機能」参照．

### ⑥苦味成分

かんきつ類の苦味成分はフラボノイド系とリモノイド系に代表される．フラボノイド系はナリンギンでなつみかん，グレープフルーツ，はっさく，ぶんたんなどに存在する．リモノイド系はリモニン，ノミリンで苦味が強い．なつみかん，いよかん，ネーブルオレンジなどに存在する．かんきつ類の苦味は，果実が成熟するにつれて減少する．ナリンギンによる苦味は酵素

〈表8.1.f.1〉 主要な果実の糖および有機酸の含量と糖酸比（g/果肉100 g）（間苧谷・田中編，2003を改変）

| 種類 | 全糖 | しょ糖 | ぶどう糖 | 果糖 | 酸含量 | 糖酸比 | 主要な有機酸 |
|---|---|---|---|---|---|---|---|
| りんご | 10～13 | 2～3 | 2～4 | 5～6 | 0.2～0.7 | 31.4 | リンゴ酸（70～90％），クエン酸 |
| にほんなし | 7～12 | 2～5 | 1～2 | 3～5 | ～0.2～ | 45.0 | リンゴ酸（90％），クエン酸 |
| もも | 8～9 | 5～7 | 1～3 | 1～3 | 0.2～0.6 | 24.2 | リンゴ酸，クエン酸 |
| うめ | ～0.5～ | ～0.5～ | ～0.5～ | ～0.1～ | 4～5 | | クエン酸（40～80％以上），リンゴ酸 |
| さくらんぼ | 7～10 | ～0.5～ | 4～5 | 2～5 | ～0.4～ | | リンゴ酸（75％以上），クエン酸 |
| びわ | 10～12 | ～1～ | 2～3 | ～5～ | 0.2～0.6 | 4.7 | リンゴ酸（50％），クエン酸 |
| かき | ～14～ | ～7～ | ～4～ | ～2～ | ～0.05～ | 168.7 | リンゴ酸，クエン酸 |
| キウイフルーツ | 7～10 | ～0.5～ | ～4～ | ～4～ | 1～2 | | キナ酸，クエン酸 |
| バナナ | ～23～ | 15～17 | 3～5 | 2～3 | 0.1～0.4 | | リンゴ酸（50％），クエン酸 |
| ぶどう | 12～20 | ～0.5～ | 5～10 | 6～10 | ～0.6～ | | 酒石酸（40～60％），リンゴ酸 |
| パイナップル | 10～18 | 6～12 | 1～3 | 1～2 | 0.6～1.0 | | クエン酸（85％），リンゴ酸 |
| うんしゅうみかん | 8～12 | 5～6 | 1～2 | 1～2 | 0.8～1.2 | 10.0 | クエン酸（90％），リンゴ酸 |
| レモン | 1～3 | 1～2 | ～0.5～ | ～0.5～ | 6～7 | | クエン酸（大部分），リンゴ酸 |
| グレープフルーツ | 6～8 | 3～5 | ～2～ | ～2～ | ～1～ | | クエン酸（90％），リンゴ酸 |
| いちご | 7～8 | ～1～ | ～2.5～ | 0.5～2.5 | ～1～ | 5.9 | クエン酸（70％以上），リンゴ酸 |

ナリンギナーゼで脱苦味できる．

⑦**ビタミン**

　果実類からのビタミン供給源としては，カロテノイド色素のプロビタミンA（$\alpha$-カロテン，$\beta$-カロテン，$\beta$-クリプトキサンチン），ビタミンC，葉酸，ビタミンEが期待できる．

　**プロビタミンA**： 表8.1.f.2に示したように，あんず，パッションフルーツ，うんしゅうみかん，すいか，びわなどに多く含まれている．$\beta$-クリプトキサンチンは動物実験で発がん抑制作用，骨代謝改善作用が認められている．さらに，果実類にはプロビタミンAとしての活性はないが，カロテノイド色素のリコピン，ルテイン，ゼアキサンチンなどが含まれている．これらの成分は，抗酸化活性が認められている．

　**ビタミンC**： 表8.1.f.3に示したように，いちご，キウイフルーツ，甘がき，うんしゅうみかん，グレープフルーツに多く含まれている．これらの果実を1日200g程度摂取すれば，15歳以上男女1日のビタミンC推奨摂取量100mg（推定平均必要量85mg/日）を果実だけで摂取できる．血液中のビタミンC濃度は，生野菜とともに果実の摂取量が大きく寄与しているが，野菜類は煮炊きされた場合にはビタミンCの破壊・溶出がある．

　**葉酸**： ドリアン（150$\mu$g%），ライチー（100$\mu$g%），いちご（90$\mu$g%），パッションフルーツ（86$\mu$g%），アボカドおよびマンゴー（84$\mu$g%），まくわうり（50$\mu$g%），グァバ（41$\mu$g%），

〈表8.1.f.2〉　**主要な果実のプロビタミンAおよびレチノール活性当量（可食部100g当たりの$\mu$g数）**
（日本食品標準成分表2015年版（七訂））

| 種　類 | $\alpha$-カロテン | $\beta$-カロテン | $\beta$-クリプトキサンチン | $\beta$-カロテン当量 | レチノール活性当量 |
|---|---|---|---|---|---|
| アセロラ（酸味種，甘味種，生） | 0 | 370 | — | 370 | 31 |
| あんず（生） | 0 | 1,400 | 190 | 1,500 | 120 |
| うんしゅうみかん　早生（生） | 11 | 89 | 1,900 | 1,000 | 87 |
| 　　　　　　　　　普通（生） | 0 | 180 | 1,700 | 1,000 | 84 |
| かき　甘がき（生） | 17 | 160 | 500 | 420 | 35 |
| 　　　干しがき | 15 | 370 | 2,100 | 1,400 | 120 |
| グァバ（赤肉種，生） | 5 | 580 | 51 | 600 | 50 |
| プルーン（生） | 0 | 450 | 54 | 480 | 40 |
| しらぬひ（生）* | 2 | 48 | 630 | 360 | 30 |
| セミノール（生） | 0 | 410 | 1,300 | 1,100 | 89 |
| パッションフルーツ（果汁，生） | 0 | 1,100 | 16 | 1,100 | 89 |
| パパイア（完熟，生） | 0 | 67 | 820 | 480 | 40 |
| びわ（生） | 0 | 510 | 600 | 810 | 68 |
| ぽんかん（生） | 3 | 110 | 1,000 | 620 | 52 |
| マンゴー（生） | 0 | 610 | 9 | 610 | 51 |

*タンゴール，デコポンなどの名称もある．

〈表8.1.f.3〉　**主要な果実のビタミンC含量**（日本食品標準成分表2015年版（七訂））

| 可食部100g当たりのmg数 | 種　類 |
|---|---|
| 100 mg 以上 | アセロラ（酸味種，生）1,700，アセロラ（甘味種，生）800，キウイフルーツ（黄肉種，生）140，グァバ（赤肉種，白肉種，生）220，ゆず（果皮，生）160，レモン（全果，生）100 |
| 50〜90 mg | あけび（果肉，生）65，いちご（生）62，甘がき（生）70，渋抜きがき（生）55，キウイフルーツ（緑肉種，生）69，ネーブル（生）60，パパイア（完熟，生）50 |
| 25〜49 mg | いよかん（生）35，うんしゅうみかん（早生，生 35，普通，生 32），バレンシア（米国産，生）40，かぼす（果汁，生）42，きんかん（全果，生）49，グレープフルーツ（白肉種，紅肉種，生）36，すだち（果汁，生）40，デコポン（生）48，ぶんたん（生）45，ぽんかん（生）40，まくわうり（黄肉種，白肉種，生）30，露地メロン（緑肉種，赤肉種，生）25*，ドリアン（生）31，ライチー（生）36，セミノール（生）41，ひゅうがなつ（じょうのう及びアルベド，生）26，ゆず（果汁，生）40，ライム（果汁，生）33 |

*温室メロン（生）18

さくらんぼ（国産，38 μg%），キウイフルーツ（36 μg%）などに多く含まれている．葉酸は普段の食生活では不足することはないが，妊婦が不足すると胎児に神経障害をきたす恐れが指摘されている．18歳以上の男女共推奨量は240 μg/日（推定平均必要量 200 μg/日）であり，妊婦は推奨付加量 +240 μg/日（推定平均必要量 +200 μg/日），合計 480 μg/日（推定平均必要量 400 μg/日）の摂取が望ましいとされている．

**ビタミンE**： 果実類には，ビタミンEとして α-トコフェロールと γ-トコフェロールの含量が多い．ビタミンEは抗酸化作用を示し，生体膜の維持に重要である．また，ビタミンCと共役して不飽和脂肪酸の酸化を抑制している．アボカド，あんず，うめ，きんかん，すだち，ドリアン，ブルーベリー，マンゴーなどに，多く含まれている（**表8.1.f.4**）．なお，塩漬グリーンオリーブの α-トコフェロール含量（5.5 mg%）も高い．

**その他のビタミン**： うんしゅうみかんやレモンなどのかんきつ類の果皮（フラベト部分）に，ビタミン様作用物質として考えられるフラボノイドのヘスペリジンが含まれている．ヘスペリジンは毛細血管の透過性に影響し，保護作用を示す．

### ⑧ミネラル

果実類は他の食品群に比較してカリウムが多く含まれ，主要な供給源である．アボカド（生，720 mg%），ドリアン（生，510 mg%），バナナ（生，360 mg%），ドラゴンフルーツ（生，350 mg%），メロン（露地）（生，350 mg%），キウイフルーツ（黄肉種，生，300 mg%）などに多く含まれている．うんしゅうみかん，りんごにも 100 mg% 以上含まれている．1日当たり 200 g 程度のみかんやりんごの摂取で，成人男子1日のカリウム食事摂取基準の目安量 2,500 mg（女子 2,000 mg）の1割以上を摂取することになる．カリウムは，細胞内の浸透圧維持に作用し，ナトリウムと拮抗作用を示すことから，ナトリウム摂取とのバランスからも果実を食すことは重要である．その他のミネラルとしてカルシウム，マグネシウム，鉄，亜鉛，銅，マンガンなどが含まれているが，生鮮果実では少ない．乾燥果実の乾あんずにはカリウム（1,300 mg%），鉄（2.3 mg%），乾いちじくにはカルシウム（190 mg%），干しぶどうには鉄（2.3 mg%），乾バナナにはカリウム（1,300 mg%），マグネシウム（92 mg%），マンガン（1.31 mg%）が多く含まれている．

### ⑨果実の生理機能

**心臓病・脳卒中予防効果**： 果物や野菜に多く含まれるフラボノイドを多く摂取していると，心疾患による死亡率が低いと報告されている．

**血糖値低下作用**： 食品摂取と血糖値上昇との関係について科学的な指標，**グリセミック・**

〈表8.1.f.4〉 **主要な果実の α- および γ-トコフェロール含量（可食部 100 g 当たり 1.0 mg 以上含有）**
(日本食品標準成分表 2015 年版（七訂））

| 種類 | トコフェロール(mg) | | 種類 | トコフェロール(mg) | | 種類 | トコフェロール(mg) | |
|---|---|---|---|---|---|---|---|---|
| | α | γ | | α | γ | | α | γ |
| アセロラ（酸味種，甘味種，生） | 0.7 | 1.4 | キワノ（生） | 0.7 | 1.2 | プルーン（生） | 1.3 | Tr |
| | | | きんかん（全果，生） | 2.6 | 0.2 | ブルーベリー（生） | 1.7 | 0.6 |
| アボカド（生） | 3.3 | 0.2 | ぐみ（生） | 2.2 | 0.1 | マルメロ（生） | 1.0 | 0 |
| あんず（生） | 1.7 | 0.1 | グーズベリー（生） | 1.0 | 0.1 | マンゴー（生） | 1.8 | 0.1 |
| うめ（生） | 3.3 | 2.0 | すだち（果皮，生） | 5.2 | 0.5 | ネクタリン（生） | 1.4 | 0 |
| キウイフルーツ（黄肉種，生） | 2.5 | 0 | ドリアン（生） | 2.3 | 0.1 | ラズベリー（生）* | 0.8 | 1.9 |
| | | | ハスカップ（生） | 1.1 | 0.3 | レモン（全果，生） | 1.6 | 0.1 |

*ラズベリー（生）の δ-トコフェロール含量は 1.6 mg.

インデックス（GI 値）が広く使われている．果実類は血糖値を上げにくいことが報告されている．キウイフルーツ 53，バナナ 52，もも 42，いちご 40，りんご 38，グレープフルーツ 25，さくらんぼ 22 などで，果実類は血糖値を上げにくい．果実の食物繊維が胃内滞留時間を長くし，また腸管からの吸収がゆっくりとなるためと考えられている．なお，穀物の GI 値は，飯 100，パン 92，うどん 58，そば 56 と一般的に高い．

**糖尿病予防効果**： 北海道の一地域住民を対象にした疫学調査によると，血清中の $\alpha$-カロテン，$\beta$-カロテン，リコピン，$\beta$-クリプトキサンチン，ゼアキサンチン，ルテインの濃度が高いグループでは，糖尿病判定に使われる糖化ヘモグロビン（HbA1c）が低いことが報告されている．この結果は，果実や緑黄色野菜の摂取がカロテノイドの供給を通じて糖尿病予防に有効であることを示唆している．特に日本人にとってうんしゅうみかんが $\beta$-クリプトキサンチンの最大の供給源であるので，うんしゅうみかんの摂取が糖尿病予防に有効である可能性を示唆している．

**りんご**： りんごに含まれているポリフェノール類は抗酸化，抗アレルギー，抗変異原作用があり，カリウムは血圧上昇抑制に，食物繊維は動脈硬化予防や糖尿病改善作用などの機能性が見出されている．

**うんしゅうみかん**： うんしゅうみかんに多く含まれているクエン酸は血圧抑制効果があり，フラボノイド類のナリンギン，ヘスペリジンに抗酸化，循環器疾患予防，抗腫瘍，がん細胞増殖抑制，抗炎症，抗アレルギー，抗菌，抗ウイルス作用があり，精油のリモネンには中枢神経の鎮静効果が見出されている．

**ぶどう**： 果皮に含まれるアントシアニジンには，血液中 LDL（低密度リポたんぱく質）の酸化抑制作用や腫瘍細胞増殖抑制作用があり，ポリフェノールの一種マルビンには抗酸化作用が見出されている．

⑩ **その他の特徴**

**追熟**： 果実の新鮮さは商品価値を高め，食用に供されるまで，常に要求される条件である．果実は成熟過程において，果実自体が発生する成熟ホルモンのエチレンにより，呼吸量が急激に増加し（クライマクテリックライズ），クロロフィルの分解，でん粉の糖化，有機酸の減少，果肉軟化などが進み，食用に適するようになるタイプのものをクライマクテリック型果実という．りんご，バナナ，もも，メロン，マンゴーなどがある．クライマクテリック型果実は，収穫後も追熟するので，未熟状態で出荷され，貯蔵・流通中に追熟が進行する．クライマクテリック型果実を長期間貯蔵するには低酸素（2〜10 %），高二酸化炭素（2〜10 %），低温度に保つことにより追熟を抑制する．この方法は，CA（Controlled Atmosphere）貯蔵とよばれる．クライマクテリックライズの発現が遅れて追熟が抑制され，果実の長期保存が可能になる．りんごの包装に広く利用されている．果実をポリエチレンやポリプロピレンなどの袋に入れ，袋内を CA 貯蔵と同様のガス環境とする MA（Modified Atmosphere）包装（簡易 CA 貯蔵）も利用されている．一方，成熟過程でエチレン放出量が少なくなるタイプのかんきつ類，ぶどう，パイナップル，ブルーベリーなどを非クライマクテリック型果実という．

## 2）果実類の分類，品種，特徴

果実とは花が受粉・受精した後，主として雌しべの子房，またはその周辺部が発達肥大したものであり，子房が果肉（食用部）となったものを真果，子房およびそれ以外の組織が果肉となったものを偽果（仮果）という．果実は可食部の形態によって仁果類，準仁果類，漿果類，核果類，堅果類（種実類）（図 8.1.f.1），さらに熱帯果実類に分類されている．日本食品標準成

分表2010では堅果類（くり，くるみなど）は種実類として記載している．また，草本植物に属する果実的野菜は利用の面から果実としている．主要果実類を分類し，その特徴，品種などを**表8.1.f.5**にまとめてある．

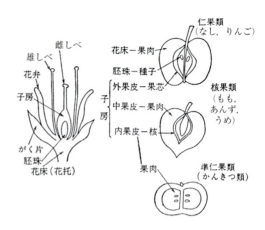

〈図8.1.f.1〉 果実の構造

〈表8.1.f.5〉 主要果実類の分類・特徴・品種

| 分 類 | 特 徴 | 主な品種 |
|---|---|---|
| 1) 仁果類 | がく片の基部や花托部が肥大して果実となったもの．偽果．果実の中心に果芯があり，ここに種子がある． | |
| りんご（apple）<br>バラ科リンゴ属 | アジア西部からヨーロッパ南東部原産．ぶどう，かんきつ類に次ぎ，世界で第3位の生産量をもつ．新品種が盛んに育成されている．切り口の褐変はポリフェノール類（特に皮に多い）が酸化酵素により酸化されるため，食塩水に浸して褐変防止する．りんごの皮はヒト肝がん細胞の増殖抑制効果が高い．りんごは生食の他，ジュース，ジャム，乾果などにも加工されている．青森が主産地．蜜（ソルビトール）入りりんごは果実中に糖分が多く良質である．疫学研究で，りんごの健康機能性（肺がん，心血管疾患，その他）の報告が多くある． | ふじ，レッドデリシャス，ゴールデンデリシャス，つがる，むつ，世界一，シナノスイート，シナノゴールド |
| 日本なし（Japanese pear）<br>バラ科ナシ属 | 日本原産．果皮の色により，青なしと赤なしに区別する．代表的な二十世紀は青なし．長十郎は赤なし．リグニンやペントサンを含む石細胞はざらざらした感触を与えるが，これが小さく舌ざわりのよいものが品質がよい．生食がほとんど． | 青なし：二十世紀，ゴールド二十世紀，菊水<br>赤なし：長十郎，幸水，豊水，新高，新興 |
| 2) 準仁果類 | 子房が肥大して果肉となったもの．果実の中心部に種子がある点が仁果類と似ているので，準仁果類という．真果． | |
| かき（kaki：Japanese persimmon）<br>カキノキ科カキノキ属 | 日本，中国が原産．栽培は古い．甘がき種と渋がき種に分類．渋の抜け方により，完全甘がき，不完全甘がき，完全渋がき，不完全渋がきに分けられる．不完全渋がき（平核無）には種子がなく，果肉に褐斑（褐色の斑点）もないため優秀な品種とされる．かきの渋味は可溶性タンニンで未熟な果実に多く含まれている．渋がきには0.8～1.0%可溶性タンニンが含まれる．渋がきの脱渋法として，炭酸ガスやエチレンガス中に置く，アルコールや湯をかける，皮をむいて乾燥させて干しがきにするなどの方法がある．いずれも水溶性タンニンを高分子化して，不溶性に変える．甘がき中のタンニンは不溶性で渋味を呈さない．干しがきはカリウム，β-カロテン，β-クリプトキサンチン，食物繊維が多い． | 甘がき：（完全）富有，次郎，御所，（不完全）禅寺丸，甘百目，水島<br>渋がき：（不完全）会津身不知，平核無，（完全）横野，西条 |
| うんしゅう（温州）みかん（Satsuma mandarins）<br>ミカン科ミカン属 | 鹿児島県長島が原産地と考えられている．中国浙江省温州の地名と同じであるため中国原産と間違うことがある．鮮やかな果肉色はカロテノイド色素によるが，なかでもβ-クリプトキサンチン含量が多い（1,700μg%～2,000μg%）．β-クリプトキサンチンは大腸がん，肺がん，子宮頸がん，食道がん，膀胱がん，リウマチなどのリスクを低減させる．果皮にはヘスペリジンが多く含まれる．みかん缶詰のシラップ液などの白濁の要因となることもある． | 早生温州と普通温州に大別される．早生温州は宮川早生・興津早生，普通温州は青島温州・久能温州など．早生種は10～11月に成熟．普通種は11～12月に成熟 |

## f 果実類

| | | |
|---|---|---|
| グレープフルーツ (grapefruit)<br>ミカン科ミカン属 | 西インド諸島バルバドス島原産．ぶどうの房のように果実が生じるのでこの名がついた．米国フロリダとテキサスで，無核と着色の変化を生じた．日本で消費されるほとんどが米国などからの輸入品である．紅肉種の色素は，リコピンと$\beta$-カロテンが主要色素である．苦味成分はナリンギンである． | 白肉種：ダンカン，マーシュシードレス<br>紅肉種：トムソンピンク，フォスターシードレス，レッドブラッシュ |
| 3) 核果類 | 子房が肥大して果肉となり，堅い内果皮におおわれた種子をもつ．真果． | |
| もも (ネクタリン) (peach, nectarine)<br>バラ科モモ属 | 中国原産．果皮に柔毛がある．ネクタリンは，果実表面が無毛性でももより派生した一変種である．ももを毛桃，ネクタリンを油桃とよぶこともある．核（種）から果肉の離れやすいもの（離核），離れにくいもの（粘核）がある．白肉種は軟質で，多汁，生食向き．黄肉種は缶詰用．ももは，動物実験で，アレルギー性炎症を抑制する効果が示されている． | 白肉種（生食）：浅間白桃，あかつき，白鳳，ゆうぞら，川中島白桃<br>黄肉種（加工用種）：錦，ファーストゴールド |
| うめ (ume：Japanese apricots)<br>バラ科アンズ属 | 中国原産．有機酸が5～6％含まれており，酸味が強いことから生食には適さない．加工食品として利用される．有機酸は，クエン酸4.6％，リンゴ酸1.2％ほどが含まれる．未熟果・種子は配糖体のアミグダリンを含む．アミグダリンは酵素的にベンズアルデヒドと青酸を生成する青酸配糖体である．ベンズアルデヒドは梅干しや梅酒の香気成分である．うめ加工品の防腐効果は，生成する安息香酸による．梅干し，梅びしお，梅酒などに利用される． | 大粒種：白加賀，豊後，西洋梅<br>中粒種：藤五郎，古城，南高，紅サシ<br>小粒種：小梅，甲州最小，甲州深江 |
| 4) 漿果類 | 子房が軟化し，多汁質の果肉となった小果実である． | |
| ぶどう (grape)<br>ブドウ科ブドウ属 | 中央アジア原産．中国から渡来し，現在では多数の品種が栽培されている．栽培種の分化も複雑で品種もきわめて多い．日本では生食用が主である．ワイン，果実飲料などに広く利用されている．種無しぶどうは，植物ホルモンのジベレリン水溶液やサイトカイニン水溶液を利用して，果実内部の種子を形成させない方法で栽培する．小粒種のデラウェアが主であるが，最近では，巨峰などの大粒種にも種無しが多くなってきた．赤ワイン，ぶどう果汁，干しぶどうなどに多く含まれるアントシアニン類，プロアントシアニジンなどのポリフェノール類が心血管疾患予防やがん予防に有効との報告が多い．有機酸は0.6～1.2％で品種により差が大きく，その中で酒石酸が多い． | 巨峰（紫黒），デラウェア（紅赤），ピオーネ（紫黒），マスカット，ベリーA，キャンベル，アーリー（紫黒） |
| いちじく (fig)<br>クワ科イチジク属 | 小アジア原産．花托が果肉となった偽果．夏いちじく，秋いちじくがある．秋いちじくは品質が良好．果実，葉から出る乳液にはたんぱく質分解酵素（フィシン）が多く含まれている．肉の軟化剤として利用されている．生食，乾果，砂糖漬け，ジャムなどに利用されている．中国では，乾燥果実を生薬とし，のどの痛み，声枯れ，痔，慢性の下痢の治療，母乳の出を良好にするなどの目的で，民間薬的に用いられている． | 桝井ドーフィン，ホウライシ（日本いちじく），とみつひめ，スミルナ（ドライフルーツとして利用） |
| 5) 熱帯果実 | | |
| バナナ (banana)<br>バショウ科バショウ属 | アジア熱帯地方原産．料理用と生食用がある．生食用バナナは樹上で熟させるか，未熟果を追熟させるとでん粉が糖化する．料理用バナナは熟してもでん粉は糖化しない．完熟バナナの糖分は約20％（スクロース65，グルコース20，フルクトース15）である．ポリフェノール化合物が多く含まれている．未熟果の渋味の要因であるが，熟すと不溶性になるので渋味を感じなくなる．国内で消費されているバナナはほとんど輸入品で，未熟果を20℃付近の室で約1,000 ppmのエチレンガスで処理し，黄色となるまで追熟し，出荷している．植物防疫法で，完熟バナナの輸入は禁止されている． | キャベンディッシュ（フィリピン，エクアドル），ラカタン（フィリピン），ドワーフ・キャベンディッシュ（三尺バナナ），レディ（モンキーバナナ），モラード（レッドバナナ），シマバナナ（沖縄） |
| キウイフルーツ (kiwi fruit)<br>マタタビ科マタタビ属 | 中国南部原産．1906年ニュージーランドに導入され，品種改良が進み1930年代に商業的栽培が始まった．果実が国鳥であるキウイに似ていることからキウイフルーツと名付けられた．追熟すると有機酸が0.8％前後になり，可食に適するようになる．糖分7～9％含む．果肉にたんぱく質分解酵素（アクチニジン）が含まれている．ビタミンC含量は，グリーンキウイ（緑肉種）69 mg％，ゴールデンキウイ（黄肉種）140 mg％である． | ヘイワード，アボット，ブルーノ |

| | | |
|---|---|---|
| パインアップル（パイナップル）(pineapple) パイナップル科アナナス属 | 南米大陸原産．果皮，果心部を除くと，可食部は50%程度．追熟はできない．糖度16度以上で美味．たんぱく質分解酵素ブロメラインが含まれており，未熟果にはなく，成熟するにつれて増加する特性がある．果肉たんぱく質の2分の1がブロメラインである．茎，根株などから抽出・粉末化され，医薬や食品に用いられる． | ハワイ，マレーシア，フィリピン，台湾，メキシコ，沖縄 |
| 6) 果実的野菜 | | |
| いちご (strawberry) バラ科オランダイチゴ属 | 北米原産地と南米原産地の交雑種が18世紀にオランダで作出された．日本では明治に入って，本格的な栽培が始まった．食用としている果肉は花托が発達した部分で，その表面の黒い粒が植物学上の果実である．ビタミンC（62 mg%）が多い．色素はペラルゴニジン系アントシアニン類が主である．香気成分は1,1-ジエトキシエタンやイソペンタンである．主産地は栃木，福岡，佐賀，静岡などである． | はるのか，とよのか，女峰，あまおう，とちおとめ，さちのか，さがほのか，ダナー |
| すいか (watermelon) ウリ科スイカ属 | 熱帯アフリカ原産．品種はきわめて多い．果肉の色には赤色と黄色がある．実用品種は一代交雑種が多い．食味は糖度と果肉の質が重要で，シャリシャリ感のする果肉が重視されている．赤色のカロテノイドを色素として，$\beta$-カロテン（830 $\mu$g%）および抗酸化活性のあるリコピンを多く含む．遊離アミノ酸のシトルリンを含む．利尿作用がある．主産地は熊本，千葉，山形，北海道など． | 大玉：縞玉，旭都 小玉：コダマ 長細：黒部 |
| メロン (melon) ウリ科キュウリ属 | 北アフリカ，近東が原産地．分類学上網目メロン（ネットメロン），カンタロープ，冬メロン（ウィンターメロン），雑種メロン，シロウリ，マクワウリに分けられる．通常メロンという場合は，シロウリ，マクワウリは除かれる．わが国へは明治になってマスクメロンが輸入された．施設内で栽培（温室メロン）され，1株1個生産である．$\beta$-カロテン含量は，温室メロン32 $\mu$g%，露地メロン緑肉種140 $\mu$g%，露地メロン赤肉種3,600 $\mu$g%．ビタミンC含量は，温室メロン18 mg%，露地メロン緑肉種および赤肉種25 mg%． | 温室メロン：アールスナイト，アールスメロン，クレストアールス 露地メロン：アムス，アンデス，クインシー |

## g きのこ類

きのことは菌類（担子菌類および子嚢菌類）の大型の子実体をいう．図8.1.g.1に示すように，子実体は菌褶をもった菌傘とそれを支える菌柄とからなっており，菌褶の先端に胞子または子嚢をつけている．

### 1) 栄養的特徴

きのこの食品としての特徴は，その香りと食味である．特に，食味の主体をなすのは，その独特の歯ざわりで，これは，きのこの繊維によるものである．きのこの成分は，水分90%，炭水化物6%，たんぱく質3%，脂質0.3%程度で，消化はあまりよくなく，栄養素のバランスも悪い．栄養成分としてはミネラル中のカリウムが多い．また，ビタミンA，E，Kは含まないが，ビタミン$B_1$，$B_2$，ナイアシンは含んでいる．しいたけやひらたけはビタミンCを含む．特に，プロビタミン$D_2$のエルゴステロールを多量に（乾物中に約0.2%）含む．固形物の主成分は炭水化物であり，その大部分は食物繊維で，糖質はマンニトールとトレハロースである．非たんぱく態として，アミノ酸類やアデニン，コリンなどの塩基が存在する．

生きのこは水分が多く，また酵素類も多く，その活性も高いので変質しやすい．したがって，冷蔵，冷凍のほか，水煮してビン詰，缶詰にするか，または乾燥して貯蔵，利用される．

### 2) 種　　　類

わが国に自生する食用きのこだけでも300種以上知られており，人工栽培されている食用き

のこととしては，えのきたけ，ぶなしめじ，しいたけ，まいたけ，エリンギ，なめこ，ひらたけの7種が主流である（林野庁2013年統計）．そのほかに，やまぶしたけ，はたけしめじ，たもぎたけ，ほんしめじ，マッシュルーム，きくらげなどがある．一方，天然の食用きのことしては，まつたけ，しめじ，はつたけ，しょうろ，くりたけ，こうたけなどがある．

**まつたけ**：　日本では，きのこの王者格で秋の味覚の代表である．日本原産のきのこで秋季，赤松林に発生する．生きた赤松のひげ根と菌根共生するので，人工栽培は困難でまだ成功していない．新鮮物の特有な香気と風味および緻密な肉質を食べるときの歯ざわり，舌ざわりが好まれる．香気成分は，ケイ皮酸メチル，マツタケオール（1-オクテン-3-オール）とイソマツタケオール（イソオクテノール）であって，現在化学的に合成され，使用されている．乾燥物中10％以上のマンニトールを含む．旨味成分はグアニル酸やアミノ酸などである．

**しいたけ**：　まつたけ，ほんしめじとともに日本の代表的な食用きのこである．ミズナラ，クリ，クヌギなどの広葉樹の枯れ木に発生する．新鮮なものは生食されるが，多くは乾燥して，乾しいたけとされる．森林内などにおいて原木（榾木）栽培で生産されるので，気温降雨などの気象条件によって生産量が大きく左右される．乾燥するとき，よく日光に当てると，エルゴステロールがビタミン$D_2$になるが，市販の乾しいたけは，一般に火力乾燥によってつくられている．生しいたけを乾燥すると風味がよくなるが，これは乾燥の過程でリボ核酸が加水分解されて呈味成分のグアニル酸を生ずること，および香り成分のレンチオニン（$C_2H_4S_5$）が乾しいたけを水に漬けておく間に酵素的に生成するためである．旨味成分としては，ほかにグルタミン酸もある．

乾しいたけは，その形状により，傘があまり開かないうちに採取した肉厚のどんこ（冬菇）と傘がかなり開いてから採取したこうしん（香信）に大別される．最上級品に天白どんこがある．ビタミンB群に富み，またエルゴステロールは，よく開いたものに多く，特に菌傘部に最も多く含まれる．

生しいたけは，原木栽培が主流だったが，最近は菌床栽培が急速に普及している．

**しめじ類**：　しめじ類には，ほんしめじ，ぶなしめじ，はたけしめじがある．

（1）ほんしめじ：秋にやや乾燥した山の木の下の地面に群がって生えることが占地の名称の由来である．「香りまつたけ，味しめじ」といわれるのは，ほんしめじであり，香りよりも味が

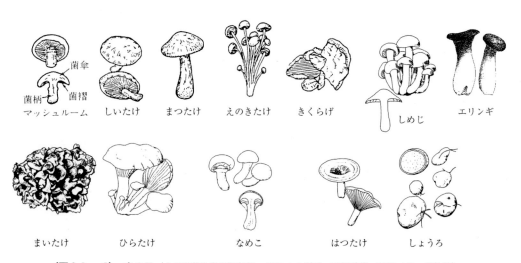

〈**図8.1.g.1**〉　**きのこ**（女子栄養大学出版部編，1970より引用：平総監修，2006より一部抜粋）

よく，まつたけに勝るといわれる．汁物，鍋物などに用いられる．生きた木の根と菌根共生をするので人工栽培は困難であったが，近年成功し，栽培品が出回っている．

(2) ぶなしめじ：ほんしめじに似ているぶなしめじは，秋にニレなどの広葉樹の枯木や生木に発生する．傘の直径4～8 cm，大きなものは15～16 cmで，表面はほんしめじよりもやや白っぽい灰白色で，ひび割れしたような斑文がでる．柄の長さは3～8 cmで白色である．栽培技術が確立し，大手企業も参入して生産量も増大し，ほとんど周年出回っている．野生のものは最高の味といわれるが，栽培品もしっかりした歯ごたえと，癖のない味で，若干の苦味があるが，和洋どちらの料理にも用いられる．

**ひらたけ：** 広葉樹まれには針葉樹の枯木や切り株に発生し，ほぼ世界的に分布している．しいたけやなめこと同じく，日本では古くから栽培されている．原木栽培のほかにおがくず栽培がある．おがくずを用いたびん栽培では，茎が傘の横についた野生品とは異なり中央についた，外観がほんしめじそっくりのきのこになり，市場ではしめじという名で出回っている．

**なめこ：** 広葉樹，特にブナの倒木や切り株に発生し，ブナ林帯に広く分布している．きのこ全体に特有のぬめりがあり，日本人好みである．古くから森林内で原木による栽培が行われてきたが，現在は空調施設を活用した，おがくず培地による菌床栽培がほとんどを占めている．

**えのきたけ：** 落葉広葉樹の枯幹に寄生する．菌傘は直径2～7 cm，表面はぬめりをもつ，発生は晩秋から早春にかけてで，低温期にとれる．おがくずを使ったびん栽培による人工培養が盛んで空調設備による温度・湿度管理が普及し，周年供給の体制ができあがっている．日本での生産量は，きのこの中で最も大きい．なめこ，なめたけなどとよぶ地方があるが，本来のなめこは別種のきのこである．きのこ類の中ではビタミン$B_1$，ナイアシンなどを比較的多く含む．アミノ酸と5'-リボヌクレオチドの相乗効果で旨味がある．適度の粘性と歯切れのよさが特徴である．鍋料理には欠かせない食材となっている．汁の実，和え物，煮物などに用いられる．

**まいたけ：**「食べた人や見つけた人が舞い上がって喜んだ」ことからこの名がある．ミズナラやクリなどの広葉樹の根際や切り株に発生し，ほぼ全国的に分布している．野生品は9月から10月にかけて出回る．菌床による栽培法が確立されてからは，大手企業の参入もあり生産量は伸び広く市場に出回っている．味覚にすぐれ，歯触りもよい．

**エリンギ：** もともと地中海沿岸の半砂漠地帯に生えるセリ科の植物遺体に発生するきのこである．学名が「*Pleurotus eryngii*（プレウロトス　エリンギ）」という．肉質がよく，歯ごたえがあり，癖もないため様々な料理に合うことから人気が高い．大手企業の参入で生産量が飛躍的に伸びた．他のきのこと比較してカリウムや食物繊維が多いのが特徴である．トレハロースの含量も多い．子実体（生）のトレハロースの含量は可食部100 g当たり2.5 gである．

**きくらげ類：** きくらげ類は，本州を中心に温帯に多く，ニワトコ，クワなどの枯木に自生する．きくらげ，あらげきくらげ，しろきくらげがある．きくらげは，肉厚が薄く，耳たぶ状あるいは釣り鐘状の膠質のきのこである．乾燥品は黒い．あらげきくらげは，肉質が厚く，背面が毛ば立っているため，灰褐色に見える．きくらげ類は，くらげに似た弾力性に富むコリコリした感触が特徴で好まれる．香り，味がないので，味付けが自由にでき，中国料理や日本料理によく用いられる．鉄分が豊富で，可食部100 g当たり，乾燥したきくらげには35.2 mg，あらげきくらげには10.4 mg，しろきくらげには4.4 mg含まれている．そのほかに，カリウムやビタミンB群，エルゴステロールも豊富である．

**マッシュルーム：** ヨーロッパ原産のきのこで，世界で広く栽培され，きのこ類のなかでは生産量は最大といわれている．堆肥の上に菌を植えて，暗所で栽培し，菌傘が開く前に採取す

る．色は白く香気には乏しいが，柔らかな歯切れのよい触感が好まれる．グルタミン酸が多く含まれるので食味はよい．西洋料理のスープ，煮込み，炒め物など，また冷蔵やびん詰，缶詰などに利用される．

**はつたけ**： 初秋の頃，赤松林に，生きた赤松の根と菌根共生して生える．きのこ狩りの対象である．きのこに傷をつけると青く変色する．すまし汁や炊き込みご飯に用い，旨味がかなり強い．

**しょうろ**： 4〜5月に主として海岸の松林に生える．砂の中から掘り出す．淡い松の香りがあり，味は淡泊だがこくもあり，日本料理に用いられる．

## h 藻 類

藻類とは，酸素を発生する光合成を行う生物の中から，コケ植物，シダ植物および種子植物を除いたものの総称である．原核植物と真核植物からなり，主に海水や淡水中に生育し，葉緑素で光合成を行いながら独立栄養で成長している．海水に生育するマクロ藻のことを通常海藻（seaweed）とよぶ．アジア地域では昔から食用とされてきた．**表 8.1.h.1** に食用藻類の分類を示す．海中では生育する水深まで到達する光のスペクトルと光の総量が違うので，光を効率よく吸収できるように特徴ある色素（周囲の色光の補色）を含んでいる．色により分類できるのは海藻の特徴である．

主に利用されている海藻は褐藻類と紅藻類である．こんぶ，わかめ，ひじき，のり類が乾物や塩蔵品として出回っている．そして，食品加工用物質として海藻成分の食物繊維，アルギン酸，カラギーナン，寒天などが抽出されて，アイスクリームなどの食品の増粘剤や糊料として利用されている．

〈表 8.1.h.1〉 食用藻類の分類

| | 綱 | 名 称 | 色 素 | |
|---|---|---|---|---|
| 真核植物 | 褐藻類<br>（海水産） | こんぶ類<br>ひじき<br>わかめ | クロロフィル | クロロフィル a,b |
| | | | カロテノイド | β-カロテン<br>ビオラキサンチン<br>フコキサンチン（褐色） |
| | 紅藻類<br>（海水産） | あまのり<br>てんぐさ<br>ふのり | クロロフィル | クロロフィル a |
| | | | カロテノイド | β-カロテン<br>ルテイン<br>ゼアキサンチン |
| | | | フィコビリン | フィコエリトリン（紅色）<br>フィコシアニン（青色）<br>アロフィコシアニン（青藍色） |
| | 緑藻類<br>（海水産） | あおさ<br>あおのり<br>ひとえぐさ | クロロフィル | クロロフィル a,b |
| | | | カロテノイド | β-カロテン<br>ルテイン，ビオラキサンチン<br>ゼアキサンチン<br>ネオキサンチン<br>アンテラキサンチン |
| | （淡水産） | かわのり<br>クロレラ | | |
| 原核植物 | 藍藻類<br>（淡水産） | すいぜんじのり<br>スピルリナ | クロロフィル | クロロフィル a |
| | | | フィコビリン | フィコシアニン（青色）<br>アロフィコシアニン（青藍色） |
| | | | カロテノイド | β-カロテン<br>ゼアキサンチン<br>ミクソキサントフィル |

## 1）栄養的特徴

　藻類はそのほとんどが乾物製品になっているので，含有される成分は濃縮されている．のり類以外のものは，たんぱく質，糖質，脂質が少なくエネルギー給源としての貢献度は低いが，低エネルギー食品としての価値が見直されている．さらに，海藻に多く含まれる食物繊維や色素がすぐれた栄養生理学的効果を発揮することが見出されてからは，それらの供給源として注目されている．さらに，ミネラルやビタミン類を豊富に含んでいる海藻類も多く，これらの供給源ともなっている．

### ①食物繊維

　藻類を乾物にすると50％程度が炭水化物であり，その大部分がセルロースや粘質多糖類である．粘質多糖類は海藻類特有の食物繊維であり，その名称，所在，構成成分を以下に示す．

　①アルギン酸（alginic acid）（褐藻類）：マンヌロン酸とグルロン酸の複合多糖類．②フコイダン（fucoidan）（褐藻類）：L-フコースの硫酸エステルからなる多糖類．③ラミナラン（laminaran）（褐藻類）：グルコース多糖類（$\beta$-1,3結合）．④寒天（agar）（紅藻類）：アガロース（中性ガラクタン）70％とアガロペクチン（酸性ガラクタン）30％からなる．⑤カラギーナン（carrageenan）（紅藻類）：D-ガラクトースの硫酸エステル．⑥ポルフィラン（porphyran）（紅藻類）：D-ガラクトースと3,6-アンヒドロ-L-ガラクトースまたはL-ガラクトース-6-硫酸から構成される多糖類（部分的にD-ガラクトースが6-O-メチルガラクトースに置換されている）．⑦フノラン（funoran）（紅藻類）：D-ガラクトースと3,6-アンヒドロガラクトースのそれぞれの硫酸エステルまたはメチルエーテルが交互に結びついた構造．

### ②たんぱく質

　紅藻類のあまのり（ほしのり）のたんぱく質含量は39.4 g％と高く，だいず（国産，黄大豆，乾）の33.8 g％に劣らない含量である．海藻類の第一制限アミノ酸はリシンまたはヒスチジン（あまのり）であり，あまのりのアミノ酸スコアは73，まこんぶは78，ひじきは58，もずくは92である．なお，わかめのアミノ酸スコアは100で良質のたんぱく質を含む．

### ③ミネラル

　海藻はミネラルの吸収率が高く，給源として重要である．共通して多いのはカリウムである．海藻には海水中のミネラルを選択的に取り込むものがあり，ヨウ素や鉄は海水濃度よりもはるかに高い濃度で存在する．特にヨウ素濃度は特異的に高く，ながこんぶ，まこんぶ，りしりこんぶに多量に含まれている．ヨウ素は甲状腺ホルモンの原料であるが，日本人は海産物をよく食べるのでヨウ素欠乏はほとんどない．カルシウムはひじきに多く，鉄はひじき，いわのり，あおのり，あまのりに多い．マグネシウムはあおさ，あおのり，てんぐさに多く含まれている．また，海藻にはナトリウムも多く含まれるが，水で戻すことによりかなり除かれる．

### ④ビタミン

　藻類全般ではビタミンの給源とはいえないが，レチノール活性当量が多いのが，あまのり，いわのり，あおのりである．あまのりはビタミン$B_2$，$B_{12}$，Cもかなり多い．

### ⑤色素

　光合成色素，クロロフィルaはすべての藻類に含まれる．褐藻類と緑藻類は，高等植物と同じく，さらにクロロフィルbも含んでいる．その他の色素では，$\beta$-カロテンはすべての藻類に含まれている．色素は各藻類に特徴的なものもある．褐藻類は，カロテノイド色素のフコキサンチン（褐色）を含んでおり，紅藻類と藍藻類は，青色のフィコビリン色素を含んでいる．各藻類に含まれる色素を**表8.1.h.1**にまとめる．

〈表 8.1.h.2〉　藻類成分と機能 （山田著，2013；山田著，2006；大石編，1993 を参考に作成）

| 分類 | 成分名 | 機能 |
|---|---|---|
| 多糖類 | アルギン酸 | 血清コレステロール低下作用，高血圧低下作用，酵素の活性化，有害物質の除去，整腸作用，がん細胞への増殖阻止効果 |
| | フコイダン | 抗血液凝固作用，抗がん作用，血清コレステロール低下作用，血圧低下作用，抗ウイルス作用，抗アレルギー作用，不定愁訴治療効果，ピロリ菌定着阻害作用，皮膚老化予防効果，抗炎症作用 |
| | ラミナラン | 免疫調節作用，血糖上昇抑制作用 |
| | 寒天 | 抗がん活性，アガロオリゴ糖の抗炎症作用，アガロオリゴ糖の関節炎抑制作用，アガロオリゴ糖によるアトピー性皮膚炎抑制作用 |
| | ポルフィラン | 血清コレステロール低下作用，抗腫瘍作用 |
| | フノラン | 抗高血圧および抗高脂血症作用，抗腫瘍作用，口腔内細菌の歯牙への付着抑制効果 |
| アミノ酸 | タウリン | 血清コレステロール低下作用，胆汁酸排泄作用 |
| | ラミニン | 血圧降下作用 |
| 脂質 | フコステロール | 血清コレステロール低下作用 |
| 色素 | フコキサンチン | 抗肥満効果，肝臓 DHA 増大効果，抗糖尿病作用，ヒト白血病のアポトーシス誘導効果，血管新生抑制作用，抗炎症作用，抗皮膚老化作用，抗加齢作用 |

## 2）藻類成分の機能

　藻類が生きていくために作り出した成分には，ヒトの健康に役立つものも多い．例えば，アルギン酸の血清コレステロール低下作用や高血圧低下作用が知られており，またフコイダンの抗血液凝固作用や抗がん作用などもある．こんぶなどに多量に含まれる遊離アミノ酸の一種ラミニンは血圧を下げる働きがあることも知られている（**表 8.1.h.2**）．

## 3）藻類の分類と種類

### ①褐藻類

**こんぶ類**：　こんぶ（昆布）類は寒海性の藻類で，北海道に局在している．食用は二十数種類ある．以下に，主なものをあげる．①えながおにこんぶ：1.5～3 m のもので釧路から羅臼にかけてとれ，羅臼こんぶとも呼ばれる．だし汁には特有の濃厚な風味があり，人気が高く高級銘柄となっている．②ながこんぶ：納沙布から釧路にかけてとれ，文字どおり長いこんぶで 7～8 m になる．生産量はこんぶ中で最も高い．こぶ巻きやおでんによい．③まこんぶ：2～6 m のもので函館から室蘭にかけてとれる．生産量は，ながこんぶに次ぐ．だし汁用こんぶとして最も品質のよいものである．④みついしこんぶ：日高こんぶともいわれ，柔らかいので，こぶ巻きやつくだ煮などに利用される．⑤ほそめこんぶ：北海道西岸と本州太平洋岸北部でとれる 1 m ぐらいのもので，とろろこんぶ，おぼろこんぶ，つくだ煮に加工される．⑥りしりこんぶ：利尻，礼文島周辺でとれ，グルタミン酸が多く風味が強い．とろろこんぶ，だしこんぶ，つくだ煮用として利用される．⑦がごめこんぶ：長さ 1～2 m，幅 15～30 cm，厚さ 3 mm．体表面に雲紋状の独特の凹凸がある．北海道南岸から下北半島北側に分布する．主として，とろろこんぶ，おぼろこんぶとして用いられる．フコイダンを多く含むことでも知られる．

　まこんぶ（素干し）の場合，成分として食物繊維（27.1 g％），カリウム（6,100 mg％）が多い．そして，まこんぶのヨウ素含量（200,000 μg％）は，ながこんぶ（210,000 μg％），りしりこんぶ（230,000 μg％）とともに非常に高い．こんぶ類は遊離の L-グルタミン酸が多いので，良いだしがとれる．これを旨味成分として抽出し，単離，同定したのが池田菊苗（1908 年）である．また，干しこんぶ表面にみられる白い結晶は，カビではなく，マンニトールであって甘味を呈する．

　**わかめ**：　わかめ（若布）は温海性で日本全国に分布しているが，出回っているほとんどのものは養殖もので，岩手，宮城，徳島の 3 県での生産が多い．北方の三陸わかめは，茎が長く

てやわらかい．南方の鳴門わかめは，灰をまぶして乾燥させたもので，茎が短く，非常に歯ごたえがある．灰中のアルカリ成分は藻体の酸性化を防ぎ，クロロフィルの分解を防止するとともに，藻体のアルギン酸分解酵素の活性を抑制する役割を果たしている．その他，板わかめ（島根県）やもみわかめ（長崎県）などがある．わかめは成熟してくると茎の両側に胞子葉ができる．これをめかぶといい，食用としており，フコイダンを多く含む．各種のわかめは全国的に最も広く食卓にのぼり，味噌汁の具などとして年中利用されている．生のわかめは褐色だが，湯通しすると緑色になるのは，赤褐色のフコキサンチンがたんぱく質と離れて色を失うが，クロロフィルは熱に安定なためである．

素干しわかめの成分として，マグネシウム（1,100 mg％），レチノール活性当量（650 μg％），ヨウ素（素干し，水戻し：1,900 μg％）が多い．また，良質のたんぱく質を含む．

**ひじき**： ひじき（鹿尾菜）は，生ではタンニンのため渋味が強い．ひじきの原藻を煮熟（蒸し煮）後乾燥したものがほしひじきである．市販品が黒いのはタンニンの酸化による．ほしひじきの成分は食物繊維（51.8 g％），カリウム（6,400 mg％），カルシウム（1,000 mg％）の含量が高い．また，鉄の含量は鉄釜の場合は 58.2 mg％と高いが，ステンレス釜では 6.2 mg％であり，用いた煮熟用の釜の材質により製品に影響が生じる．

**もずく**： もずく（海蘊，水雲）は，冬採りのものを食用とする．食物繊維のフコイダンを多く含み，粘質物に富んだ柔らかい繊維状になっており，歯触りなどの食感が特徴である．酢の物での利用が多い．

②**紅藻類**

**のり類**： あまのりとその仲間のあさくさのり，すさびのりなどがあり，佐賀，熊本，長崎の 3 県（有明海沿岸）での生産が多い．青黒い光沢のあるものが良質で，あおのりが付着すると食品価値が下がるので，養殖時は酸処理が行われる．現在は病気に強いすさびのりがほとんどである．いわゆる「磯の香り」は，主にジメチルジスルフィドによる．黒のりを火であぶると緑色になるのは，補色である紅色のフィコエリトリンが熱分解し，熱に強いクロロフィルが現れてくるためである．

**あまのり**： あまのり（甘海苔）を抄いて乾燥したほしのりの成分をみると，たんぱく質（39.4 g％），食物繊維（31.2 g％），カリウム（3,100 mg％），鉄（10.7 mg％），レチノール活性当量（3,600 μg％），ビタミン $B_2$（2.68 mg％），ビタミン C（160 mg％），また陸上植物にはほとんど存在しないビタミン $B_{12}$（77.6 μg％）が多い．また，あまのりの一種のあさくさのりには，血清コレステロール低下作用があるといわれるタウリンも多く（480 mg％）含まれている．

**てんぐさ**： てんぐさ（天草）は，まくさともいわれる．樹枝状で伊豆半島に多く生育している．てんぐさを煮出しして冷却して固めたものがところてんである．さらに凍結乾燥させたものが寒天で，角状，ひも状，粉末状のものがある．寒天は水を加えて加熱溶解した後，冷却すると固まる性質があり，ようかん，ゼリーなどの製菓材やバイオテクノロジー用，医療用などに利用される．寒天については，第 4 章 b の 5)「食物繊維の化学と機能」を参照されたい．紅藻でん粉は，物理化学的特性から高等植物でん粉のアミロペクチンと動物のグリコーゲンの中間的なものと推定されている．

③**緑藻類**

**あおさ**： あおさ（石蓴）は，美しい鮮緑色で特有の香りがあり，沖縄産のものは葉が厚くて柔らかい．乾燥粉末にしてふりかけとして利用する．

**あおのり**： あおのり（青海苔）は，全国各地の海岸に分布する．あさくさのりの養殖場に大

発生して損害を与えることがある．製法により「抄青海苔」，「掛青海苔」「もみ青海苔」がある．

**ひとえぐさ：** ひとえぐさ（一重草）は，一層の細胞からなるのでこの名がある．ほとんどがいわゆる「のりつくだ煮」の原料である．

**かわのり：** かわのり（川海苔）は，川の上流の岩上に群生し，非常に柔らかい葉状体である．多くは「抄」製品とされ，高価である．

#### ④藍藻類

**すいぜんじのり：** すいぜんじのり（水前寺海苔）は，淡水産の藍藻で，熊本市の水前寺で発見されたのでこの名がある．抄いて乾燥したものを水戻しして食用とする．独特の風味があり，刺身のつまや吸い物の実として利用される．

#### ⑤その他

スピルリナ（藍藻類）やユーグレナ（ミドリムシ藻類），クロレラ（緑藻類）などが，健康食品としての注目を集めている．

## 8-2 動物性食品

### a 食肉類

#### 1）肉用家畜の種類

食肉とは，鳥獣類を屠畜し，骨格筋（筋肉）を食用に適するように加工したものである．また，可食内臓およびその加工品も一般に含まれる．日本食品標準成分表2015年版（七訂）の肉類の項には，牛，豚，鶏，めん羊，馬，鯨，鹿，七面鳥，いのししなど19種類の鳥獣のほか，すっぽんやいなごなども掲載され，合計23種類となっている．ここでは特に消費の多い牛，豚，鶏を中心に述べる．

##### ①牛

国内で飼育されている牛には肉用牛と乳用牛があり，肉用牛には在来種と外来種がある．在来種（和牛）には黒毛和種（くろげ），褐色和種（あかげ），日本短角種，無角和種があり，黒毛和種が主で飼育頭数が最も多い．和牛は生後8〜9か月（約280 kg）の素牛を，肥育用配合飼料で約20か月肥育し，650〜750 kg（肉として約410〜470 kg）に育て，屠畜し，肉として販売される．黒毛和種は，肉が脂肪交雑（霜降り）肉となりやすい．肉用銘柄牛として，神戸牛，近江牛，松阪牛，米沢牛などがある．乳用牛は，その大部分はホルスタイン種であるが，主に雄の去勢牛および雌の乳廃牛を肥育して，肉用に用いる．乳用牛は和牛よりも肉のきめが粗く，脂肪交雑になりにくく，また乳廃牛の肉は硬いものが多い．

異なった品種間で交配した牛を交雑種という．交雑種には，親牛よりもすぐれた能力を示す雑種強勢効果が現れ，体格や発育面ですぐれた牛が生まれる．交雑種は和種に比べて育てやすく，短期間で出荷できるなど，生産コストの引き下げ，生産量の増加などの利点もある．そのため近年ではホルスタイン種と和種の交雑種（$F_1$）や，$F_1$雌牛を繁殖に用いた交雑種の生産が増加している．

国内の牛肉需要の60%が輸入牛肉で，主にオーストラリア産，アメリカ産，ニュージーランド産，カナダ産である．外来種はヘレフォード種，アバディーン・アンガス種，シャロレー種，またはそれらの雑種が多い．輸入牛肉は冷蔵肉（−1〜1℃）や冷凍肉（−18℃）として輸入されている．

牛肉商品の表示で「国産牛」とは日本国内で肥育された牛のことを示す．また「和牛」とは「黒毛和牛」のように特定の牛の種類を表す．和牛は，ほとんどの場合，国内生産されているため，「国産牛」でもあるが，販売される場合は高級感のある「和牛」で表示されることが多い．そのため「国産牛」と表示されている場合は「ホルスタイン種」または「交雑種（$F_1$種）」がほとんどである．

② 豚

豚は利用目的に応じ交配され改良が繰り返され，多くの品種がある．国内では，大型で発育の早いランドレース種，加工用に適した大ヨークシャー種，肉質のよいデュロック種およびバンプシャー種，これらを交配した三元交雑種や四元交雑種が主な品種である．豚の多くは，生後180日で体重が約110 kgとなり食用肉になる．近年，抗生物質の使用を控え，病原菌感染のない状態で豚を飼育するSPF（Specific Pathogen Free Pig：特定病原菌不在豚）が食品の安全性の観点から注目されている．豚肉の輸入はアメリカ，カナダ，デンマークが主である．輸入豚肉は主に冷凍肉で，大半がハム・ソーセージなどの肉製品に加工される．

③ 鶏

鶏は採卵用種，卵肉兼用種，肉用種および日本在来種に分類される．国内の主な鶏肉は，成長の早い食用若鶏（ブロイラー）である．ブロイラーは食肉生産用に開発され，主な品種は白色コーニッシュ（雄）と白色プリマスロック（雌）の交雑種である．生後50～55日の飼育期間で体重が約2.7～2.8 kgとなり食用肉となる．ブロイラーは，肉付きはよいが肉質が軟らかく淡白である．日本在来種にはコーチン種やシャモ種などがあり，飼育期間が長く（3～5か月），肉は歯ごたえがあり味が濃厚である．日本在来種との交配により銘柄鶏の作出が各地で行われ，「地鶏」表示による特産品として売り出されている．

④ めん羊

食肉用品種の主なものは，サフォーク種である．国内ではほとんど飼育されておらず（約14,000頭，2010年），羊肉のほとんどはニュージーランド，オーストラリアから輸入されている．生後1年未満の羊肉をラムといい，生後1年以上の羊肉をマトンという．

## 2) 食肉の処理と分割，表示

家畜や家禽を食用肉とするための屠畜や処理は，屠畜場・食肉処理場，食鳥処理場で行われる．家畜を放血死亡させ，頭部，尾部，肢端部，皮を除去し，内臓摘出後，よく水洗し，これを解体する．畜肉の取引は，「牛（豚）部分肉取引規格」に定められた分割・整形方法に従ってカットした部分肉（正肉）の形で行われる．牛肉の分割は，ネック，かた，かたロース，かたばら，ヒレ，リブロース，サーロイン，ともばら，うちもも，しんたま，ランプ，そともも，すねの13部分として構成される．豚肉の分割は，かた，ヒレ，ロース，ばら，ももの5部分として構成される．食肉小売店では，各部位の正肉をさらに小さいかたまりやスライスした「精肉」として市販する．牛肉・豚肉の店頭表示は農林水産省が定めた「食肉小売品質基準」によって牛肉では9部位名，豚肉では7部位名で統一されている（**図8.2.a.1**，**図8.2.a.2**）．鶏肉についても「食鶏小売規格」が定められており，5部位名で表示される（**図8.2.a.3**）．販売に際しては，「生鮮品」，「凍結品」（−18℃以下で貯蔵），「解凍品」（凍結品を解凍したもの）別に表示しなければならない．また輸入鶏肉（国内飼養期間が，外国飼養期間よりも短い鶏の肉も含む）は，原産国（地）を表示しなければならない．

牛肉，豚肉，鶏肉の各部位の特徴を**表8.2.a.1～8.2.a.3**に示す．

牛，豚，鶏それぞれから生産される食肉（精肉）の割合（歩留り）は，生体を100％とすると

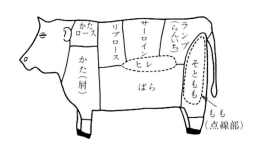

〈図 8.2.a.1〉 牛肉の部位
（日本食品標準成分表 2015 年版（七訂）より一部改変）

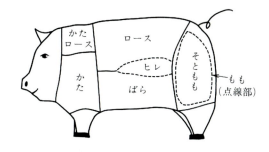

〈図 8.2.a.2〉 豚肉の部位
（日本食品標準成分表 2015 年版（七訂）より一部改変）

平均で牛 37％，豚 52％，鶏（皮を含む）65％である．

### 3）食肉の特徴

食肉の性状は家畜の種類，品種，性別，年齢，肉部位，飼育方法，飼料などにより大きく異なる．これらは，肉における筋線維の大きさや筋束の太さ，脂肪の分散，成分組成などに影響している．

#### ①牛肉

牛肉は品種や部位により特徴が異なり，栄養成分の幅も大きい．和牛の雌牛と去勢牛の肉は，赤褐色で光沢があり，肉質のきめが細かい．脂肪が筋肉組織に細かい網目状に交雑し，霧のように白い斑点となって沈着している肉を「霜降り肉」とよぶ．和牛の銘柄牛には一般に「霜降り肉」が多い（**図 8.2.a.4**）．乳牛の去勢牛の肉は，淡赤色できめが細かく，筋肉内への脂肪交雑は少ない．また水分含量が高く柔らかいが風味に乏しい．

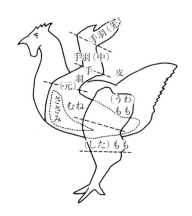

〈図 8.2.a.3〉 鶏肉の部位
（青木編著，2002 より引用）

〈表 8.2.a.1〉 牛肉の各部位の特徴と利用法（青木編著，2002 より引用）

| 部位名 | 特徴 | 適した料理 |
|---|---|---|
| ①牛かた | ほとんど赤身肉で脂身が少ない．やや肉が硬い．味は濃厚 | 角切りにして，スープ，シチュー，カレー 薄切りにして，すきやき，しゃぶしゃぶ，焼肉など |
| ②牛かたロース | 多少すじっぽさがあるが，脂肪が適度に交雑していて風味がたいへんよい | 薄切りにして，しゃぶしゃぶ，すきやき，香味焼き，煮込み料理など |
| ③牛リブロース | 肉のきめが細かく，霜降りが多い | ローストビーフ，ステーキなど |
| ④牛サーロイン | 肉のきめが細かく柔らかい，ヒレとならぶ最高部位，加熱した際の香りがたいへんよい | ステーキ，ローストビーフ，しゃぶしゃぶなど |
| ⑤牛ヒレ | きめが細かくたいへん柔らかい，脂肪が少なく，あっさりとした味 | ステーキ，ローストビーフ，ビーフカツなど |
| ⑥牛ばら（かたばら，ともばらをいう） | 肉のきめが粗く硬い，脂肪が適度にあり，味は濃厚 | 角切りにして，シチュー類，ポトフー 薄切りにして，カルビ焼きなど |
| ⑦牛もも（うちもも，しんたまをいう） | 肉のきめはやや粗いが味はきわめてよい．赤身肉 | 煮物・煮込み類など |
| ⑧牛そともも | 肉のきめがやや粗く，肉質もやや硬い | 薄切り・細切りにして，炒め物などコンビーフ |
| ⑨牛ランプ（らんいち） | 柔らかい赤身肉．風味がすぐれている | 刺身，タルタルステーキ，焼肉など |

備考：業者間で取引されるネック，すねなどの部位については，ひき肉やハンバーグなどの加工肉に利用され，部位名での市販はほとんどされていない．なお，ネックはひき肉，ハンバーグ，スープに，すねは主にスープや煮込み料理用に用いられる．

⟨表 8.2.a.2⟩ **豚肉の各部位の特徴と利用法** (青木編著, 2002 より引用)

| 部位名 | 特 徴 | 適した料理 |
|---|---|---|
| 豚かた | 肉のきめがやや粗く硬い. 肉の色も他の部位と比べて濃いめ. 筋肉間脂肪が多少ある | シチュー, カレーなど |
| 豚かたロース | 赤みを帯びたピンク色できめがやや粗く硬め. コクのある濃厚な味で豚肉の中で最もおいしい部位 | とんかつ, しょうが焼, ローストポーク |
| 豚ロース | きめが細かく適度に脂肪があり柔らかい | とんかつ, ローストポーク, ソテー, 酢豚, 照焼 |
| 豚ヒレ | 最もきめが細かく柔らかな最上部位. 味があっさりしている赤身肉 | とんかつ, ソテー, ステーキ |
| 豚ばら (かたばら, ばら) | 脂身と赤身肉が交互に三層になっている. コクのある濃厚な味. 骨付き「スペアリブ」の骨周辺の肉は特によい味 | 角煮, シチュー, 豚汁, 酢豚 |
| 豚もも (うちもも, しんたま) | 肉のきめが細かく赤身の肉. 脂肪の少ない部位 | 炒め物, 煮込み, ローストポーク |
| 豚そともも | 肉のきめはやや粗く, 色も濃い目の赤身肉. 脂肪が少なく, あっさりした味 | 豚汁, 煮込み |

⟨表 8.2.a.3⟩ **鶏肉の各部位の特徴と利用法** (青木編著, 2002 より引用)

| 部位名 | 特 徴 | 適した料理 |
|---|---|---|
| 手羽 | 「手羽元」,「手羽中」,「手羽先」に分けられる. ゼラチン質, 脂肪が多く色は白くて柔らかい肉質.「手羽元」より「手羽先」のほうがより濃厚な味 | 揚げ物, 煮込み料理, 焼物 |
| むね肉 | 胸の部位の肉. 骨なしと骨付きがある. 柔らかく脂肪が少なく, たんぱく質が多い. 淡泊な味が特徴. 色が白っぽいので「ホワイトミート」,「白身」とも呼ばれている | から揚, フライ, 照焼, つけ焼, 焼きとり |
| もも肉 | 骨付きと骨なしがある. 骨付きもも肉をレッグといい, ももの中央の関節で切り離した先の細いほうをドラムスティックという. むね肉に比べ味にコクがある. 肉質は硬め. | 照焼, ローストチキン, フライ, から揚, カレー, シチュー |
| ささみ | 鶏肉, 鶏内臓類の中でたんぱく質が一番多く含まれ, アミノ酸バランスがよい部位. 白身の肉. 柔らかくあっさりとした味 | 真ん中に1本硬いすじがあり, 口あたりが悪いので, 必ず取ってから調理する. 新鮮なものは刺身, サラダ, 和え物, すり身, わん種 |
| 皮 | 脂肪とたんぱく質に富み, 特殊な歯ざわりもある. 加熱によりコクを出す | だし, 酢の物, 和え物, 煮込み, 炒め物, 焼きとり |

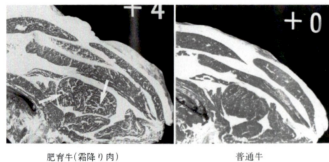

サシの最良状態を+5とする.
(左) +4, (右) +0.
矢印は交雑した脂肪を指す.

肥育牛(霜降り肉)　　普通牛

⟨図 8.2.a.4⟩ **牛肉(ロース)脂肪交雑の比較** (谷口ら著, 1977 より引用)

② **豚肉**

　豚肉は, 色が淡灰紅色で光沢があり, 肉質のきめが細かく, 脂肪がしまって滑らかでにおいがなく, 白く適度に交雑したものが良質である. 一方, 肉色が淡く(Pale), 組織が軟弱で(Soft), 水っぽい(Exudative)豚肉は,「ふけ肉」もしくは「むれ肉」(PSE 豚肉)とよばれて品質が悪く, 調理後の水分保持が低い.

③ **鶏肉**

　鶏肉は, 肉色が, むね肉では鮮桃色, もも肉ではやや強い赤色, 肉質は, 透明感や光沢, 弾

力があり，しまっているものが良質である．脂肪は皮下や内臓に多く鮮黄色である．胸部の肉は脂肪が少なく味は淡白であり，腿部の肉は特有の風味がある．若鶏の肉は柔らかく，老廃鶏（採卵用の鶏）は肉が固い．

#### ④羊肉

羊肉は，肉色が橙赤色で，肉質はきめが細かく，脂肪は白色で硬く，特有のにおいがある．ラムはマトンより肉質が柔らかく，肉色は淡く，臭みが少なく，風味が良好である．

### 4) 食肉（筋肉）の構造

家畜や家禽の筋肉は横紋筋と平滑筋に大別される．横紋筋は随意筋（意思により，動かすことができる）ともいい，骨格全体を覆う骨格筋と心筋を構成する．平滑筋（不随意筋）は消化器管，血管などを構成する．食肉として用いるのは大部分が骨格筋であり，生体の30〜40％を占める．骨格筋は，筋原線維が多数集まってできた筋線維とよばれる直径20〜150μmの細長い多核細胞で構成されている．筋線維は筋内膜，

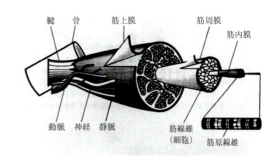

〈図8.2.a.5〉 筋肉の構造
（森田監修, 1992より引用）

筋周膜，筋上膜からなる結合組織で束ねられている．筋線維の束には，筋線維が50〜150本集まって束ねられた第一次筋線維束と，さらにその束が数十本集合して大きな束になった第二次筋線維束とがある．この束がさらに集まって一つの筋肉を形作っている（**図8.2.a.5**）．筋線維の束の直径が小さく，密度が高い状態を「きめ」が細かいとよぶ．きめの細かさは，運動量によって異なり，運動量が多いと筋線維も太く強靱となり，運動量が少ないと筋線維も細くやわらかい．収縮運動をほとんどしない「ヒレ」や「ロース」はきめが細かく，運動量の多い「かた」や「すね」はきめが粗い．筋線維を束ねる結合組織の主成分は，線維状たんぱく質のコラーゲンである．結合組織の量が多いと，肉質は硬くなる．

### 5) 食肉の成分と機能性

食肉の主成分はたんぱく質と脂質である．たんぱく質含量は，家畜の種類や部位，性別，年齢などに関係なくほぼ20％前後である．一方，脂質含量は非常に幅がある．一般に脂質と水分の含量は逆比例をしている．炭水化物の含量は非常に少ない．

#### ①たんぱく質

食肉のたんぱく質は，組織中の存在位置や塩溶液への溶解性によって筋漿たんぱく質，筋原線維たんぱく質，肉基質たんぱく質に大別される．前二者は栄養価の高いたんぱく質である．**図8.2.a.6**に食肉中のたんぱく質組成を示す．

**筋漿たんぱく質**： 筋原線維間の筋漿に水溶液の形で存在し，全たんぱく質の約30％を占める．水や希薄な塩溶液に可溶のたんぱく質である．最も多いのがミオゲン（解糖系に関する酵素）で，その他にミオグロビン，ヘモグロビン，グロビン，各種酵素など約50種のたんぱく質が含まれる．ミオグロビンは色素たんぱく質で，ヘモグロビンとともに肉の色の変化に密接に関わっている．

**筋原線維たんぱく質**： 全たんぱく質の約50％を占め，塩溶液に可溶のたんぱく質である．主成分はミオシンとアクチンである．両者はアクトミオシンという複合たんぱく質を形成し，

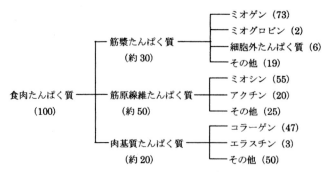

〈図 8.2.a.6〉 食肉たんぱく質の組成 (谷口ら著, 1997 を改変)
（ ）内の数値はそれぞれの割合を示す.

筋肉の収縮と弛緩，死後硬直，解硬に深く関与する．その他に筋収縮を調整するトロポニンやトロポミオシン，骨格たんぱく質のコネクチンやネブリンなども含まれる．

**肉基質たんぱく質**： 全たんぱく質の約 20% を占め，水や塩溶液に不溶の硬たんぱく質である．コラーゲン，エラスチンなどが含まれる．腱，血管壁，筋膜などの結合組織を形成し，「すじ」の成分で肉の硬さに関わる．最も多いコラーゲンは水とともに長時間加熱すると軟化してゼラチンとなり，消化酵素の作用を受けやすくなる．エラスチンは水とともに加熱しても可溶化せず，酵素抵抗性のため消化吸収しない．家畜の年齢が高いほど，運動が激しい部分ほどコラーゲンやエラスチンの含量が多くなり，食肉が硬くなる．

**食肉たんぱく質の機能性**： 食肉たんぱく質には，多くの生体調節機能を有する物質も含まれており，摂取によりこれらの機能性が期待できる．

食肉たんぱく質由来のペプチドであるカルノシンやアンセリンには，抗酸化作用があり，また $\alpha$-トコフェロールとの相乗効果が強いことなどが報告されている．カルノシンは哺乳類の骨格筋に多く，牛肉では 150 mg% 程度含まれる．またアンセリンは鳥類の骨格筋に多く，鶏肉では 980 mg% 程度含まれる．

**食肉たんぱく質の栄養価**： 常食される牛肉，豚肉，鶏肉のアミノ酸スコアは 100 であり，たんぱく質食品としてきわめてすぐれている．ただし，ゼラチンはトリプトファンとシスチンを全く含んでおらず，アミノ酸スコアは 0 である．

②**脂質**

食肉の脂質は，蓄積脂肪と組織脂肪に大別される．蓄積脂肪は細胞組織を構成する脂肪細胞中に蓄えられる．一方，組織脂肪は骨格筋組織の細胞膜などに存在している．

蓄積脂肪は皮下，腎臓周囲，筋肉間などに蓄積され，ほとんどは中性脂肪である．含量や性質は家畜の年齢，栄養状態などにより大きく変動する．肥育状態の良好な牛や豚では，筋肉中にある筋束周囲の結合組織に脂肪が沈着して蓄積し，脂肪交雑状態（霜降り肉）となる．肉類の旨味には，アミノ酸やその他物質の関与とともに，筋肉内の脂肪量や交雑状態も大きく影響する．

食肉の脂肪を構成する脂肪酸を**表 8.2.a.4** に示した．最も多く含まれるのは一価不飽和脂肪酸のオレイン酸で，次いで飽和脂肪酸のパルミチン酸，ステアリン酸である．必須脂肪酸であるリノール酸は，豚肉と鶏肉に多く含まれる．脂質に含まれる飽和脂肪酸の割合が高いほど融点が高く，口溶けが悪い．融点は牛脂（ヘット）45～50℃，豚脂（ラード）28～48℃，鶏脂 20～25℃，羊脂 44～55℃ である．豚脂の融点はヒトの舌の温度に近いため，舌ざわりがよく，美味しいとされる．

組織脂肪は筋肉組織や内臓組織などに存在する．中性脂肪は少なく主成分はリン脂質で，糖

## a 食 肉 類

脂質，コレステロールなどの複合脂質で構成される．飼育状態など外的要因にほとんど影響されず変動は少ない．食肉中のリン脂質は，全脂質の5〜10％を占め，このリン脂質は高度不飽和脂肪酸を多く含むので，貯蔵中に酸化されやすく風味低下の一因となる．

### ③炭水化物

食肉中の炭水化物は1％以下で少なく，ほとんどがグリコーゲンである．グリコーゲンは屠畜直後，嫌気的解糖により乳酸に分解されほとんどなくなり，肉のpHを下げる．その他の炭水化物としては，結合組織や軟骨の成分であるコンドロイチン硫酸や結合組織に存在するヒアルロン酸などがある．

### ④ミネラル

食肉中のミネラル含量は動物種に関係なく1〜2％である．カリウム，リン，ナトリウムが多く，カルシウムが少ない．副生物の臓器は，肉と比べミネラル含量が高く，特に肝臓では鉄と銅が多い．肉や臓器中のヘモグロビン，ミオグロビンを構成する鉄は，ヘム鉄の形で存在しており，他の食品中の鉄（非ヘム鉄）に比べ吸収が良い．

### ⑤ビタミン

食肉中にはビタミンB群が豊富に含まれている．特に豚肉の赤肉部にはビタミン$B_1$を他の動物の数倍も含有しており，すぐれたビタミン$B_1$供給源である．また肝臓中にはビタミンAやビタミンCも豊富に含まれている．

ハム・ベーコン類はビタミンC含量（ロースハム50 mg％，ベーコン35 mg％，ウインナー

〈表8.2.a.4〉 食肉の脂肪酸組成

| | 種類<br>脂肪酸 | | 牛（かた，脂身つき，生）<br>和牛　乳用肥育牛　輸入牛 | | | 豚［大型種］<br>（かた，脂身つき，生） | 鶏（むね，皮つき，若鶏肉） |
|---|---|---|---|---|---|---|---|
| 脂*1<br>肪<br>酸<br>(g) | 脂肪酸総量 | | 19.71 | 17.01 | 8.85 | 13.40 | 5.23 |
| | 飽和脂肪酸 | | 7.12 | 7.17 | 4.35 | 5.25 | 1.53 |
| | 不飽和脂肪酸　一価 | | 11.93 | 9.02 | 4.20 | 6.50 | 2.67 |
| | 　　　　　　　多価 | | 0.66 | 0.82 | 0.30 | 1.65 | 1.03 |
| 脂*2<br>肪<br>酸<br>組<br>成<br>(g) | デカン酸 | $C_{10:0}$ | Tr | Tr | 0.1 | 0.1 | 0 |
| | ラウリン酸 | $C_{12:0}$ | 0.1 | 0.1 | 0.1 | 0.1 | 0.1 |
| | ミリスチン酸 | $C_{14:0}$ | 2.7 | 3.3 | 3.0 | 1.3 | 0.8 |
| | ミリストレイン酸 | $C_{14:1}$ | 1.7 | 1.2 | 0.8 | 0 | 0.2 |
| | ペンタデカン酸 | $C_{15:0}$ | 0.3 | 0.5 | 0.6 | Tr | 0.1 |
| | パルミチン酸 | $C_{16:0}$ | 23.6 | 24.5 | 26.2 | 23.8 | 22.0 |
| | パルミトレイン酸 | $C_{16:1}$ | 6.2 | 4.4 | 3.6 | 2.3 | 4.6 |
| | ヘプタデカン酸 | $C_{17:0}$ | 0.7 | 1.2 | 1.3 | 0.4 | 0.2 |
| | ヘプタデセン酸 | $C_{17:1}$ | 1.0 | 1.0 | 0.9 | 0.3 | 0.2 |
| | ステアリン酸 | $C_{18:0}$ | 8.6 | 12.5 | 17.8 | 13.2 | 6.3 |
| | オレイン酸 | $C_{18:1}$ | 51.2 | 46.1 | 42.0 | 45.1 | 43.2 |
| | リノール酸 | $C_{18:2}$ | 2.9 | 4.1 | 1.6 | 10.4 | 16.3 |
| | α-リノレン酸 | $C_{18:3}$ | 0.1 | 0.2 | 0.8 | 0.5 | 1.5 |
| | オクタデカテトラエン酸 | $C_{18:4}$ | 0 | 0 | 0 | 0 | 0.1 |
| | アラキジン酸 | $C_{20:0}$ | 0.1 | 0.1 | 0.1 | 0.2 | 0.1 |
| | イコセン酸 | $C_{20:1}$ | 0.4 | 0.3 | 0.3 | 0.8 | 0.5 |
| | イコサジエン酸 | $C_{20:2}$ | Tr | Tr | Tr | 0.5 | 0.2 |
| | イコサトリエン酸 | $C_{20:3}$ | 0.1 | 0.2 | 0.1 | 0.1 | 0.2 |
| | アラキドン酸 | $C_{20:4}$ | 0.2 | 0.3 | 0.3 | 0.4 | 0.7 |
| | イコサペンタエン酸 | $C_{20:5}$ | 0 | 0 | 0.1 | 0 | 0.1 |
| | ドコサペンタエン酸 | $C_{22:5}$ | 0 | 0 | 0.3 | 0.1 | 0.2 |
| | ドコサヘキサエン酸 | $C_{22:6}$ | 0 | 0 | Tr | 0.1 | 0.3 |

Tr.：微量
*1 日本食品標準成分表2015年版（七訂）脂肪酸成分表編（第1表 可食部100 g当たりの脂肪酸成分表）より引用．
*2 日本食品標準成分表2015年版（七訂）脂肪酸成分表編（第2表 脂肪酸総量100 g当たりの脂肪酸成分表）より引用．

ソーセージ 10 mg%）が高い．これは製造過程で酸化防止剤アスコルビン酸ナトリウムを添加するためである．

#### ⑥その他の成分

生体内で脂質代謝に関与する L-カルニチンは，血中コレステロールや中性脂肪の低下作用があり，また運動と兼ね合わせて蓄積脂肪の減少や運動持久力の向上につながる作用があるとされる．また，含硫アミノ酸から合成されるタウリンには生体内で胆汁酸の分泌を促進し，コレステロール排泄を促し，血中コレステロール濃度を低下させる作用があるとされる．

#### ⑦エキス成分

食肉を加熱したとき溶出するエキス成分には，遊離アミノ酸，低分子ペプチド，ヌクレオチドなどの呈味成分が含まれている．これらを濃縮してペースト状や粉末状にした「肉エキス」はいろいろな料理の風味づけに広く用いられる．エキス中のイノシン酸，グルタミン酸が旨味成分の主体である．

### 6）肉の化学変化

#### ①死後硬直と軟化・熟成

屠畜後の動物の筋肉は，しばらくは柔らかいが，時間経過に伴い硬い状態になる．これを死後硬直という．屠畜前の筋肉は，ほぼ中性（pH 7.0〜7.2）である．屠畜後の筋肉は，筋肉への酸素供給が止まるため，好気的な代謝は停止し，嫌気的な代謝が行われる．屠体の筋肉細胞は一定時間生きているため，エネルギー源として ATP（アデノシン 5′-三リン酸）を必要とする．筋肉中には ATP 以外にエネルギーの一時的貯蔵体としてクレアチンリン酸（CrP）が比較的多量に含まれている．クレアチンリン酸は高エネルギーリン酸化合物で，クレアチンキナーゼの作用により ADP（アデノシン 5′-二リン酸）との間にリン酸基の授受を行って ATP を生成する．

$$\text{クレアチンリン酸} + \text{ADP} \rightleftharpoons \text{クレアチン} + \text{ATP}$$

したがって，屠畜後の筋肉では ATP の減少に先だってクレアチンリン酸の減少が起こる．しばらくするとクレアチンリン酸が枯渇し，次に筋肉中のグリコーゲンの分解から ATP が供給されるが，同時に乳酸も蓄積する（嫌気的解糖経路）．乳酸の蓄積により，屠畜直後の pH 7 から徐々に低下し pH 5 付近になる．筋肉の pH が下がるとグリコーゲンの分解酵素が失活し，解糖作用が抑制されて ATP 濃度が低下する（これにより pH の低下は停止し，これを極限 pH という）．これに伴い筋原線維たんぱく質のミオシンとアクチンが結合してアクトミオシンになり，筋肉は収縮して伸長度が低下し硬直が起こる（図 8.2.a.7）．pH の低下は肉の保水性にも影響する．筋肉中の水分は，収縮の程度に伴って液汁として出てくるので，最大硬直期には遊離液汁量が最も多くなり，保水力は最小となる（図 8.2.a.8）．このため硬直時の肉は，加熱調理しても硬くて液汁も少なくまずい．最大硬直期に至るまでの時間は，貯蔵温度や動物の種類により異なり，0〜4℃の冷蔵貯蔵では，牛肉 24 時間，豚 12 時間，鶏 2.5 時間前後である．

硬直した肉をしばらく保存しておくと，徐々に硬直が解けて再び柔らかくなる（解硬）．これにより肉の保水性が高まり，pH が上昇し，味や香りがよくなる．この変化のことを熟成という．熟成には，筋肉細胞に残存するプロテアーゼによる筋原線維の小片化や筋

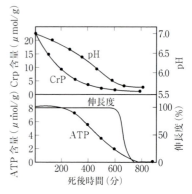

〈図 8.2.a.7〉 死後硬直の生化学的変化
（Bendall 著, 1973；細野ほか編, 2007 より引用）

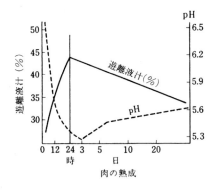

〈図8.2.a.8〉 肉の熟成とpH,遊離液汁量の変化
(Wierbickisら著,1956;青木編著,2002より引用)

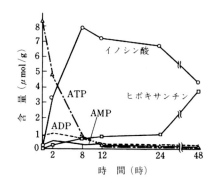

〈図8.2.a.9〉 鶏胸筋肉中のヌクレオチド含量の変化
(4℃貯蔵)(Terasakisら著,1965より引用)

中のCa$^{2+}$が関与している．これはアクチン-ミオシン間の結合の脆弱化および$\alpha$-コネクチンの$\beta$-コネクチンへの変化が主な原因となっている．

図8.2.a.9に示すように，貯蔵中に食肉のATPは酵素分解により減少し，IMP（イノシン酸）が増加する（ATP → ADP → AMP → IMP）．また遊離アミノ酸とペプチドも増加し，IMPとともに肉の風味を増す．肉の熟成は，2～4℃の貯蔵では牛で7～10日，豚で3～5日，鶏で1～2日である．

### ②食肉たんぱく質の色素の変化

食肉の色は主として筋肉中の色素たんぱく質のミオグロビンに由来する．ほかに一部血液中のヘモグロビンも関与する．ミオグロビンは，グロビン（たんぱく質）1分子とヘム色素（ポルフィリンと二価鉄の錯体）1分子が結合したものである．食肉中のミオグロビン含量は動物種や年齢，部位によって異なる．牛肉は0.5％前後，豚肉は0.05～0.3％，鶏肉は0.01～0.15％，馬肉は0.5～1.0％，羊肉は0.25％前後である．馬肉はミオグロビン含量が高く，そのため他の動物種に比べ肉の色が濃い．

屠畜直後の新鮮な肉の色は，ミオグロビン（還元型ヘム鉄：Fe$^{2+}$）の暗赤色である．しばらく放置するとミオグロビンのヘム鉄が二価のまま酸素と結合し鮮紅色のオキシミオグロビン（Fe$^{2+}$）となる．これをブルーミングという．さらに放置しておくと，ヘム中の二価鉄が三価鉄に酸化され，赤褐色のメトミオグロビン（Fe$^{3+}$）に変化する（図8.2.a.10）．

肉ミオグロビンの加熱変化および肉製品の色の固定については，第4章jの2)「食品の色と機能」を参照．

### ③食肉の香り

食肉の香りは，生肉で感じられる生鮮香気と加熱肉で感じられる加熱香気に大別される．生鮮香気は動物種に特異的なものが多い．熟成前の生肉は酸臭や血液臭，体液臭が混ざった生臭さがある．成熟の経過によりこれらの臭みは減少し，各種肉特有の風味となる．これらは熟成により生成したカルボニル化合物，アンモニアその他の生成物が，熟成前のにおいをマスキングするためである．牛肉の場合，低温で25日間ほど熟成するとミルク臭に似た香気（生牛肉熟成香）が生ずる．この香りは牛肉の常在菌 Brochothrix thermosphacta により生成したパルミトレイン酸やオレイン酸などによるものである．

生肉の加熱により好ましい香りが生じるが，この香りの生成には二つの要因がある．一つは動物種共通で，肉に含まれる水溶性成分（エキス成分）であるアミノ酸やペプチド，糖類が，

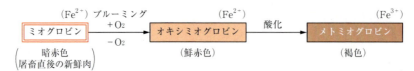

〈図 8.2.a.10〉 食肉の色の変化

加熱中にアミノカルボニル反応を起こして生じる香りである．もう一つは，脂質や脂溶性の微量成分が，加熱により酸化や分解をして生じるものであり，これは動物種特有の香りである．これらの揮発性成分には，含硫化合物，脂肪酸，アルデヒド類，アルコール類，ラクトン，エステル類，フラン，ピラジンなどがある．含硫化合物は肉の加熱香気として重要な成分である．

### 7) 食肉加工品

食肉を主原料としてつくられる食肉製品（食肉加工品）の種類はきわめて多い．わが国で生産量の多いものはハム類，ベーコン類，ソーセージ類，ハンバーグ類，ミートボール，コンビーフなどである．

#### ①ハム類

本来は骨付きの豚もも肉を塩漬し，燻煙して保存性を高めたものであった．現在は豚肉の各部位や豚肉以外の肉を混ぜ合わせて成形したものを含めてハムとよんでいる．

JAS（日本農林規格）では，骨付きハム，ボンレスハム，ロースハム，ショルダーハム，ベリーハム，ラックスハムの6種に分類している．図 8.2.a.11 にハムの製造工程を示す．

ロースハム，ボンレスハムなどの一般的なハムは，製造工程において湯煮または蒸煮により食肉中心部の温度が 63℃で30分間またはこれと同等以上の殺菌効果を有する方法で加熱される．これらは「加熱食肉製品」と呼ばれ，保存性の高まりのほか，加熱調理による食肉製品特有の風味の醸成や適度な硬さと弾力性などが付与される．

一方，製造工程において加熱・殺菌をしないものは「非加熱食肉製品」と呼ばれ生ハムともいう．これらは安全性の観点から，原料肉の屠畜，製造工程，保管において，微生物の増殖を防ぐ温度，水分活性，塩分濃度，燻煙温度などに細かな規制があり管理される．

ラックスハムは非加熱であり短期的な熟成をした促成生ハムである．骨付きハムには加熱と非加熱の両方があり，非加熱で長期的な熟成をしたものが長期熟成生ハムである．生ハムは透明感のある肉色でしっとりした食感と特有の風味がある．一般的なハムに比べ水分含量が少なく，塩分濃度が高い．

また日本特有のハムとして，プレスハム（寄せハム）と混合プレスハムがあり，これらは豚肉以外の肉や魚肉も原料として加えて製造する．

#### ②ベーコン類

本来は豚のわき腹肉を用いるが，現在は他の部位も原料として用いる．肉を成形し塩漬した後，乾燥と燻煙を長時間行ったもので，加熱されていない．豚肉使用部位により，ベーコン，ロースベーコン，ショルダーベーコンなどがある．図 8.2.a.12 にベーコンの製造工程を示す．

#### ③ソーセージ類

ソーセージは，塩漬肉の細切れやひき肉，調理素材（血液，皮，内臓）に，調味料，香辛料，結着材料などを加えて練り合わせ，牛，豚，羊などの腸や人工ケーシングに詰め，加熱，乾燥，燻煙などを行ったものである．ソーセージは，種類が多く100種類以上のものが知られている．これらは水分含量からドメスティックソーセージ（50～60％）とドライソーセージ（15～35％）の2つに大別され，ソーセージ類のほとんどをドメスティックソーセージが占めている．ドメ

## a 食肉類

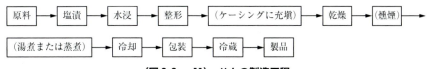

〈図 8.2.a.11〉 ハムの製造工程
（　）内の工程は製品によっては省略される．

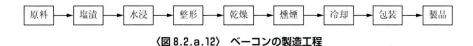

〈図 8.2.a.12〉 ベーコンの製造工程

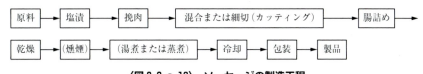

〈図 8.2.a.13〉 ソーセージの製造工程
（　）内の工程は製品によって省略される．

スティックソーセージはさらにフレッシュソーセージ，スモークソーセージ，クックドソーセージの 3 つに分類される．

フレッシュソーセージは，発色剤を加えず，加熱をしないでつくり，生ソーセージともよばれる（わが国ではハムやソーセージには含めず，生鮮肉として取り扱っている）．日本ではあまり食べられないが，欧米ではよく食べられている．種類としてフレッシュポークソーセージ，ブラートブルスト，ボックブルストなどがある．

スモークソーセージは，発色剤を加えて，燻煙，煮沸を行ってつくる．種類としてスモークソーセージ，ウインナーソーセージ，フランクフルトソーセージ，ボロニアソーセージ，リオナソーセージなどがある．日本では一般に，ケーシングに羊腸を用いたものをウインナー，豚腸を用いたものをフランクフルト，牛腸を用いたものをボロニアとよんでいる．またコラーゲンケーシングなどの人工ケーシングを用いた場合は，製品の太さが直径 20 mm 未満のものをウインナー，20～36 mm 未満をフランクフルト，36 mm 以上をボロニアとよんでいる．

クックドソーセージは，原料に血液や内臓を加えて煮沸，加工したものである．種類としてレバーソーセージやブラッドソーセージなどがある．

ドライソーセージは，原料に脂肪の少ない赤みの牛肉や豚肉などを用い，長時間の乾燥により貯蔵性をもたせたもので，塩漬や燻煙を行うものと行わないものがある．種類としてイタリアンサラミやジャーマンサラミなどがある．

図 8.2.a.13 にソーセージの製造工程を示す．

④ コンビーフ

コンビーフは塩漬した牛肉を煮沸してほぐした後，調味料，香辛料などを加え，缶に詰めて殺菌したものである．また牛肉に馬肉を加えたものは，ニューコンビーフとよばれている．

## 8) 鯨

海産の哺乳類で，ヒゲクジラ類とハクジラ類に大別される．食用になるのは主にナガスクジラ，イワシクジラ，

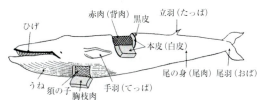

〈図 8.2.a.14〉 鯨の食用部位（荒井ほか編，2012 を一部改変）

⟨表 8.2.a.5⟩ 鯨の部位の特徴 (青木編著, 2002より引用)

| 部 位 | 特 徴 | |
|---|---|---|
| 赤 肉 | 尾肉を除く赤身肉の総称 | みそ漬け, カツレツ, しょうが焼 |
| 尾の身 (尾肉) | 背すじから尾のつけ根の部分 (霜降り肉) | 刺身, すきやき |
| おば (尾羽) | 尾の部分で白い脂肪やゼラチンを含む. さらして「さらし鯨」とする | 酢みそ和え |
| 本 皮 | 背の黒い皮の厚い脂肪層, 脱脂して「いりかわ」とする | おでん, 煮込み |
| うねす (畝須) | 下あごから腹側にかけてある縞状のひだの部分 (うね) とすのこの部分 | 鯨ベーコン |
| すのこ (須の子) | うねの内側の硬い (結締組織) 部分 | 缶詰 |
| かぶら骨 | 上あごの軟骨 | 三杯酢, 刺身のつま, 松浦漬 |
| 鯨 油 | 硬化油の原料 | マーガリン, ショートニング |

ミンククジラなどのヒゲクジラ類で, 食肉や鯨油として利用する. 国際捕鯨取締条約により日本では1988年以降商業目的の捕鯨は行われていなかったが, 2018年に同条約を脱退し, 2019年より日本の領海および排他的経済水域に限定して商業捕鯨を再開した. 鯨肉は畜肉に比べ高たんぱく質, 高ビタミン, 低脂肪である. **図 8.2.14** に食用部位を示し, その特徴を**表 8.2.a.5**にあげる.

## b 魚介類

魚介類は水産動物の総称で, 魚類 (脊椎動物) および貝類 (軟体動物) のほか, くらげ (腔腸動物), うに・なまこ (棘皮動物), ほや (原索動物), たこ・いかなどの頭足類 (軟体動物), えび・かになどの甲殻類 (節足動物) など種類は多い. 海水産魚類は生息場所により, 遠洋回遊魚類, 近海回遊魚類, 沿岸魚類, 底生魚類, 遡・降河性回遊魚類に分類される. 魚介類は, 動物性たんぱく質, 脂質, ビタミン類, 無機質などの供給源として重要な役割を果たしている.

### 1) 魚介類の特徴

#### ①血合肉と普通肉

食用となる魚類の筋肉は, 普通肉 (普通筋) と血合肉 (血合筋) とからなる (**図 8.2.b.1**). 血合肉は魚類特有の部分で, いわし, さんま, さば, まぐろなどの回遊魚には両側の側線に沿って赤褐色の部分がみられ, これを血合肉とよぶ. 回遊魚でもかつおの血合肉は**図 8.2.b.1**のように内側にある.

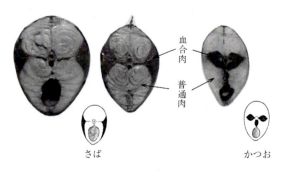

⟨図 8.2.b.1⟩ 魚の血合肉と普通肉 (胴体の横断面)

血合肉はミオグロビン, チトクロームなどの色素が多い. また, 各種の酵素活性も高く, 普通肉に比べ脂質, 鉄, ビタミン $B_1$, $B_2$ などを多く含んでいる.

#### ②赤身魚と白身魚

魚類は筋肉色素の含量により赤身魚と白身魚に区別される. 赤身魚は, かつお, ぶり, かじき, さんま, さば, いわしなどで, ミオグロビン (赤身魚の赤色) やチトクロームを多く含み, 煮ると硬くなるので, 節類 (かつお節など) やつくだ煮 (角煮) などにも用いられる. さけ, ます

### b 魚 介 類

の肉質の紅色はカロテノイド色素（アスタキサンチン）である．たい，すずき，かれい，ひらめ，ぐち，えそ，たら，メルルーサなどの白身魚は，筋肉の収縮が迅速であるため，冷水を注ぎ「あらい」にしたりする．また，ミオゲンが少ないので煮るとほぐれて「そぼろ」になりやすい．

#### ③魚肉たんぱく質の加熱による変性

　魚肉たんぱく質である線維状のミオシン，球状のミオゲンは加熱により凝固，収縮する．これに対して，結合組織や皮などを構成しているたんぱく質のコラーゲンは，加熱により分解され水溶性のゼラチンとなって溶出する．ゼラチンは冷えるとゲル化する．煮魚を放置したときに生じるゲルを「煮こごり」とよぶ．

　筋原線維たんぱく質のアクチンとミオシンは，食塩とともにすりつぶすと溶出し，アクトミオシンを主成分とする粘稠な肉糊（すり身）をつくる．これを加熱すると，たんぱく質は水を抱えたまま凝固し弾力性に富むゲルを形成する．練り製品の弾力を「あし」（足）という．

#### ④魚介類の死後変化と鮮度

**死後硬直と自己消化**：　魚類は，死後一定時間を経過すると魚体筋肉の硬直が起こる．これを死後硬直といい，その機構は食肉類と同様である（第8章8-2aの6）「肉の化学変化」参照）．魚類の死後硬直は，食肉類に比べて早く始まり（1～7時間後），その持続時間も短い．ATP（アデノシン5′-三リン酸）の分解によって生じる旨味成分のイノシン酸（IMP）の量は，硬直中に最大となり，解硬して軟らかくなると急激に減少する．

　死後硬直後，魚肉中の各種酵素により筋肉たんぱく質の分解（自己消化）が進み肉質は軟らかくなり，アミノ酸，ペプチドなどのたんぱく質分解物が蓄積する．また，魚体は軟弱で外皮も薄いため外傷を受けやすく，食肉と異なり内臓やえらをつけたまま取り扱うので微生物が繁殖しやすい．自己消化により生じたたんぱく質分解物は，微生物の働きによってアンモニアやトリメチルアミンなどに変化して腐敗へと進む．

**鮮度の判定**：　魚類の鮮度の変化は，魚種，致死条件，漁獲後の貯蔵条件などにより異なる．魚介類の鮮度は食品価値を決定する重要な要因で，その判定には官能的方法，細菌学的方法，化学的方法，物理的方法などがある．

　(1) 官能検査法：魚の外観やにおいなどを五感によって総合的に判定する方法で，簡便さと迅速性をもち現場で多用されている（**表8.2.b.1**）．

　(2) 細菌学的方法：魚介類に付着している細菌数を測定し，腐敗の進行状況を判定する方法である．細菌数測定のための培養に2～3日間を要し迅速性に欠ける．魚肉1g中の細菌数が$10^5$以下であれば新鮮，$10^5$～$10^7$は初期腐敗，$10^7$以上は腐敗とみなす．

　(3) 化学的方法：魚介類の鮮度低下に伴い増加するトリメチルアミンやアンモニアを主成分とする揮発性塩基窒素量（Volatile Basic Nitrogen；VBN）を測定し，鮮度を判定することができる．VBNが25 mg%までは鮮度の良好なもの，30～40 mg%を初期腐敗とみなす．さめ類では新鮮時においてもアンモニアを含んでいるため，この方法は適用できない．

　(4) $K$値：$K$値は細菌が関与する腐敗以前の鮮度，すなわち「活きのよさ」の指標として用いられる．魚肉中のATPは，死後酵素的に分解されて，ADP（アデノシン5′-二リン酸）→

〈表8.2.b.1〉　魚の一般的な官能検査法

| | 新鮮なもの | 鮮度の低下したもの |
|---|---|---|
| 皮膚 | つやがあり，生き生きしている | つやがなく，腹面から変色している |
| うろこ | きれいにそろい密着している | 落ちていたり，はがれやすい |
| 眼 | 澄んでおり，張り出ている | 白濁しており，落ち込んでいる |
| えら | 鮮やかで，淡赤色である | くもっていて，灰緑色である |
| におい | 不快臭を感じない | 生臭さ，異常臭がある |
| 腹部 | 固くしまって弾力がある | 軟化し膨脹してくる |

AMP（アデノシン5′—リン酸）→ IMP（イノシン酸）→ HxR（イノシン）→ Hx（ヒポキサンチン）に変化する．K値は次式で表され，ATPの分解生成物の測定によって求めることができる．

$$K値 = \frac{HxR + Hx}{ATP + ADP + AMP + IMP + HxR + Hx} \times 100$$

K値が低いほど鮮度がよく，即殺魚のK値は10％以下であり，死後の経過時間に伴って徐々に上昇する．一般に，K値が20％以下であれば刺身用となる．

## 2) 魚介類の成分

魚介類の一般成分組成は，種類によって大きく異なる．また同じ種類でも季節，漁場，年齢などにより変動する．魚介類の平均水分含量は70～80％で，食肉より10％程度多い．炭水化物含量は少なく，そのほとんどがグリコーゲンである．

### ①たんぱく質

魚介類の筋肉たんぱく質は，食肉と同様に，筋漿（筋形質）たんぱく質（ミオゲン，ミオグロビンなど），筋原線維たんぱく質（アクチン，ミオシン，トロポニンなど），肉基質（筋基質）たんぱく質（コラーゲン，エラスチンなど）に分けられる（第8章8-2aの4）「食肉（筋肉）の構造」参照）．魚肉のたんぱく質含量は19％前後のものが多い．魚介類と食肉のたんぱく質組成を表8.2.b.2に示す．魚介類の筋基質たんぱく質は2～3％で，食肉の約1/10しか含まれず，また水分含量も多いため，肉質は食肉より軟らかい．

魚類のたんぱく質のアミノ酸スコアは，一部の例外を除いて100であり，栄養学的に食肉や牛乳たんぱく質と同等と評価されている．また，貝類のアミノ酸スコアは68～95，甲殻類84～96，頭足類71～84で，制限アミノ酸はバリンやイソロイシンなどである．

### ②脂　質

魚介類の脂質含量は魚種，魚体の大小，部位，季節などによって大幅に変動する．脂質含量は，一般に普通肉より血合肉に，普通肉では白身魚より赤身魚に多い．また，養殖魚は天然魚よりも脂質含量が高い（表8.2.b.3）．魚介類の脂質は常温で液体である．これは，魚油の構成脂肪酸が二重結合の多い不飽和脂肪酸に富む（70～80％）ためである．脂肪酸組成は，食肉と同様に飽和脂肪酸のパルミチン酸（$C_{16:0}$），不飽和脂肪酸のオレイン酸（$C_{18:1}$）を多く含むが，リノール酸（$C_{18:2}$），リノレン酸（$C_{18:3}$）は少ない．特に，魚類では高度不飽和脂肪酸のイコサペンタエン酸（IPA，$C_{20:5}$）とドコサヘキサエン酸（DHA，$C_{22:6}$）の含量が高い（表8.2.b.4）．IPAやDHAはすぐれた機能性を有しているが，高度不飽和脂肪酸の多い魚類の干物や塩蔵品は長期保存の際，酸化により不快臭の発生や油焼けを起こしやすいので注意が必要である．

コレステロールは，表8.2.b.5に示すように魚肉より魚卵中に多く含まれる．また，深海産のさめ（あいざめ，うばざめなど）の肝油中には不飽和炭化水素のスクアレン（$C_{30}H_{50}$）も含まれている．

〈表8.2.b.2〉 魚介類と食肉の筋肉たんぱく質組成（％）
（瀬口・八田編，2012より引用）

| 種　類 | ぶり | まさば | たい | はまぐり | 子牛 | 豚 |
|---|---|---|---|---|---|---|
| 筋原線維たんぱく質 | 60 | 60 | 67 | 57 | 51 | 51 |
| 筋形質たんぱく質 | 32 | 38 | 31 | 41 | 24 | 20 |
| 筋基質たんぱく質 | 3 | 1 | 2 | 2 | 25 | 29 |

〈表8.2.b.3〉 養殖魚，天然魚の筋肉中の脂質含量（可食部100g当たりのg数）（日本食品標準成分表2015年版（七訂））

| 魚　種 | 養殖魚 | 天然魚 |
|---|---|---|
| まだい | 9.4 | 5.8 |
| あゆ | 7.9 | 2.4 |
| ひらめ | 3.7 | 2.0 |

### b 魚 介 類

〈表 8.2.b.4〉 魚肉の脂質（可食部 100 g 当たり）（日本食品標準成分表 2015 年版（七訂）脂肪酸成分表編, 2015）

| 魚 種 | 脂 質 (g) | IPA* ($C_{20:5}$) (mg) | DHA ($C_{22:6}$) (mg) | 魚 種 | 脂 質 (g) | IPA* ($C_{20:5}$) (mg) | DHA ($C_{22:6}$) (mg) |
|---|---|---|---|---|---|---|---|
| やつめうなぎ（干しやつめ） | 31.2 | 2,200 | 2,800 | むつ（生） | 12.6 | 140 | 320 |
| くろまぐろ（脂身,生） | 27.5 | 1,400 | 3,200 | さわら（生） | 9.7 | 340 | 1,100 |
| さんま（皮つき,生） | 23.6 | 850 | 1,600 | まだい（養殖,皮つき,生） | 9.4 | 520 | 780 |
| きちじ（生） | 21.7 | 1,500 | 1,500 | あなご（生） | 9.3 | 560 | 550 |
| うなぎ（養殖,生） | 19.3 | 580 | 1,100 | いぼだい（生） | 8.5 | 220 | 590 |
| ぶり（生） | 17.6 | 940 | 1,700 | このしろ（生） | 8.3 | 730 | 410 |
| はまち（養殖,皮つき,生） | 17.2 | 450 | 910 | ししゃも（生干し,生） | 8.1 | 670 | 550 |
| まさば（生） | 16.8 | 690 | 970 | あゆ（養殖,生） | 7.9 | 180 | 440 |
| にしん（生） | 15.1 | 880 | 770 | はも（生） | 5.3 | 220 | 640 |
| まいわし（生） | 9.2 | 780 | 870 | しろさけ（生） | 4.1 | 210 | 400 |

*エイコサペンタエン酸（EPA）ともいう.

③ミネラル

魚介類のミネラルは灰分量として 1～3 % で，カルシウム，リン，イオウ，カリウム，マグネシウム，ヨウ素，亜鉛などを含む．そのうちカルシウムは，食肉（3～6 mg%）に比べ多く含まれており，重要な供給源になっている．**表 8.2.b.6** にカルシウム含量の多い魚介類を示す．

④ビタミン

魚介類のビタミン含量は，筋肉より皮や内臓に多く，普通肉より血合肉に多い．また，脂溶性ビタミンに富んでおり，水溶性ビタミンは少ない．ビタミン A 含量の高いものは，あんこう，やつめうなぎ，あゆ，うなぎなどで，一般に食肉類より多く含まれる．ビタミン D は，えび，かに類には含まれず，魚類では，さけ，にしん，さんま，まかじき，まいわしなどに多い（**表 8.2.b.7**）．ビタミン $B_1$, $B_2$ は普通肉より血合肉に多く含まれる．淡水魚や貝類にはビタミン $B_1$ を分解する酵素チアミナーゼが存在する．

⑤エキス成分

魚介類の熱水抽出物のうち，遊離アミノ酸，低分子ペプチド，ヌクレオチド，有機酸，低分子糖質などを一括してエキス成分といい，魚類では 2～5 % 含まれる．エキス成分の主体は，遊離アミノ酸など低分子窒素化合物であり，呈味性を有している．魚類ではグルタミン酸やタウリン，貝類はコハク酸やグリシン，アラニン，いかはベタイン，タウリン，たこやえびではグリシン，ベタインなどの呈味性物質が含まれる．

〈表 8.2.b.5〉 魚肉および魚卵のコレステロール含量（可食部 100 当たりの mg 数）（日本食品標準成分表 2015 年版（七訂））

| 種 類 | | コレステロール含量 |
|---|---|---|
| すけとうだら | たらこ | 350 |
| | 魚肉 | 76 |
| にしん | かずのこ | 370 |
| | 魚肉 | 68 |
| しろさけ | すじこ | 510 |
| | 魚肉 | 59 |

〈表 8.2.b.6〉 カルシウム含量の多い魚介類（可食部 100 g 当たりの mg 数）（日本食品標準成分表 2015 年版（七訂））

| 種 類 | カルシウム | 種 類 | カルシウム | 種 類 | カルシウム |
|---|---|---|---|---|---|
| かたくちいわし（煮干し） | 2,200 | どじょう（水煮） | 1,200 | かじか（水煮） | 630 |
| さくらえび（素干し） | 2,000 | はぜ（甘露煮） | 980 | うるめいわし（丸干し） | 570 |
| えび（つくだ煮） | 1,800 | たたみいわし | 970 | いかなご（あめ煮） | 550 |
| さくらえび（煮干し） | 1,500 | わかさぎ（つくだ煮） | 970 | あみ（つくだ煮） | 490 |
| たにし（生） | 1,300 | かじか（つくだ煮） | 880 | わかさぎ（生） | 450 |
| はぜ（つくだ煮） | 1,200 | さくらえび（ゆで） | 690 | まいわし（丸干し） | 440 |
| ふな（甘露煮） | 1,200 | | | | |

〈表 8.2.b.7〉 ビタミン A, D の多い魚介類（可食部 100 g 当たりの μg 数）
（日本食品標準成分表 2015 年版（七訂））

| 種　類 | ビタミン A（レチノール活性当量） | 種　類 | ビタミン D |
|---|---|---|---|
| あんこう（きも, 生） | 8,300 | あんこう（きも, 生） | 110.0 |
| やつめうなぎ（生） | 8,200 | しらす干し（半乾燥品） | 61.0 |
| あゆ（養殖, 内臓, 焼き） | 6,000 | みりん干し（まいわし） | 53.0 |
| うなぎ（きも, 生） | 4,400 | たたみいわし | 50.0 |
| うなぎ（養殖, 生） | 2,400 | まいわし（丸干し） | 50.0 |
| あゆ（天然, 内臓, 焼き） | 2,000 | かわはぎ（生） | 43.0 |
| ほたるいか（ゆで） | 1,900 | くろかじき（生） | 38.0 |
| やつめうなぎ（干しやつめ） | 1,900 | べにざけ（生） | 33.0 |
| うなぎ（かば焼） | 1,500 | しろさけ（生） | 32.0 |
| ほたるいか（生） | 1,500 | まいわし（生） | 32.0 |
| ぎんだら（生） | 1,500 | からふとます（生） | 22.0 |
| あなご（蒸し） | 890 | にしん（生） | 22.0 |
| ほたるいか（つくだ煮） | 690 | うぐい（生） | 19.0 |
| こい（養殖, 内臓, 生） | 500 | うなぎ（かば焼） | 19.0 |
| あなご（生） | 500 | まるあじ（生） | 18.7 |
| たたみいわし | 410 | うなぎ（養殖, 生） | 18.0 |
| あゆ（天然, 焼き） | 120 | くろまぐろ（脂身, 生） | 18.0 |

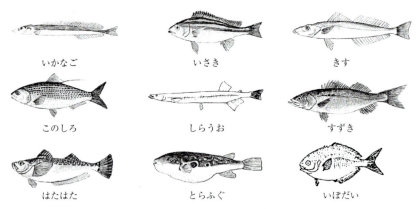

〈図 8.2.b.2〉 沿岸性の魚

## 3）魚介類の種類

　魚介類の種類はきわめて多く，わが国で食用とされる市販の魚介類は約 500 種類にのぼる．その代表的なものについて特徴を述べる．

### ①沿岸性の魚

　日本の陸近くに生息する魚で白身魚が多い（**図 8.2.b.2**）．

　**いかなご**（イカナゴ科）：　体長 15 cm，褐色で，特に新鮮さを必要とする．刺身，てんぷら，酢の物．幼魚は煮干し，つくだ煮用の原料．

　**いさき**（イサキ科）：　体長 36 cm，青黒色．刺身，煮物，塩焼．

　**きす**（キス科）：　体長 20 cm，淡白な味の高級魚．すし種，塩焼，てんぷら，酢の物，吸い物．

　**このしろ**（コノシロ科）：　体長 15 cm 以上の大型のものをこのしろ，10 cm 程度の中型をこはだとよぶ．すし種，刺身，酢の物，塩焼．

　**しらうお**（シラウオ科）：　体長 10 cm，淡白な味で，おどり食い，ちり鍋，吸い物．

**しろうお**（ハゼ科）： 体長5 cm，円筒形の魚である．おどり食い．

**すずき**（ハタ科）： 出世魚でせいご（1年魚，体長30 cm前後），ふっこ（2,3年魚，45 cm前後），4年魚で60 cm以上のものをすずきとよぶ．刺身，塩焼，姿蒸し．

**はたはた**（ハタハタ科）： 体長25 cm，淡褐色の斑紋．塩焼，煮物，すし，しょっつる（魚しょうゆの1種）の原料．秋田地方でははたはたの卵を「ぶりこ」とよぶ．

**とらふぐ**（マフグ科）： 体長70 cm，胸びれの後方と背びれのつけ根に黒色の斑点．内臓（卵巣や肝臓）に有毒物質のテトロドトキシンを含む．刺身，ちり鍋．

**いぼだい**（イボダイ科）： 体長20 cm，扁平で銀白色の光沢．煮付け，塩焼，から揚げ，酒蒸し．

ほかに，かわはぎ，きんめだい，さより，はぜ，べら，ほらなどがいる．

### ②近海性の回遊魚

日本近海を回遊し，青い皮をもつ赤身魚が多い．たんぱく質含量は20％前後で，IPAやDHAなどの高度不飽和脂肪酸を含む（図8.2.b.3）．

**いわし**（ニシン科など）： ニシン科のまいわし，きびなご，ウルメイワシ科のうるめいわし，カタクチイワシ科のかたくちいわしの総称，代表的な多獲魚．まいわしは体表に数個の黒点．うるめいわしは薄い青黒色．かたくちいわしは背部は黒色．刺身，酢の物，塩焼，揚げ物，つみれ（つみいれ）など．加工品として，丸干し，煮干し，みりん干しなどの干物や塩蔵品（アンチョビー）など．

**さば**（サバ科）： 体長50 cm，波状の模様をもつまさば（ほんさば）と黒色の小斑点が散在するごまさばがいる．「さばの生き腐れ」といわれるように，夏季には特にいたみやすく，**ヒスタミン**の生成によるアレルギー様食中毒になりやすいので注意を要する．刺身，しめさば，さばずし，みそ煮，塩焼，揚げ物．

**まあじ**（アジ科）： 体長10〜40 cm，紡錘形でやや側扁し，あじ類独特のぜいご（とげ状の変形うろこ）が側線近くにある．あじ類にはほかに，しまあじ，むろあじ，おにあじなどがいる．刺身，酢の物，塩しめ，塩焼，揚げ物，南蛮漬け，干物など．

**かんぱち**（アジ科）： 体長1 m，背部が青みを帯びた紅色で中央に黄色の帯状の縞模様．刺身，照焼，塩焼．

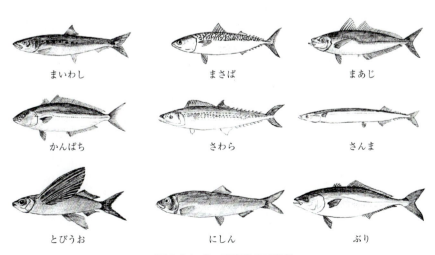

〈図8.2.b.3〉 近海性の回遊魚

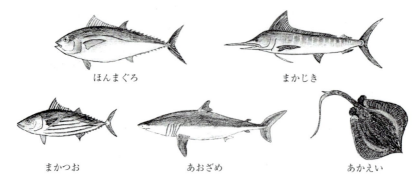

〈図8.2.b.4〉 遠洋性の回遊魚

**さわら**（サバ科）: 出世魚でさごち（体長40cm程度），なぎ（50cm），さわら（1m前後）とよぶ．刺身，照焼，塩焼，バター焼など．

**さんま**（サンマ科）: 体長30cm，秋（10月頃）が旬．刺身，酢の物，塩焼，バター焼，みそ煮，から揚げ，つみれのほか，干物，塩蔵，くん製などに加工．

**とびうお**（トビウオ科）: 胸びれが長く体長は30cm程度，淡白な味．塩焼，刺身，たたき，フライ，干物．かまぼこの原料．

**にしん**（イワシ科）: 体長35cm，背中側は暗青色で腹側は銀白色．塩焼，バター焼，煮付け，マリネなど．干したものを身欠きにしん，卵巣を塩漬けしたものを「かずのこ」．

**ぶり**（アジ科）: 出世魚で，わかし（体長15cmまで），はまちまたはいなだ（40cm程度），わらさ（60cm程度），ぶり（90cm以上）とよぶ．養殖が盛んで，養殖魚は市場では，はまちの名称で取り扱う．刺身，塩焼，照焼，あら煮，みそ煮など．

③**遠洋性の回遊魚**

北洋からインド洋まで，さらに大西洋などの海を回遊する魚で，まぐろ，かじき，かつお類の赤身魚とさめ，えいなどの白身魚がある（**図8.2.b.4**）．

**まぐろ**（サバ科）: ほんまぐろ（くろまぐろ）は体長3m，黒色を帯び，冬が旬で脂がのった腹肉をトロとよび，すし種に用いる．赤身肉中のたんぱく質含量は25%前後と高い．刺身，照焼，煮物など．眼と頭の大きいめばちまぐろ，黄色を帯びた横縞をもつきはだまぐろもほんまぐろと同様に用いられる．胸びれが長いびんながまぐろは，シーチキンとして缶詰に加工．

**かじき**（カジキ科）: 大型種は体長3m以上，まかじき（かじきまぐろ）の肉は淡赤色を帯び脂質を多く含む．肉質がよく，刺身，すし種，照焼に用いられる．めかじきは胸ひれがなくメカジキ科に属する．くろかわかじき，ばしょうかじきは味はまかじきよりやや劣り，主として魚肉ソーセージや練り製品の原料となる．

**かつお**（サバ科）: 魚体は紡錘形で濃青色の縞がある．良質のたんぱく質を多く含み，脂質中にはIPAやDHA含量が高い．また，鉄やタウリンにも富む．たたき，刺身，煮付け，缶詰，塩辛など．漁獲量の半分近くはかつお節に加工．

**さめ・えい**（軟骨魚類）: さめは山陰などではワニとよばれ，煮付け，**ふかひれ**にされる．また，脂質含量が少なく肉色が白いため練り製品の原料となる．えいは扁平で菱形をしており，煮付け，酢みそあえ，フライなどにする．

④**底生性の魚**

海底ないしは比較的底の方に常時生息するものを底生魚という（**図8.2.b.5**）．

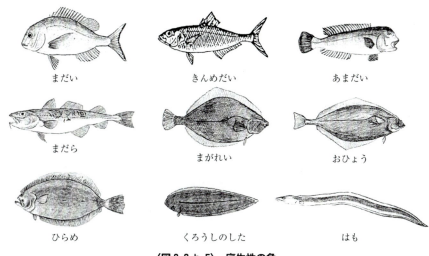

〈図 8.2.b.5〉 底生性の魚

　**まだい**（タイ科）： 体長 50 cm～1 m に達し，色（アスタキサンチンによる），味，姿（体型）ともすぐれ百魚の王として珍重されている．死後の $K$ 値の上昇がゆるやかで，イノシン酸の分解が遅いため，保存による鮮度の低下が緩慢で味も落ちにくい．刺身（姿づくり），塩焼，吸い物，かぶと煮など．また，浜焼，たい飯，たい茶漬，たいみそなどに加工．まだいのほかにくろだい（ちぬ），きだい，ちだいなどがいる．アマダイ（アマダイ科）や眼が大きく金色で，体表が朱赤色のきんめだい（キンメダイ科）は，焼物，蒸し物，煮付け，みそ漬けなど．

　**まだら**（タラ科）： 体長 1 m にも達し，脂質が少なく淡白な味．フライ，ムニエル，鍋物など．まだらやすけとうだらは，冷凍すり身にされ練り製品の原料．たらこ（めんたいこ）は，すけとうだらの卵巣を塩蔵してつくる．

　**かれい**（カレイ科）： 左右に扁平で両眼が側面についており，俗に「左ひらめに右かれい」といわれる．まがれい，いしがれい，まこがれい，むしがれいは体長 30～50 cm 程度で美味である，刺身，煮付け，ムニエル，から揚げ，干物など．おひょうは大型で体長 2 m にもなる．

　**ひらめ**（ヒラメ科）： 体長 40～80 cm，冬が旬（寒びらめ）で，脂質含量が高く上品な味をもつ．ムニエル，フライ，刺身，蒸し物，煮付けなど．

　**うしのした**（ウシノシタ科）： 体長 30 cm に達し，くろうしのした（くろしたひらめ），あかしたひらめ，せとうしのしたなどがいる．夏から秋にかけて美味となり，ムニエル，フライ，煮付け，煮こごりなど．

　**はも**（ハモ科）： 体長 2 m，うなぎの体型に似た魚で，口が大きく鋭い歯をもち小骨が多い．淡白で上品な味．湯引き，かば焼，照焼，すし種，吸い物，酢の物など．

　ほかに，あなご，たちうお，ほっけなどがいる．

⑤ **遡河性の回遊魚**

　産卵のために海から河川に上る魚（さけ，ます，ししゃも，あゆ）と逆に河川からから海に下る魚（ウナギ）がある（**図 8.2.b.6**）．

　**さけ**（サケ科）： さけのサーモンピンクの肉色は，アスタキサンチン（カロテノイド系色素）の色である．塩焼，照焼，ムニエル，フライ，新巻，塩鮭，くん製，缶詰など．卵巣は**すじこ**（卵巣の塩蔵品）や**いくら**（成熟卵の塩蔵品）などに加工．

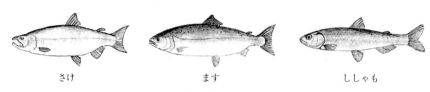

〈図 8.2.b.6〉 遡行性の底生性の回遊魚

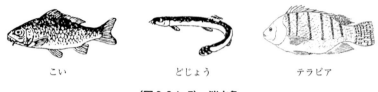

〈図 8.2.b.7〉 淡水魚

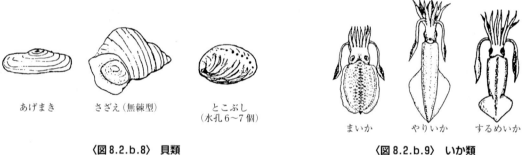

〈図 8.2.b.8〉 貝類　　　　　　　　〈図 8.2.b.9〉 いか類

　**ます**（サケ科）：　日本特産のさくらます（やまめ），さつきます（あまご）やにじます，べにます，かわますなどがいる．塩焼，フライなど．

　**ししゃも**（ワカサギ科）：　大型のものは体長20 cm，秋に産卵のために海から河川に上ってくる．最近は，北欧産のからふとししゃも（カペリン）が代用品として広く流通している．刺身，塩焼，フライ，干物．

⑥**淡水魚**

　淡水にすむ魚の総称である．川魚特有の臭気をもつものが多い（図8.2.b.7）．

　**こい**（コイ科）：　体長40〜50 cm，大型のものは1 mに達する．養殖が盛んで，あらい，甘露煮，鯉こく，から揚げなど．

　**どじょう**（ドジョウ科）：　体長10〜20 cm，夏が旬で柳川鍋，かば焼，どじょう汁，てんぷらなど．

　**テラピア**（カワスズメダイ科）：　輸入し養殖した魚で，いずみだい，ちかだいの名称で出荷される．淡白な味の白身魚で，あらい，塩焼，煮付け，フライ，バター焼．

　ほかに，ふな，うぐいなどがいる．

⑦**貝　類**

　軟体動物に属し，斧足類（二枚貝：あさり，あかがい，かき，あげまきなど）と腹足類（巻貝：さざえ，たにし，あわび，とこぶしなど）に大別される．たんぱく質は6〜19％，脂質は多

## b 魚 介 類

〈表 8.2.b.8〉 魚介類の主要な加工品 (國崎ら編, 2001 より抜粋)

| 種　類 | 主な製品 |
|---|---|
| 練り製品 | かまぼこ, ちくわ, 揚げかまぼこ, 魚肉ハム, 魚肉ソーセージ |
| 乾燥品 | |
| 　素干し品 | 棒たら, 干しかれい, さめひれ, かずのこ, 身欠きにしん, するめ |
| 　塩干し品 | いわし (丸干し, 目刺し), 塩干しさば, 塩干しさんま, くさや, 塩干したい, 塩干しふぐ, からすみ |
| 　煮干し品 | 煮干しいわし, いかなご, しらす干し, 干しえび, 干しあわび, 干し貝柱, いりこ, ひじき |
| 　焼き干し品 | 焼きたい (浜焼), 焼きあゆ |
| 　節類 | かつお節, そうだ節, さば節 |
| 　燻製品 | さけ類, ます類, にしん, いか, たこ, ほたての貝柱 |
| 塩蔵品 | いわし, さんま, さば, さけ, ます<br>塩蔵魚卵 (かずのこ, たらこ, すじこ, いくら, からすみ, キャビア)<br>塩辛 (いか, かつお, あゆ, うに, なまこ) |
| 魚しょうゆ | しょっつる (はたはた, まいわし, あじ, さば, あみ, かたくちいわし)<br>かきしょうゆ, 貝しょうゆ |
| 調味品 | つくだ煮 (小魚, えび, 貝類)<br>調味乾燥品 (みりん干し, さきいか, のしいか)<br>漬物: すし (ふな, たい, あゆ, はたはた), ぬか漬け (さんま, いわし, にしん, ふぐ), 酢漬け (たい, あじ, きす, にしん) |
| 缶　詰 | 水煮 (さけ, ます, まぐろ, かつお, さば, さんま, いわし, いか, かに, あさり, かき, ほたてがい)<br>味付け (まぐろ, かつお, さば, さんま, いわし, うなぎ, あじ, くじら, いか, たこ, あさり, さざえ)<br>油漬け (まぐろ, かつお, にしん, さば, いわし, さんま)<br>トマト漬け (いわし, さんま, さば)<br>蒲焼 (うなぎ, さんま, はも) |

くのものが 1% 以下と少なく, グリコーゲン, タウリン含量が高い (**図 8.2.b.8**).

　**あさり** (マルスダレガイ科またはハマグリ科): 秋から春が旬で, 鉄, マグネシウム, リンを豊富に含む. 汁物, 酒蒸し, ぬた, つくだ煮など.

　**かき** (イタボガキ科): 冬から春にグリコーゲンが増加し独特の旨味をもつ. 酢がき, 焼がき, 鍋物, フライなど.

　**さざえ** (リュウテン科): 春から初夏が旬で, 肉質は硬く, 内臓は苦みをもつ. 刺身, つぼ焼, 酢の物など.

　**あわび** (ミミガイ科): 夏が旬で, 肉質は軟らかい. 殻は丸みを帯び, クロアワビ, マダカアワビ, メガイアワビ, とこぶしなどがいる. 刺身, 蒸し物, わん種, 煮物.

　**しじみ** (シジミ科): 殻長は 3〜4 cm で, 殻の表面は黒褐色を帯びる. コハク酸含量が高く, ビタミン $B_2$, $B_{12}$ やメチオニンを多く含む. みそ汁の実, つくだ煮など.

### ⑧いか・たこ類

　軟体動物の頭足類に属し, たんぱく質は 15% 程度 (アミノ酸スコア: 70 程度, 第一制限アミノ酸: バリン), 脂質は 1% 前後と少ない. ベタインとタウリンによる特有の旨味をもつ.

　**いか類**: 10 本の腕をもち, このうち 2 本は触腕とよばれ長い. 種類は多くこういか科 (まいか), ヤリイカ科, スルメイカ科に大別される. それぞれの特徴を生かして, 刺身, フライ, 煮物, 干物, 塩辛など (**図 8.2.b.9**).

　**たこ類**: 8 本 (4 対) の腕をもち, 腕, 頭, 胴の 3 部からなる. 旬はまだこ: 春〜夏, みずだこ: 初夏, いいだこ: 冬〜春であり, 酢だこ, すし種, 刺身, 煮付けなど.

### ⑨えび・かに類

　節足動物の甲殻類に属し, 体はキチンの殻で覆われている. 甘味のある独特の旨味は, ベタインやグルタミン酸, グリシン, アルギニンなどによる.

**えび類**: 生の状態では茶褐色・赤褐色をしているが，加熱調理によりアスタキサンチンが遊離して赤色を呈する．種類が多く，クルマエビ科，イセエビ科，タラバエビ科，サクラエビ科などに分けられる．刺身，すし種，てんぷら，塩焼，フライ，つくだ煮，干物など．

**かに類**: 食用として主要なものは海産で，わたりがに（がざみ），けがに（おおくりがに），たらばがに，ずわいがに（まつばがに，えちぜんがに）などがいる．刺身，酢の物，蒸し物，焼き物，てんぷら，コロッケ，缶詰などに利用．

**⑩ その他**

びぜんくらげ（腔腸動物）は中華料理，うに（棘皮動物）の卵巣はすし種，粒うに，練りうに．なまこ（棘皮動物）は酢の物，いりこ（煮て乾燥したもの：中華料理用），ほや（原索動物）は酢の物，吸い物，煮物など．

〈表8.2.b.9〉 冷凍魚介類の処理形態と名称
（國崎ら編，2001より抜粋）

| 名　称 | 形　状 | 処理方法 |
|---|---|---|
| ラウンド |  | 頭部，内臓もつけた全体魚 |
| セミドレス |  | えら，内臓を除去したもの |
| ドレス |  | 頭部と，内臓を除去したもの |
| パンドレス |  | ドレスにしてから，ひれを除去したもの |
| フィレー |  | ドレスにし，三枚におろしたもの |
| チャンク |  | 大型魚を厚く輪切りにしたもの |
| ブロック |  | フィレーを積み重ねて，レンガ状に整形したもの |
| ステーキ |  | ドレス，またはフィレーにしたものを厚さ2cm程度に切った切り身 |

### 4) 魚介類の加工品

魚介類の加工品には，練り製品，乾燥品，塩蔵品，調味品，缶詰などがある（**表8.2.b.8**）．冷凍品としては，調理済み冷凍品（えびや魚のフライ，フィッシュボールなど）がある．また，新鮮な魚体は，**表8.2.b.9**に示すような種々の形態で冷凍貯蔵される．

## C　乳　類

乳は哺乳類の乳腺から分泌した白色の液体で，幼動物に与える完全な栄養源を含む唯一の食品（母乳）である．われわれは乳幼児から成人を含めて，牛乳，山羊乳，羊乳などの乳類を有用な補助食品として利用している．乳類の代表として牛乳を中心に述べる．

乳および乳製品に関する品質規格については，厚生労働省の食品衛生法に基づく「乳及び乳製品の成分規格等に関する省令（乳等省令)」（昭和26年12月27日厚生省令第52号，最終改正，平成25年3月12日厚生労働省令第28号）に定められている．

### 1) 牛乳・乳製品の栄養的特徴

三大栄養素の給源食品としてみると，牛乳・乳製品は乳特有のリンたんぱく質のカゼインに富み，牛乳は人乳とともにアミノ酸スコア100で，きわめて良質の食品といえる．ミネラルとして特徴的にカルシウムCaを多く含み，そのほか，リンP，鉄Feも重要な構成素である．動物性食品の中で卵白とともに牛乳は貴重なアルカリ性食品であることなど多くの栄養学的特性をもっており，また **栄養素密度** からみても，ほぼ完全栄養食品ということができる．

近年，骨粗鬆症あるいは血中カルシウム濃度の低下による情緒不安定症などの対策から，諸

## c 乳　　類

外国に比べて Ca の摂取量の不足しがちな日本人にとって牛乳・乳製品の重要性の認識が高まっている．

### 2) 乳類の性状

哺乳類の乳汁にはカゼイン 2～3％で乳糖 4～5％，灰分 0.7％を含む牛乳，山羊乳など（カゼイン型乳汁）と，カゼイン 1％で乳糖 6～7％，灰分 0.2～0.3％を含む人乳，馬乳など（アルブミン型乳汁）がある（**表 8.2.c.1**）．牛乳は，人乳に比べてカゼインとミネラルは多く，乳糖は少ない．一方，人乳に比べて，牛乳中のミネラルは Ca 4 倍，P 7 倍，ナトリウム Na・カリウム K・マグネシウム Mg いずれも 3 倍と多いのに対して，銅 Cu は逆にほぼ 1/3 倍である（**表 8.2.c.2**）．また牛乳は，人乳と比べ，飽和脂肪酸量が多く，逆に不飽和脂肪酸量が少ない（**表 8.2.c.3**）．したがって，育児用食品として牛乳を用いるに当たってはこのような点に十分留意する必要がある．

### 3) 牛乳の特性

牛乳の外観は，乳中にカゼイン粒子（カゼインカルシウムとリン酸カルシウムの複合体）と脂肪球を含んだ乳白色の乳濁液（コロイド）である．また，牛乳は乳糖による甘味とミネラルによる苦味をもっており独特の風味を呈する．

〈表 8.2.c.1〉　各種哺乳動物の乳の組成（％）（中西ほか著，1972 より引用）

| 種　類 | | 水分 | 脂肪 | 全たんぱく質 | カゼイン | アルブミン | 乳糖 | 灰分 | 備　考 |
|---|---|---|---|---|---|---|---|---|---|
| 牛乳 | 外国 | 87.20 | 3.80 | 3.35 | 2.78 | 0.60 | 4.95 | 0.70 | カゼイン型乳汁 |
| | 日本 | 88.87 | 3.30 | 2.85 | 2.10 | 0.45 | 4.30 | 0.68 | |
| 山羊乳 | | 85.71 | 4.78 | 4.29 | 3.20 | 1.09 | 4.46 | 0.76 | |
| 人乳 | | 87.41 | 3.78 | 2.29 | 1.03 | 1.26 | 6.21 | 0.31 | アルブミン型乳汁 |
| 馬乳 | | 90.18 | 0.61 | 2.14 | 1.24 | 0.73 | 6.73 | 0.35 | |

〈表 8.2.c.2〉　牛乳（普通牛乳）と人乳中の一般成分，無機質，ビタミン（可食部 100 g 当たり）
（日本食品標準成分表 2015 年版（七訂）から抜粋）

| | 成　分 | 牛乳 | 人乳 | | 成　分 | 牛乳 | 人乳 |
|---|---|---|---|---|---|---|---|
| 一般成分 | エネルギー（kcal） | 67 | 65 | ビタミン | レチノール（$\mu$g） | 38 | 45 |
| | 水分（g） | 87.4 | 88.0 | | $\alpha$-カロテン（$\mu$g） | 0 | — |
| | たんぱく質（g） | 3.3 | 1.1 | | $\beta$-カロテン（$\mu$g） | 6 | — |
| | 脂質（g） | 3.8 | 3.5 | | $\beta$-クリプトキサンチン（$\mu$g） | 0 | — |
| | 炭水化物（g） | 4.8 | 7.2 | | ビタミン D（$\mu$g） | 0.3※※ | 0.3※※ |
| | 灰分（g） | 0.7 | 0.2 | | $\alpha$-トコフェロール（mg） | 0.1 | 0.4 |
| 無機質 | ナトリウム（mg） | 41 | 15 | | $\beta$-トコフェロール（mg） | 0 | 0 |
| | カリウム（mg） | 150 | 48 | | $\gamma$-トコフェロール（mg） | 0 | 0.1 |
| | カルシウム（mg） | 110 | 27 | | $\delta$-トコフェロール（mg） | 0 | 0 |
| | マグネシウム（mg） | 10 | 3 | | ビタミン K（$\mu$g） | 2 | 1 |
| | リン（mg） | 93 | 14 | | ビタミン $B_1$（mg） | 0.04 | 0.01 |
| | 鉄（mg） | 0.02 | 0.04 | | ビタミン $B_2$（mg） | 0.15 | 0.03 |
| | 亜鉛（mg） | 0.4 | 0.3 | | ナイアシン（mg） | 0.1 | 0.2 |
| | 銅（mg） | 0.01 | 0.03 | | ビタミン $B_6$（mg） | 0.03 | Tr |
| | マンガン（mg） | Tr | Tr | | ビタミン $B_{12}$（$\mu$g） | 0.3 | Tr |
| | ヨウ素（$\mu$g） | 16 | ※ | | 葉酸（$\mu$g） | 5 | Tr |
| | セレン（$\mu$g） | 3 | 2 | | パントテン酸（mg） | 0.55 | 0.50 |
| | クロム（$\mu$g） | 0 | 0 | | ビオチン（$\mu$g） | 1.8 | 0.5 |
| | モリブデン（$\mu$g） | 4 | 0 | | ビタミン C（mg） | 1 | 5 |

Tr：微量．
※：ヨウ素の成分値は，母親の食事条件（特に海藻の摂取状況）に強く影響されるため，その標準値は定められていない．
※※：ビタミン D 活性代謝産物（25-OH-D，24,25(OH)$_2$D，1,25(OH)$_2$D）を含む．

⟨表8.2.c.3⟩　牛乳（普通牛乳）と人乳中の脂肪酸

（日本食品標準成分表2015年版（七訂）脂肪酸成分表編から抜粋）

| 脂肪酸 | 牛乳（g） | 人乳（g） |
|---|---|---|
| 乳100g当たり | | |
| 　脂肪酸総量 | 3.32 | 3.46 |
| 　飽和脂肪酸 | 2.33 | 1.32 |
| 　一価不飽和脂肪酸 | 0.87 | 1.52 |
| 　多価不飽和脂肪酸 | 0.12 | 0.61 |
| 脂肪酸総量100g当たり | | |
| 　酪酸（$C_{4:0}$） | 3.7 | 0 |
| 　ヘキサン酸（$C_{6:0}$） | 2.4 | 0 |
| 　オクタン酸（$C_{8:0}$） | 1.4 | 0.1 |
| 　デカン酸（$C_{10:0}$） | 3.0 | 1.1 |
| 　ラウリン酸（$C_{12:0}$） | 3.3 | 4.8 |
| 　ミリスチン酸（$C_{14:0}$） | 10.9 | 5.2 |
| 　ミリストレイン酸（$C_{14:1}$） | 0.9 | 0.1 |
| 　パルミチン酸（$C_{16:0}$） | 30.0 | 21.2 |
| 　パルミトレイン酸（$C_{16:1}$） | 1.5 | 2.3 |
| 　ステアリン酸（$C_{18:0}$） | 12.0 | 5.4 |
| 　オレイン酸（$C_{18:1}$） | 23.0 | 40.9 |
| 　リノール酸（$C_{18:2}$） | 2.7 | 14.1 |
| 　α-リノレン酸（$C_{18:3}$） | 0.4 | 1.4 |
| 　アラキドン酸（$C_{20:4}$） | 0.2 | 0.4 |

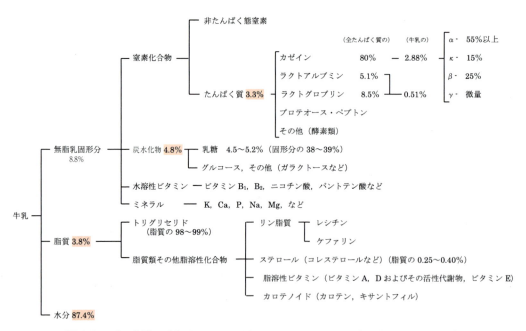

⟨図8.2.c.1⟩　**牛乳の成分**（網掛けは日本食品標準成分表2015年版（七訂）の普通牛乳の値）

## ①化学成分

　牛乳の一般組成は水分が87.4%で最も多く，固形分は12.6%で，脂質3.8%と**無脂乳固形分**8.8%（たんぱく質3.3%，炭水化物4.8%，灰分0.7%，ビタミンなど）からなる（**表8.2.c.2**）．

　**たんぱく質**：　カゼインは脱脂乳をpH 4.6にすると沈殿するたんぱく質と定義され，乳たんぱく質3.3%のうち約80%を占める主要たんぱく質である．カゼインは均一のたんぱく質ではなく，4種類のペプチド鎖α-，β-，γ-，κ-カゼインが主成分とされている．また，各カゼイ

ン成分は単量体（モノマー）の形ではなく，会合体（サブミセル）を形成し，さらに，サブミセルはコロイド性リン酸カルシウム（$Ca_9(PO_4)_6$クラスター）を仲介して，**図8.2.c.2**のような巨大なカゼインミセル（平均粒径150 nm）を形成している．サブミセルは，親水性が高くカルシウムに対する感受性の低い$\kappa$-カゼイン（$\kappa$-カゼインの表面に突き出したペプチド［親水性のグリコマクロペプチド］によって$\kappa$-カゼインは親水性となっている）が表面に位置し，内部に存在するカルシウムに対する感受性が高く疎水性の高い$\alpha$-，$\beta$-カゼインを取り囲んだ構造をしており，安定化している．

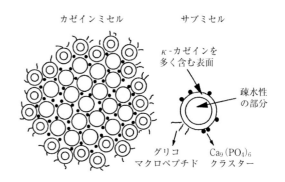

〈**図 8.2.c.2**〉 カゼインミセルの模式図

　牛乳に凝乳酵素レンネット（レンニン，キモシン）を作用させると，カゼインはパラカゼインとなり，$Ca^{2+}$があると不溶性のパラカゼインカルシウムになって凝固する．**表8.2.c.1**および**表8.2.c.2**に示すように，カゼインは人乳1％に対し牛乳がほぼ2％で多く，Caも人乳の27 mgに比べ，牛乳では110 mgと多く，硬いカード（乳に酸や凝乳酵素を作用させてできる凝固物）を形成する．

　乳清たんぱく質はラクトアルブミンとラクトグロブリンを含み，酸で凝固しないが，熱凝固しやすく70℃以上に加熱すると凝固する．

　**脂質**：　牛乳中の脂質は微細な脂肪球としてエマルションの形で含まれており，静置するとしだいに浮上しクリーム層を生じる．脂肪の98％はトリグリセリドからなり，残りはリン脂質，ステロール，遊離脂肪酸などである．リン脂質は脂肪球の安定性を保つ役割をもつ．トリグリセリド中の脂肪酸は飽和脂肪酸のパルミチン酸（30.0％）とステアリン酸（12.0％）および一価不飽和脂肪酸のオレイン酸（23.0％）を主成分としている．一方，酪酸（3.7％），ヘキサン酸（2.4％）などの低級飽和脂肪酸もかなり含まれており，リパーゼにより分解され不快臭の原因となる（**表8.2.c.3**）．

　**糖質**：　牛乳中の糖質はほとんど乳糖であり，哺乳動物中の乳汁に特有なもので，$\alpha$および$\beta$型の乳糖がほぼ2：3であり，甘味はあるが，甘味度はしょ糖の約1/4なので，含量の割に牛乳の甘さは弱く感ずる．人乳（乳糖約6％）に比べて，牛乳中の乳糖含量（約4％）は少ないが，ヒトの食生活内容とも関連し二次的変化としてラクトース分解酵素の活性低下またはラクトース分解酵素欠損による疾患である乳糖不耐症（乳糖分解酵素ラクターゼ欠損症）がみられる（**表8.2.c.1**）．

　**ミネラル**：　ミネラルはほぼ0.7％で，栄養上必要とされる元素は含まれ，CaとPの比率は約1と理想的である．動物性食品のうち，数少ないアルカリ性食品でもある．人乳がCa 27 mg，P 14 mg，Feは0.04 mg，Zn 0.3 mg，Cu 0.03 mgであるのに対して，牛乳はCaが110 mg，Pが93 mgと多く，Znは0.4 mgとほぼ同量であるが，Feは0.02 mgまたCuは0.01 mgとやや少ない（**表8.2.c.2**）．

　**ビタミン**：　ビタミンは脂溶性のビタミンAのレチノール，カロテンは多く，ビタミンD，E，Kおよび水溶性のビタミンB群なども含まれている（**表8.2.c.2**）．乳脂肪のバターの黄色はビタミンAおよび$\beta$-カロテンによるものだが，これらの含量は季節変動が大きく，飼料の

青草の豊富な夏季に特に多い．

**酵素とその機能：** 酵素は牛乳中にごく微量しか含まれないが，牛乳の品質や風味に関係している．牛乳中に本来存在する酵素は加水分解酵素（リパーゼ，ホスファターゼ）と酸化還元酵素（カタラーゼ，ペルオキシダーゼ）に大別される．

牛乳リパーゼはpH 5.5〜9.0で作用し，撹はん・均質化・加熱などによって活性化される．牛乳リパーゼが作用すると脂肪が分解してランシッドフレーバー（石鹸様の後味を与える脂肪分解臭）を生じる．

牛乳中のアルカリ性ホスファターゼは62.8℃，30分間または71〜75℃，15〜30秒間の加熱で破壊される．この失活条件が牛乳の殺菌法の一つであるLTLT法（②の「牛乳の殺菌」の項を参照）の加熱条件（62〜65℃，30分間）と一致するので，LTLT殺菌が正しく行われたかどうかの指標酵素として用いられる．

カタラーゼは通常の牛乳中にはわずかしか存在しないが，乳房炎乳ではその活性が大きくなるので，カタラーゼ活性は乳房炎乳の判定に用いられる．

ペルオキシダーゼはアルカリ性ホスファターゼより安定で75℃，15秒間の加熱で活性が残存する．この酵素の失活は牛乳がHTST殺菌（72〜75℃，15秒間）（②「牛乳の殺菌」の項を参照），LTLT殺菌の条件を超えて熱処理されたことを意味しており，加熱条件の上限を調べる指標酵素として利用される．

### ②理化学的性質

**pHと酸度：** 新鮮な牛乳の場合，pHは6.5〜6.7，酸度は0.15〜0.18%である．牛乳には緩衝作用があるので，酸やアルカリの添加による急激なpHの変化は生じない．乳等省令で牛乳の酸度は0.18%以下（ジャージー種の牛の乳のみを原料とするものでは0.20%以下）とされているが，古くなると乳酸菌の増殖に伴い乳酸が増加し，酸度が増しpHは低下するので，牛乳の新鮮度の判定として酸度の測定やアルコールテストが用いられる．

**比重，沸点，氷結点（氷点）：** 牛乳の比重はほぼ1.032で，乳脂肪含量が多いと低くなるが，牛乳の比重は乳等省令により「15℃で1.028〜1.034」（ジャージー種の牛の乳のみを原料とするものでは「15℃で1.028〜1.036」）と定められている．牛乳の沸点は100.55℃前後，氷結点はほぼ−0.525〜−0.565℃である．そのほか，牛乳の表面張力は水に比べて低い．

**クリーミングと均質化：** 牛乳を静置しておくと，比重の小さい脂肪球が浮上しクリーム層を生じ分離される．この現象をクリーミングという．このようなクリームの分離は飲用乳の場合は好ましくないため，高圧力で細孔から牛乳を噴出させる均質化処理が一般化している．この処理には乳たんぱく質の均質化とともにソフト化の効果もある．

**加熱による変化：** 乳たんぱく質の熱変化は，カゼインが140℃以上で凝固がみられる程度でカゼインの熱安定性が高いのに対して，乳清たんぱく質は90℃，30分間または100℃，10分間の加熱により凝固する．

**牛乳の殺菌：** 牛乳は必要な栄養素を含んだほぼ完全栄養食品なので，食品衛生面から加熱殺菌（62〜65℃，30分間）するか，またはこれと同等以上の殺菌効果を有する方法で加熱殺菌するなど，牛乳中に存在する病原菌や腐敗菌を殺し，衛生的に安定なものとする方法が乳等省令により定められている．なお，加熱後は無菌充てんを行うロングライフミルク（LL牛乳）を除いてはただちに10℃以下に冷却することになっている．一般的には，低温殺菌法（LTLT法：62〜65℃，30分間）が基本となっており，殺菌乳は病原菌は死滅し全く存在しないが乳酸菌や無作用菌は一部生存し，この加熱処理の条件により栄養素の損失をできるだけ小さくする

### 〈表8.2.c.4〉 乳, 乳製品の分類と定義 (乳等省令から抜粋)

| 名　称 | 乳等省令による定義 |
|---|---|
| 生乳 | 搾取したままの牛の乳 |
| 牛乳 | 直接飲用に供する目的又はこれを原料とした食品の製造若しくは加工の用に供する目的で販売する牛の乳 |
| 特別牛乳 | 牛乳であって特別牛乳として販売するもの |
| 成分調整牛乳 | 生乳から乳脂肪分その他の成分の一部を除去したもの |
| 低脂肪牛乳 | 成分調整牛乳であって, 乳脂肪分を除去したもののうち, 無脂肪牛乳以外のもの |
| 無脂肪牛乳 | 成分調整牛乳であって, ほとんどすべての乳脂肪分を除去したもの |
| 加工乳 | 生乳, 牛乳若しくは特別牛乳又はこれらを原料として製造した食品を加工したもの |
| 乳飲料 | 生乳, 牛乳若しくは特別牛乳又はこれらを原料として製造した食品を主原料とした飲料 |
| 全粉乳 | 生乳, 牛乳又は特別牛乳からほとんどすべての水分を除去し, 粉末状にしたもの |
| 脱脂粉乳 | 生乳, 牛乳又は特別牛乳の乳脂肪分を除去したものからほとんどすべての水分を除去し, 粉末状にしたもの |
| 調製粉乳 | 生乳, 牛乳若しくは特別牛乳又はこれらを原料として製造した食品を加工し, 又は主原料とし, これに乳幼児に必要な栄養素を加え粉末状にしたもの |
| 濃縮乳 | 生乳, 牛乳又は特別牛乳を濃縮したもの |
| 無糖練乳 | 濃縮乳であって直接飲用に供する目的で販売するもの |
| 加糖練乳 | 生乳, 牛乳又は特別牛乳にしょ糖を加えて濃縮したもの |
| 加糖脱脂練乳 | 生乳, 牛乳又は特別牛乳の乳脂肪分を除去したものにしょ糖を加えて濃縮したもの |
| 発酵乳 | 乳又はこれと同等以上の無脂乳固形分を含む乳等を乳酸菌又は酵母で発酵させ, 糊状又は液状にしたもの又はこれらを凍結したもの |
| 乳酸菌飲料 | 乳等を乳酸菌又は酵母で発酵させたものを加工し, 又は主要原料とした飲料 (発酵乳を除く) |
| ナチュラルチーズ | 一 乳, バターミルク (バターを製造する際に生じた脂肪粒以外の部分), クリーム又はこれらを混合したもののほとんどすべて又は一部のたんぱく質を酵素その他の凝固剤により凝固させた凝乳から乳清の一部を除去したもの又はこれらを熟成したもの<br>二 上記に掲げるもののほか, 乳糖を原料として, たんぱく質の凝固作用を含む製造技術を用いて製造したものであって, 上記に掲げるものと同様の化学的, 物理的及び官能的特性を有するもの |
| プロセスチーズ | ナチュラルチーズを粉砕し, 加熱溶融し, 乳化したもの |
| クリーム | 生乳, 牛乳又は特別牛乳から乳脂肪分以外の成分を除去したもの |
| バター | 生乳, 牛乳又は特別牛乳から得られた脂肪粒を練圧したもの |
| アイスクリーム類 | 乳又はこれらを原料として製造した食品を加工し, 又は主要原料としたものを凍結させたもの |

ような配慮がなされている. ほかに高温短時間殺菌法 (HTST法: 72～75℃, 15秒間), 超高温殺菌法 (UHT法: 120～150℃, 1～3秒間) がある.

### 4) 乳類の用途

乳等省令で「乳」は生乳, 牛乳, 特別牛乳, 生山羊乳, 殺菌山羊乳, 生めん羊乳, 成分調整牛乳, 低脂肪牛乳, 無脂肪牛乳, 加工乳と定義されている. また,「乳製品」に分類されているのは, クリーム, バター, チーズ, アイスクリーム類, 濃縮乳, 無糖練乳, 加糖練乳, 全粉乳, 脱脂粉乳, 調製粉乳, 発酵乳, 乳酸菌飲料, 乳飲料などである (**表8.2.c.4, 図8.2.c.3**).

ここでは, 牛の生乳などを原料とする市販の牛乳類, 加工乳, 乳飲料 (乳等省令では乳製品に分類) を飲用乳としてまとめ, 紹介する. 具体的には, 牛乳と名がつく「牛乳」,「特別牛乳」,「成分調整牛乳」,「低脂肪牛乳」,「無脂肪牛乳」の5種類と「加工乳」,「乳飲料」の2種類である (**表8.2.c.5**).

一方, 乳製品として, 粉乳, 濃縮乳, 練乳, 発酵乳, 乳酸菌飲料, チーズ, クリーム, アイスクリーム類, バターをとりあげる. なお, 乳等省令には分類されていないが, 発酵乳・乳酸菌飲料の一種として乳酒も紹介する.

#### ①飲用乳

**牛乳**: 乳等省令により, 絞ったままの牛の乳を「生乳」, 生乳を原料とし, いっさい他物を添加せず, 殺菌, 充てんしたものを「牛乳」とよぶ.「特別牛乳」は特別牛乳搾取処理業の許可を受けた施設で製造された牛乳で, 特別牛乳として販売されるものをいう. 加熱殺菌を行う場

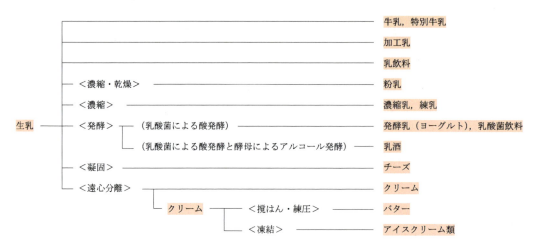

〈図 8.2.c.3〉 乳から出発した製品
＜ ＞内は，主な加工操作．

合は，63～65℃で30分間（加熱殺菌しなくてもよい）．「成分調整牛乳」は牛乳から乳脂肪分その他の成分の一部を除去したもの．「低脂肪牛乳」は成分調整牛乳であって，乳脂肪分を除去したもののうち，無脂肪牛乳以外のもの．「無脂肪牛乳」は成分調整牛乳であって，ほとんどすべての乳脂肪分を除去したもの．

ロングライフミルク（LL 牛乳）はUHT法で殺菌後，無菌的に紙製容器に充てんされたもので，遠洋漁業船舶用，携帯用などに利用される．

〈表 8.2.c.5〉 飲用乳の成分規格

| 分類 | 種類 | 乳固形分※ | |
|---|---|---|---|
| | | 無脂乳固形分 (%) | 乳脂肪分 (%) |
| 牛乳 | 牛乳 | 8.0 以上 | 3.0 以上 |
| | 特別牛乳 | 8.5 以上 | 3.3 以上 |
| | 成分調整牛乳 | 8.0 以上 | — |
| | 低脂肪牛乳 | 8.0 以上 | 0.5 以上 1.5 以下 |
| | 無脂肪牛乳 | 8.0 以上 | 0.5 未満 |
| 乳 | 加工乳 | 8.0 以上 | — |
| | 乳飲料 | 3.0 以上※ | |

※：乳固形分は無脂乳固形分と乳脂肪分の合計．
—：規格なし．

**加工乳**： 生乳，牛乳，特別牛乳，乳製品（生乳，牛乳などを原料にしてつくられたバター，クリーム，脱脂乳など）を加工したもので，無脂乳固形分は8.0％以上，酸度は0.18％以下と定められている（乳等省令）．乳脂肪分については規格が定められていないので，無脂乳固形分8.5％以上および乳脂肪分3.8％以上に調整した濃厚乳や乳脂肪分0.5～1.5％の低脂肪乳（ローファットミルク），0.5％未満の無脂肪乳（ノンファットミルク）が加工乳として市販されている．

**乳飲料**： 飲用乳公正競争規約で乳固形分（無脂乳固形分と乳脂肪分を合わせたもの）を3.0％以上含むことが定められている．ビタミンやミネラルなどを加えた栄養強化タイプの乳飲料や，いわゆるコーヒー牛乳，フルーツ牛乳のようなコーヒー，フルーツのほかに甘味料，香料，安定剤などの乳成分以外のものを加え製品としたコーヒー乳飲料や果汁入り乳飲料などがある．そのほか，乳糖不耐症の人を対象にした乳飲料「乳糖分解乳（酵素ラクターゼ分解乳）」もこれに含まれる．

②**乳製品**

**粉乳**： 粉乳には，全粉乳，脱脂粉乳，調製粉乳があり，いずれも乳等省令により水分5.0％以下と定められている．「全粉乳」は生乳，牛乳または特別牛乳からほとんどすべての水分を除去し粉末状にしたもの．「脱脂粉乳」（スキムミルク）は生乳，牛乳または特別牛乳の乳脂肪分を除去したものからほとんどすべての水分を除去し粉末状にしたもの．「調製粉乳」は生乳，牛

〈表8.2.c.6〉 発酵乳・乳酸菌飲料の成分規格

| | 発酵乳 | 乳製品乳酸菌飲料 | | 非乳製品乳酸菌飲料（乳などを主要原料とする食品） |
| --- | --- | --- | --- | --- |
| | | 生菌乳製品乳酸菌飲料 | 殺菌乳製品乳酸菌飲料 | |
| 無脂乳固形分 | 8.0%以上 | 3.0%以上 | 3.0%以上 | 3.0%未満 |
| 乳酸菌または酵母数（1 mL 中） | 1,000万以上 | 1,000万以上 | — | 100万以上 |

—：規格なし．

乳もしくは特別牛乳またはこれらを原料として製造した食品を加工し，または主要原料とし，これに乳幼児に必要な栄養素を加え粉末状にしたもので，乳等省令により，乳固形分50.0%以上と定められている．

　**練乳**：　乳等省令では，生乳，牛乳または特別牛乳を濃縮したものを「濃縮乳」といい，この濃縮乳を直接飲用に供する目的で販売するものが「無糖練乳」（エバミルク）である．また生乳，牛乳または特別牛乳にしょ糖を加えて濃縮したものを「加糖練乳」（コンデンスミルク）といい，糖分（乳糖を含む）は58.0%以下と定められている．

　**発酵乳・乳酸菌飲料**：　発酵乳は，牛乳や脱脂乳などを乳酸菌または酵母で発酵させた糊状または液状の乳製品で，代表としてヨーグルトがあげられる．乳酸菌飲料は発酵乳の一種で，牛乳や脱脂乳などを乳酸菌または酵母で発酵させた後，飲用に適するように調整した飲料である．

　ヨーグルト，乳酸菌飲料などは乳酸菌による乳酸発酵でつくられた酸発酵乳であるが，この乳酸発酵に加えて酵母によるアルコール発酵も行わせたアルコール発酵乳も存在する．アルコール発酵乳は乳酒ともよばれ，ケフィア，クミスなどがある．

　(1) ヨーグルト：牛乳，脱脂乳などに乳酸菌を接種，発酵させ凝固したもので，果汁，香料，砂糖などを加え，風味や健康的なイメージなどもよく，賞用されている．特にプレーンヨーグルトはナチュラルヨーグルトともいわれ，牛乳を乳酸発酵しただけのもので，適当な酸味と固さおよび特有の風味をもつ．乳等省令により無脂乳固形分の規格は8.0%以上である．

　(2) 乳酸菌飲料：乳酸菌飲料は，無脂乳固形分3.0%以上の「乳製品乳酸菌飲料」と無脂乳固形分3.0%未満の「非乳製品乳酸菌飲料」（乳などを主要原料とする食品）に類別される（**表8.2.c.6**）．「乳製品乳酸菌飲料」はさらに，乳酸菌を生きたまま飲用する「生菌乳製品乳酸菌飲料」と加熱殺菌後飲用に供する「殺菌乳製品乳酸菌飲料」に分けられる（乳等省令）．

　(3) 乳酒：ケフィア（kefir）は山羊乳，羊乳，牛乳などを原料としてケフィアの種またはスターター（酵母と乳酸菌の培養物）を加え発酵させてつくった東欧のコーカサス地方の乳酒で，酸度は0.6～1.0%，アルコールを0.6～1.1%含んでいる．クミス（kumiss, koumiss）は馬乳に乳酸菌と酵母を加え発酵させた中央アジア地方の乳酒で，馬乳中には乳糖（6.7%）が多いのでアルコール発酵しやすくアルコールは2～3%と多く，酸度は0.8%程度である．

　**チーズ類**：　チーズの種類は多いが，ナチュラルチーズとプロセスチーズに分けられる（**図8.2.c.4**）．

　(1) ナチュラルチーズ：乳を殺菌し，スターターとして各種の乳酸菌などを添加して酸処理，さらに凝乳酵素（レンネット）処理により凝乳物（カード）をつくり食塩を加え，新鮮なまま（フレッシュチーズ），あるいは細菌，酵母，カビの作用で発酵熟成させたチーズである．熟成により独特の風味と消化しやすいたんぱく質になり，カゼインを主とし，カルシウムやリンも多く含まれた栄養価の高い乳製品となる．

　(2) プロセスチーズ：数種類のナチュラルチーズを粉砕，加熱溶融し，混合，乳化してつくられたチーズである．成分規格は乳固形分40.0%以上である（乳等省令）．

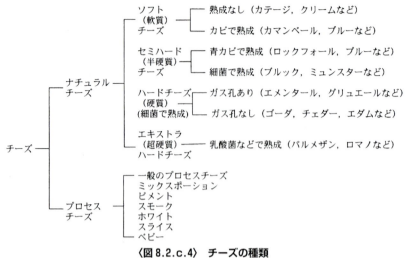

〈図 8.2.c.4〉 チーズの種類

〈表 8.2.c.7〉 アイスクリーム類の成分規格

|  | アイスクリーム | アイスミルク | ラクトアイス |
|---|---|---|---|
| 乳固形分 | 15.0%以上 | 10.0%以上 | 3.0%以上 |
| 乳脂肪分 | 8.0%以上 | 3.0%以上 | ― |
| 細菌数（1 mL または 1 g 中） | 10 万以下 | 5 万以下 | 5 万以下 |

乳固形分：無脂乳固形分と乳脂肪分の合計．
―：規格なし．

**クリーム**： 生乳，牛乳または特別牛乳から乳脂肪分以外の成分を除去したもので，乳脂肪分 18.0%以上，酸度 0.20%以下と定められている（乳等省令）．牛乳などを静置しておくと上部に生ずる黄白色の脂肪層がクリームである．工業的には，牛乳などを遠心分離してクリームを得る．クリームには，コーヒー用，調理用，製菓用として販売されるものと，バター，アイスクリーム，クリームチーズなどの製造原料として使用されるものがあり，それぞれ使用目的により脂肪率が異なる．

　日本食品標準成分表 2015 年版（七訂）には，クリーム類として，クリーム以外にホイップクリームとコーヒーホワイトナーが記載されている．ホイップクリームは，乳脂肪，乳脂肪・植物性脂肪，植物性脂肪のいずれかを原料として泡立ててクリーム様の形状で使用する製品（しょ糖を 15%含む）である．コーヒーホワイトナーは，乳脂肪，乳脂肪・植物性脂肪，植物性脂肪のいずれかを原料としてつくられた製品で，コーヒー飲用時に使用する．液状と粉末状のものがある．

**アイスクリーム類**： 牛乳，練乳，クリーム，バターなどに卵黄，糖類，香料，乳化剤，安定剤などを加えて加熱殺菌後，撹はんしながら凍結したものである．乳等省令では，乳固形分および乳脂肪分の含有率により，アイスクリーム，アイスミルク，ラクトアイスの 3 種類に規格化されている（**表 8.2.c.7**）．

**バター類**： 生乳，牛乳または特別牛乳の脂肪粒あるいはクリームの脂肪をチャーニング（撹はん：バター粒の形成）することにより脂肪球を集めてバター粒をつくらせ，加塩，ワーキング（練圧）により，乳脂肪に水分が均質に分散したより安定な油中水滴型（W/O 型）のバターとする．成分規格は乳脂肪分 80.0%以上，水分 17.0%以下である（乳等省令）．乳酸菌で発酵させた発酵バターと発酵させない非発酵バターに大別される．また食塩を添加した有塩バタ

一，添加しない無塩バターがあり，加塩することにより風味と保存性がよくなる．

## d 卵　　類

　流通している食用の鳥卵は，鶏卵，ウズラ卵，アヒル卵などであるが，日本では生産量，消費量ともに鶏卵が大部分を占めている．

　鶏卵は古くから食べられていた動物性食品の一つである．栄養的にもすぐれ，たんぱく質においては必須アミノ酸がバランスよく含まれている．鶏卵は価格変動が少なく，また牛肉や豚肉の生産費用との比較においても経済的といえる．さらに他の動物性食品にはない多くのすぐれた加工特性（泡立性や熱凝固性，乳化性など）をもっており活用範囲は広い．

### 1) 卵の構造

　卵の構造を**図 8.2.d.1** に示す．卵は卵殻，卵白，卵黄の 3 部分から構成され，卵殻約 10％，卵白約 60％，卵黄約 30％である．重量は 50〜70 g が一般的である．

#### ①卵殻

　卵殻の組成は，約 95％が炭酸カルシウムであり，その他に炭酸マグネシウム，リン酸カルシウムなどを含む．卵殻の厚さは 0.2〜0.35 mm であり，多数の細かい気孔（直径 10〜30 μm）がある．気孔の数は 1

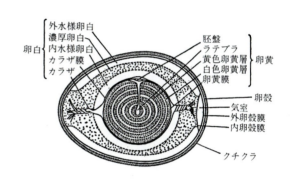

〈図 8.2.d.1〉　卵の構造

万〜2 万個存在し，これにより外部の酸素流入，内部の炭酸ガス放出，水分の調節などが行われる．卵殻の外側は，薄い膜状（厚さ約 10 μm）のクチクラが覆っている．クチクラは，産卵時に親鶏から分泌された粘液が卵殻を覆い，それが乾いたものである．クチクラは気孔を塞ぎ，外からの異物（水分や微生物）の侵入を防ぐ働きをするが，非常にもろく，水洗いや手でこするだけではがれてしまう．現在，流通しているほとんどの鶏卵は，ブラシなどを用い水洗しているので，卵殻にクチクラがないものが一般的である．卵殻の内部には，ケラチンを組成成分とする 2 枚の卵殻膜が，卵殻に密着して存在する．卵殻膜は気孔からの細菌の侵入を防ぎ，内部を保護する．しかし産卵後の温度低下により内部容積が減少し，卵の鈍端部で膜の 2 枚が離れて空間ができ気室となる．気室は産卵後の時間経過とともに大きくなる．

#### ②卵白

　卵白は卵殻側から外水様卵白，濃厚卵白，内水様卵白に分けられ，このうち濃厚卵白が約 60％を占める．新鮮な卵は粘性の高い濃厚卵白が多い．濃厚卵白は卵の両端で卵殻膜と結合することで卵黄を中心位置に保持している．カラザ膜はオボムチンの集合体であり，卵黄膜を網目状に覆い，卵黄の両端部で繊維状となってひも状のカラザを形成している．カラザにより卵黄は，常に卵の中心部に位置することができる．卵黄が中心に保持されることは，外部からの微生物汚染や衝撃などからの保護のために重要である．

#### ③卵黄

　卵黄は薄い（厚さ 15 μm）半透明の卵黄膜で包まれている．卵黄膜は，オボムチン様の不溶

〈表 8.2.d.1〉 卵類のエネルギーと一般成分（可食部 100 g 当たり）
（日本食品標準成分表 2015 年版（七訂））

| 種類 | | 破棄率 | エネルギー | | 水分 | たんぱく質 | 脂質 | 炭水化物 | 灰分 |
|---|---|---|---|---|---|---|---|---|---|
| | | % | kcal | kJ | （.................g.................） | | | | |
| うずら卵 | 全卵, 生 | 15* | 179 | 749 | 72.9 | 12.6 | 13.1 | 0.3 | 1.1 |
| 鶏卵 | 全卵, 生 | 15* | 151 | 632 | 76.1 | 12.3 | 10.3 | 0.3 | 1.0 |
| | 卵黄, 生 | 0 | 387 | 1,619 | 48.2 | 16.5 | 33.5 | 0.1 | 1.7 |
| | 卵白, 生 | 0 | 47 | 197 | 88.4 | 10.5 | Tr | 0.4 | 0.7 |

*付着卵白を含む卵殻.

〈表 8.2.d.2〉 主要な卵白たんぱく質の組成と性質（大石・服部編著, 2013 より引用改変）

| 卵白たんぱく質 | 組成（%） | 分子量 | 等電点 | 性質 |
|---|---|---|---|---|
| オボアルブミン | 54 | 45,000 | 4.7 | 卵白凝固の主要なたんぱく質 |
| オボトランスフェリン | 12～13 | 77,700 | 6.0 | 鉄結合性, 抗菌作用, 起泡性 |
| オボムコイド | 11 | 28,000 | 4.1 | トリプシンインヒビター |
| オボグロブリン $G_1$ | 3.4～3.5 | 14,300 | 10.7 | グラム陽性菌の細胞壁を分解, 抗菌作用 |
| オボグロブリン $G_2$ | 4 | 49,000 | 5.5 | 起泡性 |
| オボグロブリン $G_3$ | 4 | 49,000 | 5.8 | 起泡性 |
| オボムチン | 1.5～3.5 | $0.2～8.3×10^6$ | 4.5～5.0 | 濃厚卵白の組織維持, 泡沫安定性 |
| アビジン | 0.05 | 68,300 | 10.0 | ビオチン結合性 |

性たんぱく質と塩基性たんぱく質が結合した繊維状の 3 層構造となっている．卵黄の表面には，受精卵では発達してヒナになる胚盤がある．卵黄の内容は均一ではなく，成分の少し異なる黄色卵黄と白色卵黄が交互に同心円状に層をなしている．卵黄の中心部には乳白色のラテブラとよばれる部分があり，ここは加熱しても固まりにくい．ラテブラからその一部が管状に伸びて表面の胚盤と結ばれており，ここは受精卵では胚盤に栄養を補給する部分である．

## 2）卵の成分と機能性

鶏卵の卵白と卵黄には良質なたんぱく質が豊富に含まれ，ともにアミノ酸スコアが 100 であり栄養的にすぐれた食品である．卵黄は脂質も豊富に含み，そのほとんどはたんぱく質と結合したリポたんぱく質の形で局在している．**表 8.2.d.1** に卵類のエネルギーと一般成分を示す．

### ①たんぱく質

**卵白**： 卵白は約 10％のたんぱく質と 90％の水分からなり，炭水化物や脂質はきわめて少ない．卵白には多種類のたんぱく質が含まれており，量的に多いものとしてアルブミンに属するオボアルブミン（54％），オボトランスフェリン（コンアルブミン，12～13％），グロブリンのオボグロブリン $G_1$（リゾチーム），$G_2$，$G_3$，糖たんぱく質のオボムコイド（11％），オボムチン，アビジンなどである（**表 8.2.d.2**）．

オボアルブミンは，卵白たんぱく質の半分以上を占める主要たんぱく質であり，オボトランスフェリンとともに加熱凝固の主因となるたんぱく質である．卵アレルギーの代表的なアレルゲンである．

オボトランスフェリンは，卵白たんぱく質の中で最も熱に対し不安定なたんぱく質で，熱変性しやすく，また起泡性に富む．金属と結合する性質があり，1 分子当たり鉄やアルミニウムなどの二価金属イオン 2 個と結合する．このため卵内に侵入した鉄要求性細菌の発育を阻止する働きがある．

オボムコイドは，きわめて熱に対し安定性が高い非熱凝固性のたんぱく質であり，起泡性やゲル形成能が低い．オボムコイドは，卵白中に含まれる数種の**トリプシンインヒビター**のうち

〈表 8.2.d.3〉 主要な卵黄たんぱく質の組成と性質 (並木ら共編, 1992 より引用改変)

| 卵黄たんぱく質 | 組成 (%) | 分子量 | 性質 |
|---|---|---|---|
| 低密度リポたんぱく (LDL) | 65 | $10.3 \times 10^6$ ($LDL_1$)<br>$3.3 \times 10^6$ ($LDL_2$) | 脂質含量 85〜89%, 比重 0.98, 乳化性に関与 |
| 高密度リポたんぱく (HDL) | 16 | $4.0 \times 10^5$ ($\alpha$-リポビテリン)<br>$4.0 \times 10^5$ ($\beta$-リポビテリン) | 別名リポビテリン, 脂質含量約 20%, 比重 1.05 以上 |
| リベチン | 10 | $8.0 \times 10^4$ ($\alpha$-リベチン)<br>$4.5 \times 10^4$ ($\beta$-リベチン)<br>$15.0 \times 10^4$ ($\gamma$-リベチン) | $\alpha$-リベチンは血清アルブミン, $\beta$-リベチンは$\alpha_2$-グリコプロテイン, $\gamma$-リベチンは$\gamma$-グロブリン (抗体) に相当 |
| ホスビチン | 4 | $35.5 \times 10^3$ | リン糖たんぱく質 (リン含量約 10%), 卵黄中の鉄の大部分と結合 |

量的に最も多いたんぱく質である (ただし, ヒトのトリプシンは阻害しない). 卵アレルギーのアレルゲンでもある.

オボグロブリン $G_1$ のリゾチームは, 一部のグラム陽性菌の細胞壁 (多糖類) を分解する溶菌酵素活性をもつ. リゾチームは安定性が高いため, 起泡性やゲル形成能は低い.

オボグロブリン $G_2$ および $G_3$ は, 熱に対し不安定であり, 熱変性を受けやすいたんぱく質である. ともに起泡性に富むたんぱく質である.

オボムチンは濃厚卵白に多く含まれる粘性の高い繊維状のたんぱく質で, 特徴的な塊状ゲルを形成する. 濃厚卵白の組織維持, 卵白の泡沫安定性 (泡の維持) に重要な役割を示す.

アビジンは, 水溶性ビタミンのビオチン (ビタミン H) と強く結合するたんぱく質である. 生卵白を大量摂取した場合, 腸内においてビオチンの吸収を阻害する場合があり, ビオチン欠乏症の原因物質となる. 卵内では, 侵入したビオチン要求性細菌の発育を阻止する働きがある.

一般的に, 熱に不安定で変性しやすいたんぱく質ほど起泡性が高い. また同じたんぱく質であっても, pH を変化させ, 酸性や塩基性にするとたんぱく質が不安定になり, 起泡性が高くなる. 一方, 泡沫安定性は, 粘度が高いほど増大する.

**卵黄**: 卵黄は約 16.5% のたんぱく質を含む. 卵黄のたんぱく質には, 脂質と結合したリポたんぱく質と水溶性たんぱく質がある. 前者は低密度リポたんぱく質 (LDL) や高密度リポたんぱく質 (HDL) が主要成分で, 後者はリベチンやホスビチンが主要成分である (**表 8.2.d.3**).

低密度リポたんぱく質は卵黄たんぱく質の 65% を占め, 卵黄の乳化性に関与する. 脂質含量が高く (85〜90%), 密度が低い (比重 0.98) ため遠心分離により上澄み液部分 (プラズマ) に含まれる. 低密度リポたんぱく質は, トリアシルグリセロールを中心にその周りをコレステロール, リン脂質, たんぱく質が包み込むような粒子構造となっている.

高密度リポたんぱく質は, 卵黄たんぱく質の 16% を占め, $\alpha$-リポビテリン, $\beta$-リポビテリンとよばれるたんぱく質からなる. 脂質含量が低く (約 20%), 密度が高い (比重 1.05 以上) ため遠心分離により沈澱液部分に含まれる.

リベチンは, 卵黄たんぱく質の 10% を占め, 水溶性たんぱく質の主成分である. 遠心分離によりプラズマに含まれ, $\alpha$, $\beta$, $\gamma$-リベチンの 3 種類が存在する. これらは親鶏の血清たんぱくが卵黄に移行したもので, 血清アルブミン, $\alpha_2$-グリコプロテイン, $\gamma$-グロブリン (抗体) に相当する.

ホスビチンは, 卵黄たんぱく質の 4% を占め, リン含量の高い (約 10%) たんぱく質である (卵黄全体のリン含量の約 70%). ホスビチンの構成アミノ酸の約 30% はセリンで, リン酸基が結合したホスホセリンとして多くが存在し, 二価金属イオン (特に鉄) と強く結合する. そのため卵類中の鉄の利用率は低いとされる.

〈表 8.2.d.4〉 卵類の無機質, 脂肪酸, コレステロール含量（可食部 100 g 当たり）（日本食品標準成分表 2015 年版（七訂））

| 種類 | | ナトリウム | カリウム | カルシウム | マグネシウム | リン | 鉄 | 亜鉛 | 銅 | 飽和 | 一価不飽和 | 多価不飽和 | コレステロール |
|---|---|---|---|---|---|---|---|---|---|---|---|---|---|
| | | (·················································· mg ··················································) | | | | | | | | (········ g ········) | | | mg |
| うずら卵 | 全卵, 生 | 130 | 150 | 60 | 11 | 220 | 3.1 | 1.8 | 0.11 | 3.87 | 4.73 | 1.61 | 470 |
| 鶏卵 | 全卵, 生 | 140 | 130 | 51 | 11 | 180 | 1.8 | 1.3 | 0.08 | 2.84 | 3.69 | 1.66 | 420 |
| | 卵黄, 生 | 48 | 87 | 150 | 12 | 570 | 6.0 | 4.2 | 0.20 | 9.22 | 11.99 | 5.39 | 1,400 |
| | 卵白, 生 | 180 | 140 | 6 | 11 | 11 | 0 | Tr | 0.02 | Tr | Tr | Tr | 1 |

〈表 8.2.d.5〉 卵類のビタミン含量（可食部 100 g 当たり）（日本食品標準成分表 2015 年版（七訂））

| 種類 | | A レチノール | A カロテン | A レチノール活性当量 | D | E** | K | $B_1$ | $B_2$ | ナイアシン | $B_6$ | $B_{12}$ | 葉酸 | パントテン酸 | C |
|---|---|---|---|---|---|---|---|---|---|---|---|---|---|---|---|
| | | (········ μg ········) | | | mg | mg | μg | (················· mg ·················) | | | | | (··· μg ···) | (·· mg ··) | |
| うずら卵 | 全卵, 生 | 350 | 16 | 350 | 2.5 | 0.9 | 15 | 0.14 | 0.72 | 0.1 | 0.13 | 4.7 | 91 | 0.98 | (0) |
| 鶏卵 | 全卵, 生 | 140 | 17 | 150 | 1.8* | 1.0 | 13 | 0.06 | 0.43 | 0.1 | 0.08 | 0.9 | 43 | 1.45 | 0 |
| | 卵黄, 生 | 470 | 55 | 480 | 5.9* | 3.4 | 40 | 0.21 | 0.52 | 0.1 | 0.26 | 3.0 | 140 | 4.33 | 0 |
| | 卵白, 生 | 0 | 0 | 0 | 0 | 0 | 1 | 0 | 0.39 | 0.1 | 0 | 0 | 0 | 0.18 | 0 |

*ビタミン D 活性代謝物を含む. **α-トコフェロール.

### ②脂質

鶏卵における脂質は, 卵白にはほとんど含まれず, 多くは卵黄に含まれる. 卵黄は約 33.5% の脂質を含有し, 脂質成分の組成はトリアシルグリセロール 65%, リン脂質 30%, コレステロール 5% である. リン脂質の約 70～80% がホスファチジルコリン（レシチン）であり, 乳化性に関与している. コレステロール含量は高く, 全卵で 420 mg%, 卵黄で 1,400 mg% である. 卵黄の脂肪酸組成はオレイン酸 42.4%, パルミチン酸 25.3%, リノール酸 15.9%, ステアリン酸 8.7% であり, イコサペンタエンサン（IPA）やドコサヘキサエン酸（DHA）は少ない. これらは親鶏への給与飼料に影響されている. 卵類の脂肪酸, コレステロールについては**表 8.2.d.4** 参照.

### ③糖質

卵白中に遊離の糖質（ほとんどがグルコース）が 0.4～0.5% 含まれている. 他に糖たんぱく質の構成成分としてマンノース, ガラクトースなどが 0.5% 程度ある.

### ④ミネラル

**表 8.2.d.4** に示すように, 卵白にはナトリウムおよびカリウムが多い. 一方, 卵黄にはカルシウム, リン, 鉄, 亜鉛および銅が多く含まれる. 鉄は, 卵黄に含まれるたんぱく質のホスビチンと強く結合するため, 利用率は低い.

ゆで卵をつくると, 卵黄の表面が暗緑色を呈することがあるが, これは卵白中の含硫アミノ酸が熱で分解して硫化水素を発生し, 卵黄中の鉄と結合して硫化鉄を生じるためである.

### ⑤ビタミン

全卵は各種のビタミンを含むが, ビタミン C は含まない. 卵黄には脂溶性ビタミンの A, D, E, K と水溶性ビタミンの $B_1$, $B_2$, 葉酸, パントテン酸が含まれる. 卵白にはビタミン K, $B_2$,

ナイアシン，パントテン酸が微量含まれる．**表8.2.d.5**に卵類のビタミン含量を示す．

#### ⑥その他：色素

卵黄の色は，親鶏の摂取する飼料中の色素が移行したものであり，色の濃淡は飼料の組成に大きく影響される．これらの色素はカロテノイド類のルテインとゼアキサンチンが主で，その他に$\beta$-クリプトキサンチンや$\beta$-カロテンなどである．

鶏卵の卵殻色は，卵殻表面に沈着するプロトポルフィリン色素の量により決定される遺伝形質で，色素量が多い卵殻は褐色卵（赤玉）であり，少ない卵殻は白色卵（白玉）である．卵殻色の違いは，栄養価とは関係ない．

### 3) 卵の貯蔵による変化と鮮度の判定

卵は動物性食品の中では保存性にすぐれた食品である．卵の構造や成分による抗菌的作用により，割卵しなければ長期間の貯蔵ができる．わが国では生卵を食す習慣があり，卵の鮮度が特に重視される．

#### ①比重

卵は貯蔵中に，卵殻の気孔から水分が徐々に蒸発するため内容物の容積が減少し，気室が大きくなり，比重が低下する．新鮮卵の比重は1.08〜1.09程度であるが，少し古くなると1.06〜1.07となり，腐敗卵は1.02程度となる．通常，比重1.027の食塩水（食塩60 gを水に溶解し1Lにする）に卵をいれ，浮き沈みの様子から鮮度を判断する．溶液に浮かぶものはかなり古い卵である．

#### ②pH

産卵直後の卵白には二酸化炭素が多く含まれているが，貯蔵期間の経過に伴い二酸化炭素が水分とともに蒸散し，卵白のpHが上昇する．pHの変化は，卵内部に大きな影響を与える．**図8.2.d.2**に貯蔵期間とpHの変化を示す．

#### ③卵白の変化

産卵直後の濃厚卵白は卵白の約60%を占めている．貯蔵に伴うpH上昇の影響で濃厚卵白はしだいに水様化し，卵黄を中心位置に維持できなくなり卵殻膜と接触し，細菌が侵入しやすくなって腐敗を招く．**図8.2.d.3**に貯蔵中の濃厚卵白の変化を示す．

濃厚卵白の水様化の状況から，卵の新鮮度を判断する基準としてハウ単位（Haugh unit）がある．卵を平板上に割卵し，卵白の高さ$H$（mm）と卵重$W$（g）の関係は次式で表される．

$$ハウ単位 = 100 \log(H - 1.7 W^{0.37} + 7.6)$$

濃厚卵白の高さを鮮度の指標としたもので，新鮮卵では80〜90の値であり，鮮度の低下とともに値は低下する（**図8.2.d.4**）．

#### ④卵黄の変化

貯蔵に伴うpH上昇により卵黄膜の強度も弱くなり，卵黄の球状維持ができなくなる．卵を平板上に割卵したときの卵黄の高さと広がりから鮮度を判断する基準として卵黄係数がある．

$$卵黄係数 = \frac{卵黄の高さ（mm）}{卵黄の平均直径（mm）}$$

新鮮卵では0.44〜0.36の値で，鮮度の低下に伴い値は低下する．

### 4) 鶏卵の調理・加工特性

#### ①熱凝固性

卵黄，卵白とも加熱によりたんぱく質が変性し凝固する．この性質は，調理や加工に広く利

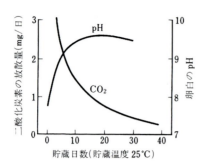

〈図 8.2.d.2〉 貯蔵中における二酸化炭素の放散と pH の変化（中村著，1974 より引用）

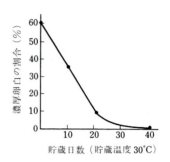

〈図 8.2.d.3〉 貯蔵中における濃厚卵白の水様化（中村著，1974 より引用）

用されている．卵白は約 60℃で凝固がはじまり，62～65℃でゲル状となって流動性を失い，80℃以上で完全に固化する．しかし卵白たんぱく質のオボムコイドは糖含量が高く，凝固はしない．卵黄は約 65℃でゲル化がはじまり，70℃で完全に固化する．ゲル化する速度は卵黄の方が速い．鶏卵を 65～70℃の湯の中に約 30 分間放置するといわゆる温泉卵ができる．これは卵白と卵黄の凝固性を利用したものである．

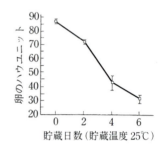

〈図 8.2.d.4〉 卵のハウユニット変化（中村編，1998 より引用）

② 起泡性

卵白の起泡性は調理や製菓に広く利用されている．起泡性は卵白たんぱく質に起因し，一般に変性を受けやすいたんぱく質は起泡性が強い．起泡力は，オボグロブリン＞オボトランスフェリン＞オボムコイド＞オボアルブミン＞リゾチームの順となる．またオボムチンは泡沫安定性に関与し，pH 4.5～5.0 程度のときに最も強く作用する．卵白にしょ糖を添加すると泡沫安定性が増すことを利用してメレンゲがつくられる．

③ 乳化性

卵黄も卵白もともに乳化性を示すが，卵黄の乳化性が特に強い．卵黄の乳化性は，リポたんぱく質やリン脂質によるものである．リン脂質であるレシチン（ホスファチジルコリン）は両親媒性分子（親水基と親油基を併せもつ分子）であり，界面活性剤として乳化作用を示す．マヨネーズは酢の中に油を分散させた水中油滴型（O/W 型）エマルションであり，卵黄は乳化剤として重要な役割を果たす．

## 5）鶏卵を用いた調理・加工食品

鶏卵は多くの特徴的な性質をもつため，調理あるいは食品加工の素材として広く利用されている．その一

〈表 8.2.d.6〉 卵の特性を利用した調理食品および加工食品

| 特　性 | 調理食品・加工食品 |
|---|---|
| 熱凝固性 | ゆで卵，目玉焼，卵とじ，卵焼，オムレツ，プディング，茶碗蒸しなど |
| 結着性 | ミートローフ，ハンバーグステーキ，天ぷらの衣など |
| 卵白の起泡性 | メレンゲ，泡雪かん，マシュマロ，カステラ，スポンジケーキなど |
| 卵黄の乳化性 | マヨネーズ，サラダドレッシング，アイスクリームなど |
| 卵黄の色 | アイスクリーム，カスタードクリームなど |
| 保水性（調湿剤） | ケーキ類（乾燥防止） |
| その他 | うどん，中華麺，マカロニなど（麺質改良）<br>水産練り製品（あしの補強とつや出し）<br>天ぷら粉（食感の向上），菓子などの加工原料（乾燥卵，卵粉） |

部を**表 8.2.d.6** に示した．

　これらのほかに，アヒルの卵の中をアルカリ性にして内容物を凝固し，熟成させたピータンや，鶏卵の卵殻を酢により溶解させて内容物をゲル化させた酢卵などもある．

　栄養成分の機能を表示した栄養機能食品としての鶏卵も市販されている．また，これとは別に，いわゆる栄養強化卵として，ヨウ素や不飽和脂肪酸，鉄などを多く含む鶏卵も市販されている．

## 8-3　甘味料，調味料，香辛料，嗜好飲料

## a　甘　味　料

　甘味料には多くの種類があり，その用途によって様々に使いわけられている．食品素材としては，砂糖が最も多く使用されているが，近年では，低カロリーや抗う蝕性などの機能性をもつ甘味料の開発が注目されている．

　甘味料は，その成分により糖質系甘味料と非糖質系甘味料に大別される．糖質系甘味料には，単糖類，オリゴ糖類および糖アルコールが甘味成分として含まれる．非糖質系甘味料は，さらにステビアのステビオシドや甘草のグリチルリチンのような天然甘味料とサッカリンやアスパルテームのような合成甘味料（人工甘味料）に区分される．なお，非糖質系甘味料については第 4 章 j の 1)「食品の味と機能」を参照のこと．

### 1)　砂　　糖

　砂糖には，甘蔗（サトウキビ）からとれる甘蔗糖，甜菜（ビート）からとれるテンサイ糖や楓（かえで）からとれるメープルシュガーなどがあるが，このうち国内では甘蔗糖とテンサイ糖の生産が多い．これらは代表的な糖質系甘味料であり，その主成分はしょ糖である．砂糖はその製造方法により，植物から搾汁した糖液を煮詰めてそのまま固めた含蜜糖と結晶部分を取り出してから固めた分蜜糖にわけられる．黒糖は甘蔗を原料とした含蜜糖のことである．分蜜糖には，結晶が大きくザラザラした食感のざらめ糖（ハードシュガー）と結晶が小さくしっとりとした食感の車糖（ソフトシュガー）がある．ざらめ糖には，高純度の糖液からつくられ溶けやすいグラニュー糖や白ざら糖，中ざら糖も含まれる．車糖は，精製度が高いものから上白糖，中白糖，三温糖となる．その他にも，グラニュー糖を立方体に成型した角砂糖やカラメルで着色したコーヒーシュガー，結晶を大きく成長させた氷砂糖，含蜜糖と分蜜糖の中間的性質により独特の風味をもち高級菓子に使用される和三盆などがある．

### 2)　液　　糖

　液糖には，精製しょ糖液であるしょ糖型液糖やしょ糖の一部を加水分解した転化型液糖がある．

### 3)　氷糖みつ

　氷砂糖を製造した後に残る糖みつで，加工食品の原料として用いられる．

### 4)　でん粉糖

　でん粉糖は，でん粉を加水分解（糖化）してつくられる糖類の総称で，加工法や糖化の程度によって多くの種類がある．特に，水あめ，ぶどう糖，異性化液糖などの生産量が多い．糖化の指標としては**分解度 DE**（Dextrose Equivalent）が用いられ，でん粉糖の甘味度や粘度に大きく影響する．

### 5）ぶどう糖

甘味料に用いられる市販のぶどう糖（D-グルコース）は，でん粉を酸または糖化酵素のアミラーゼにより分解した糖液を，さらに精製・濃縮した結晶ぶどう糖である．結晶ぶどう糖には，結晶水をもつ含水結晶ぶどう糖と無水結晶ぶどう糖がある．ぶどう糖には異性体として$\alpha$型と$\beta$型が存在し，甘味度（しょ糖比）はそれぞれ 0.75 と 0.5 程度である．通常ぶどう糖の結晶状態は$\alpha$型であるが水に溶解すると徐々に$\beta$型が増加するため甘味が減少し，ほぼ$\alpha$型 38％，$\beta$型 62％で平衡状態に達する．ぶどう糖は菓子や清涼飲料などにも利用されるが，その多くは異性化液糖やソルビトール（糖アルコール）の原料として利用されている．

### 6）果　　糖

果物などに多く含まれている果糖（D-フルクトース）は，天然の糖類の中では最も甘く，しょ糖の 1.3～1.7 倍の甘味度である．異性体として$\alpha$型と$\beta$型が存在するが，$\beta$型は$\alpha$型より約3倍の甘味度となる．低温では$\beta$型の比率が増加するため甘味が増えるが水温が高くなるにつれて$\alpha$型の占める比率が高くなり，甘味度が低下する（第 4 章図 4.j.2 参照）．果物を冷やして食べるとおいしく感じるのはこのためである．工業的には，でん粉を原料として，加水分解により異性化液糖をつくりこれを分離・結晶化する方法が一般的である．果糖は味質のよいさわやかな甘味で氷菓子やゼリーなどに使用される．

### 7）異性化液糖

でん粉をアミラーゼなどの酵素または酸で加水分解したぶどう糖液を，さらに異性化酵素のグルコースイソメラーゼによってその一部を異性化処理したもので，ぶどう糖と果糖の混合物である．日本農林規格（JAS 規格）では，ぶどう糖果糖液糖（果糖含有率 50％未満），果糖ぶどう糖液糖（果糖含有率 50％以上 90％未満），高果糖液糖（果糖含有率 90％以上）に区分される．異性化液糖は，でん粉を原料とするため安価であり液状で取り扱いやすく，低温で甘味が増すことから冷菓用や清涼飲料用として大量に製造されている．

### 8）カップリングシュガー

でん粉としょ糖の混合液に転移酵素を作用させ，しょ糖のグルコース残基にでん粉由来のグルコースを 1～4 個結合（カップリング）させて製造するオリゴ糖を主成分とするものである．甘味度はしょ糖の 1/2 程度で，しょ糖より安定性が高く，抗う蝕性などの特性をもち，キャンディー，クッキー，あんなどに使用されている．

### 9）パラチノース

しょ糖にグルコシル転移酵素を作用させ構造異性体としたものである．う蝕対策の甘味料として開発されたものであり，ガムなどに用いられる．甘味度はしょ糖の約 40％である．体内への吸収速度が遅く血糖値の上昇がゆるやかなインスリン非刺激性の甘味料である．

### 10）フルクトオリゴ糖

しょ糖にフルクトース転移酵素を作用させ，しょ糖のフルクトース残基に数個のフルクトースを結合させたものである．抗う蝕性で甘味度はしょ糖の約 60％である．難消化性であり，ビフィズス菌を最も有効に増殖させるオリゴ糖であるため，**腸内細菌叢**を改善し便秘にも効果的である．

### 11）糖アルコール

糖アルコールは糖を還元して得られる誘導糖の一つであり，由来する糖により多くの種類がある．分子内のアルデヒド基が置換されているため加熱による褐変を生じない非還元糖である．また，糖アルコールはヒトの消化酵素では消化されず低カロリーであり，冷たい食感，吸

湿性，抗う蝕性などの特性をもつものが多い．

**①キシリトール（キシリット）**

キシロースを還元して得られる糖アルコールである．虫歯菌（ミュータンス菌）による不溶性グルカンの形成や酸の生成を防止するために抗う蝕性の甘味料としてガムなどに使用される．またすっきりとした甘味をもち，溶解時の吸熱量が大きく強い冷涼感を感じる．

**②ソルビトール（ソルビット）**

グルコースを還元して得られる糖アルコールである．その吸湿性を利用して魚肉すり身などの保水剤や食感改良剤としても使用される．

**③マンニトール（マンニット）**

マンノースを還元して得られる糖アルコールである．乾燥したこんぶや干し柿の表面の白い粉の主成分である．ガムなどに使用される．

**④マルチトール（マルチット）**

マルトースを還元して得られる糖アルコールであり，還元麦芽糖ともいわれる．糖アルコールの中では甘味度が高く（しょ糖の80％），菓子などに使用される．

**⑤エリスリトール**

果実や発酵食品に含まれる自然界に多く存在する糖アルコールである．工業的には，グルコースから発酵法で製造される．冷涼感をもつノンカロリーの甘味料である．清涼飲料やキャンディーなどに使用される．

## 12) その他

はちみつは，独特の風味をもち人類が最も古くから利用しているといわれている．主たる甘味は果糖（38％）とぶどう糖（31％）である．

# b 調味料

調味料とは，食品の香味や彩りを嗜好に合わせるために用いられ，食品の持ち味を十分に引き出し，食欲を増進させるものである．

## 1) 食塩

食塩は塩化ナトリウムを主成分とし，海水を原料としてイオン交換法で製造される．近年では，自然食に対する注目が高まっており岩塩や天日塩などの伝統的な手法でつくられたものの需要が増している．

精製塩は，家庭用，業務用ともに純度は99％以上であり，食卓塩には吸湿性を下げ固着を防止する炭酸マグネシウムが添加されている．漬物や加工用に使用される塩は，純度をやや下げた粗塩が用いられる．食塩は，褐変防止，クロロフィルの退色防止，小麦粉のグルテン形成促進，粘性物質（ぬめり）の除去などにも使用される．海塩の精塩後に残ったものをにがりといい，塩化マグネシウムを主成分とし豆腐の凝固剤として使用されている．

## 2) ソース

わが国では一般に，イギリス発祥のウスターソースを指すが，現在では様々な香味をもった日本独自のものとして進化している．ウスターソースは，トマト，たまねぎ，にんじんなどの果実や野菜類の煮汁，搾汁，ピューレーなどにしょうゆ，カラメル，食塩，食酢，砂糖，化学調味料や香辛料を加えて熟成させた茶黒色の液体調味料である．わが国では，さらにトマトピューレーやりんごなどを加えた甘味の強い，フルーツパルプを含む濃厚なとんかつソースやお

好み焼ソースも需要が多い．ソースはその粘度によって，不溶性固形分を含まない「ウスター」（0.2 Pa・s 未満），15％以上含む「中濃」（0.2 Pa・s 以上 1.5 Pa・s 未満）），25％以上含む「濃厚」（1.5 Pa・s 以上）の 3 種類に分類される．

### 3) ドレッシング

植物油に食酢，食塩，砂糖類，香辛料などを加えて風味を調整した調味料で，マヨネーズ，サラダドレッシング，フレンチドレッシングなどの総称である．これらは安定な水中油滴型（O/W 型）エマルションの乳化食品である．マヨネーズは卵黄または全卵に食酢，食塩，香辛料を加えた半固形状ドレッシングである．

> **コラム　水中油滴型（O/W 型）エマルションと油中水滴型（W/O 型）エマルション**
>
> 水（分散媒）に油（分散質）が分散している状態の乳濁液を水中油滴型（O/W 型）エマルションという．一方，油（分散媒）に水（分散質）が分散している状態の乳濁液を油中水滴型（W/O 型）エマルションという．このように，液体中に他の液体が分散している状態をエマルションという．

### 4) 化学調味料

かつお節，こんぶ，鶏・牛・豚の骨，乾しいたけ，煮干などの天然だし材を天然調味料という．これらを粉末状や濃縮エキスにしたものが風味原料である．また，天然調味料の旨味成分を抽出や発酵技術により製品化したものが化学調味料である．現在使用されているものには，アミノ酸系調味料の L-グルタミン酸ナトリウム（こんぶ）や核酸系調味料の 5'-イノシン酸ナトリウム（かつお節，煮干し）および 5'-グアニル酸ナトリウム（乾しいたけ）などがある．これらの旨味成分は組み合わせることで強化されるため，複数の成分を混合した複合調味料が市販されている（味の相乗効果については，第 4 章 j の 1)「食品の味と機能」を参照）．

### 5) その他

みそ，しょうゆ，食酢などの発酵調味料については，第 8 章 8-4 の b「発酵調味料」を参照．

## c 香辛料

植物の中には，強い芳香や辛味，特殊な色素をもつものが数多く存在する．これらの芳香，辛味，色成分を活用して食品の持ち味を生かすものが香辛料（スパイス）である．わが国の伝統的な香辛料には，わさび，さんしょう，しょうがなどがあるが，肉食の嗜好が高まるにつれて，ペッパー（こしょう），ローレル（ローリエ，月桂樹），ガーリック（にんにく），セージなどの個性的な風味をもつスパイスの需要が増加している．

### 1) 香辛料の機能

香辛料には，嗜好性を向上させる感覚機能（食品の二次機能）と生体調節機能（食品の三次機能），食品保存機能が知られている．香辛料の生体調節機能には，消化促進（しょうが，ナツメグ），体熱産生（とうがらし），鎮痛（シナモン，クローブ），鎮咳（しょうが，クローブ）などがあり，古来より利用されてきたものも多い．食品保存機能には，精油成分と辛味成分がもつ抗菌作用や，フェノール性化合物に由来する抗酸化作用などがある．香辛料の嗜好性向上機能は，次の 4 つに分類することができる．

#### ①矯臭作用

マスキング作用ともいわれ，肉や魚の生臭さをやわらげるものである．ジンジャー，クロー

### c 香辛料

ブ，ガーリック，ローレル，セージ，タイムなどが有名である．

#### ②賦香作用

料理に香りをつける作用で，シナモン，オールスパイス，ディル，ナツメグ，コリアンダーなどが有名である．矯臭作用をあわせもつものも多い．

#### ③食欲増進作用

独特の辛味と香りにより食欲を増進させるもので，ペッパー，マスタード，レッドペッパー，カレー粉などが有名である．

#### ④着色作用

色素を利用して食欲を増進させるもので，パプリカ（赤褐色，淡黄色），レッドペッパー（赤色），ターメリック（黄色）などである．

### 2）香辛料の種類

香辛料は植物の果実，種子，樹皮，花，葉，根茎などを乾燥してつくられる．原料により分類すると，葉を使用するハーブ類（セージ，ローレル），種子を使用するシード類（さんしょう，けし），その他の部位（果実，樹皮，根茎など）を使用するもの（こしょう，しょうが）にわけられる．

#### ①ジンジャー（しょうが，生姜）

熱帯アジア原産のショウガ科の多年草植物で，特有の芳香と辛味のある地下茎を乾燥して使用する．芳香成分はシトラール，ジンギベレン，辛味成分はショウガオール，ジンゲロンなどである．

#### ②クローブ（ちょうじ，丁字）

熱帯原産のフトモモ科植物の花蕾を採集，乾燥したもので，芳香と強い刺激がある．主成分は，オイゲノールである．抗酸化作用や防腐作用にすぐれスープ，ソースや肉料理のにおい消しとして，あるいは健胃剤として使用される．

#### ③ペッパー（こしょう，胡椒）

熱帯原産のコショウ科植物の種子を乾燥したものである．未熟種子を乾燥した芳香と辛味の強い種皮つきの黒こしょう（ブラックペッパー）と，完熟種子の種皮を取り除いた白こしょう（ホワイトペッパー）がある．辛味成分はチャビシンやピペリンである．矯臭，防腐，抗酸化，食欲増進作用にすぐれる．

#### ④マスタード（からし，辛子）

マスタードには，アブラナ科のカラシナやクロカラシの種子からつくる強い刺激臭と辛味が特徴的な黒がらし（和がらし）と，シロカラシの種子からつくる辛味の強い白がらし（洋がらし）の2種類がある．辛味成分は，黒がらしでは配糖体シニグリンが酵素ミロシナーゼによって加水分解されたアリルイソチオシアネート（アリルからし油）により，白がらしではシナルビンの分解物である$p$-オキシベンジルイソチオシアネートによってもたらされる．

#### ⑤レッドペッパー（とうがらし，唐辛子）

熱帯アメリカ原産のナス科植物で辛味種と甘味種がある．辛味香辛料としては辛味種の完熟実を乾燥して用いる．辛味成分はカプサイシンで食欲増進作用がある．赤い色素成分はカプサンチンとカプソルビンであり（図8.3.c.1），$\beta$-カロテン（黄色）も含まれている．

#### ⑥わさび（山葵）

日本原産のアブラナ科植物の地下茎をすりおろして使用する．日本料理の薬味として使用されている．辛味成分は，シニグリンが酵素ミロシナーゼの作用により生成したアリルイソチオ

シアネート（アリルからし油）である．

#### ⑦調合香辛料（ブレンドスパイス）

(1) 七味唐辛子：七味唐辛子は，日本独自のブレンドスパイスであり，とうがらし，さんしょう，ごま，あおのり，麻の実，陳皮（乾燥みかん果皮），けしの実などの7種類の香辛料を混合したものである．

(2) カレー粉：カレー粉は，数十種類の辛味系香辛料と芳香系香辛料を調合したもので，辛味はとうがらし，しょうが，マスタード，香りはナツメグ，シナモン，色はターメリック（黄色色素クルクミン），ウコン，サフランなどによる．

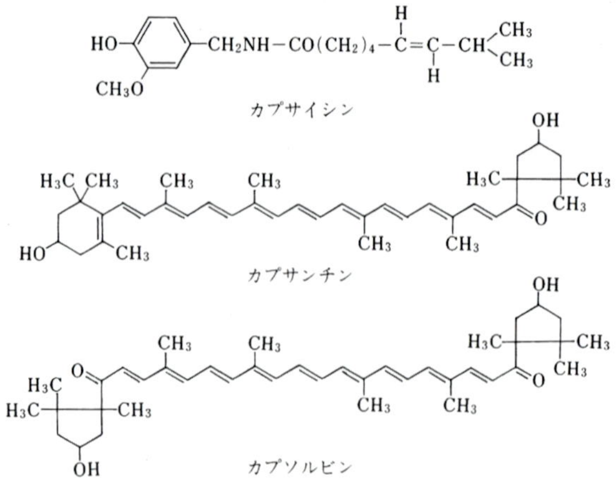

〈図 8.3.c.1〉 レッドペッパーの辛味成分と色素成分

#### ⑧その他

(1) ナツメグ：ニクズク科の常緑樹の種子である．甘い香りとまろやかな苦味が特徴で，ひき肉料理によく使用される．

(2) セージ：シソ科の多年草である．よもぎ様の香りと苦味を有し，ソーセージなどの肉料理に利用される．強い抗酸化作用を有する．

(3) タイム：シソ科の多年草である．肉や魚介類の生臭さに対する矯臭作用が高い．また，その特有の芳香をいかしてスープやシチューの香りつけやハーブ茶に使用されている．

(4) シナモン：クスノキ科の常緑樹で主に樹皮が利用される．さわやかな清涼感と甘い香りは菓子類との相性がよい．

(5) サフラン：アヤメ科の多年草で，雌しべが香辛料として利用される．鶏料理や魚料理によく合い，赤黄色の着色料としても利用される．

(6) バニラ：ラン科バニラ属のつる植物から香気成分を抽出し，バニラエッセンスとして利用される．豊かな香りが特徴でアイスクリームや洋菓子などに利用される．

(7) ラー油：とうがらしの辛味を植物油に抽出したもので，中国料理によく合う調味料である．

## d 嗜好飲料

嗜好飲料は，栄養摂取（食品の一次機能）を目的とせず，もっぱらその味や芳香あるいは色彩の豊かさ（食品の二次機能）を楽しむために飲まれるものである．

### 1) 茶　類

茶はツバキ科の常緑樹の若葉を加工してつくられ，製造法により不発酵茶（緑茶），半発酵茶（ウーロン茶），発酵茶（紅茶）などに分類される（**表 8.3.d.1**）．茶類における発酵とは，若葉に含まれる酸化酵素（ポリフェノールオキシダーゼ）によりカテキン類（ポリフェノール類）が酸化作用を受けるなどの化学的変化を意味する．茶系飲料は，このような酸化反応の進行程

<表8.3.d.1> 茶の製法による分類

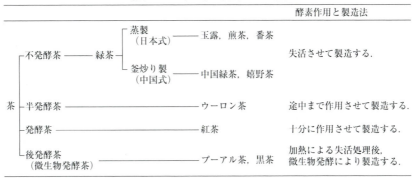

度により風味，芳香，液色などが異なる多くの種類ができる．

#### ①緑茶

蒸熱や焙炒（釜炒り加熱）処理により，ポリフェノールオキシダーゼなどの酸化酵素を完全に失活させるため不発酵茶といわれる．茶葉の成分はほとんど変化せずビタミンA，Cも高含有である．浸出液は，色素成分がそのまま移行するために緑色であるが，ビタミン類の移行はわずかでありほとんど含まれない．緑茶の旨味はL-テアニン，苦味はカフェイン，苦渋味はエピカテキン類（ポリフェノール類）である．緑茶には，緑茶生産量の8割を占める代表的な煎茶，茶芽を覆い日陰で育てたまろやかな旨味が特徴の高級品である玉露，これらの残り葉を利用しさっぱりとした渋みをもつ番茶などがある．

#### ②ウーロン茶（烏龍茶）

特有の芳香が発生するまで発酵させた後，釜炒り加熱で酵素反応を停止させるため半発酵茶といわれる．色調は紅茶に似ているがやや緑色である．香りは緑茶や紅茶と異なり独特である．

#### ③紅茶

生葉のもつ酸化酵素を十分に作用させるため発酵茶といわれる．酵素的褐変により，カテキン類（ポリフェノール類）が縮合して赤色のテアフラビンが生成され，特有の美しい紅色となる（p.93⑦褐変，酵素的褐変の項参照）．茶葉中のビタミンCは酸化酵素により分解され消失しているため，浸出液にはまったく含まれない．

### 2）コーヒー

コーヒー樹（アカネ科）の完熟果実（コーヒー豆）を焙煎，粉砕したものがコーヒーである．コーヒーは，生豆を焙煎することにより豆成分が分解され，芳香成分の生成やカラメル反応により独特の香味を生じる．苦味はカフェイン，苦渋味はクロロゲン酸（タンニン），酸味はクエン酸やリンゴ酸，色合いはカラメル，メラノイジンなどによる．カフェインは大脳皮質の中枢神経をゆるやかに刺激するため眠気を覚ます作用が知られている．

### 3）ココア

ココア（ココアパウダー）はカカオ樹（アオギリ科）の種子（カカオ豆）を焙煎し，胚乳部を磨砕したものからココアバターの一部を取りのぞいたものである．分離されたココアバターはチョコレートの原料となる．ココアの苦味成分はカフェインと類似した構造をもつテオブロミンであり，利尿作用や中枢神経を刺激する作用がある．

### 4）清涼飲料

食品衛生法上，清涼飲料とは「乳酸菌飲料，乳及び乳製品を除くアルコール分1％未満の飲料」とされ，果実飲料，炭酸飲料，スポーツドリンク，ミネラルウォーターなどが含まれる．果実飲料は日本農林規格（JAS規格）により濃縮果汁，果実ジュース，果実ミックスジュース，果粒入り果実ジュース，果実・野菜ミックスジュース，果汁入り飲料の6つに区分されている．炭酸飲料には，コーラ，サイダー，ラムネ，果実入り飲料など多くの種類がある．スポーツドリンクは発汗時に損失する水分やミネラルをすみやかに補うための機能性飲料である．近年，水道水の味や安全性に対する不安やファッション性から容器入りミネラルウォーターの販売が好調である．

### 5）アルコール飲料

第8章8-4のa「アルコール飲料」を参照．

## 8-4　微生物利用食品（発酵食品）

微生物の働きによって，人間に役立つものがつくられる場合を発酵といい，有害となる場合を腐敗という．私たち人間は，古くから微生物の力を借りて農水産物や畜産物を保存に耐えられるような食品に変換し，原料になかった香りや味が付与された多くの発酵食品をつくり出してきた．

### a　アルコール飲料

酒類とは，「アルコール分を1度（容量比で1％）以上含有する飲料」と酒税法（平成25年12月13日，法律第103号）で規定されている．アルコール飲料の発酵過程には，果実類に含まれるグルコースなどの糖類を直接原料として，これを酵母によりアルコール発酵させる単発酵式と，穀類やいも類などのでん粉質原料を麦芽またはカビのアミラーゼによって糖化を行い，次いで酵母によりアルコール発酵させる複発酵式がある．さらに製造方法により，醸造酒，蒸留酒，混成酒に分けられる．

#### 1）醸造酒

米・麦・ぶどうなどの原料を発酵させてつくった酒．

##### ①清酒

清酒はわが国独特の酒で日本酒ともいわれる．蒸した精米にコウジカビ *Aspergillus oryzae* を繁殖させて麹（酒麹）をつくる．酒麹と蒸した精米と水を混合し，米でん粉の糖化を行いながら，同時にあらかじめ醸成した清酒酵母を加えてアルコール発酵を行わせる（並行複発酵方式）．アルコール度は15〜16％である．呈味成分はグルコースなどの糖，乳酸，コハク酸などの有機酸，グルタミン酸などのアミノ酸であり，香気成分にはイソアミルアルコール，酢酸イソアミルなどがある．原料と製法の特徴から，吟醸酒，純米酒，本醸造酒および普通酒に分けられる．

##### ②ビール

ビールは大麦麦芽（副原料として，麦芽のほかに米，とうもろこし，こうりゃん，じゃがいも，でん粉などを使用する場合は，これらの原料の重量の合計が麦芽の重量の50％を超えない）とホップと水を原料として糖化させた後，ビール酵母でアルコール発酵を行わせる（単行複発

### a アルコール飲料

酵方式).アルコール度4～8%のものが多い.ビールは麦芽比率が2/3以上のものをいう.ホップに含まれるフムロンは煮沸によってイソフムロンに変化し,ビールに苦味と芳香を付与する.

#### ③発泡酒など

ビールと同じ原料を使って醸造しても,麦芽使用比率が2/3未満のものは発泡酒に分類される.酒類の価格の中には,酒税という税金が含まれており(酒税法),ひとくちに「発泡酒」といっても,麦芽使用比率によって税率が異なる.税制区分上,①麦芽比率50%以上(2/3未満),②25%以上50%未満,③25%未満の3つに分けられる.

#### ④果実酒

ワイン(ぶどう酒)は,ぶどう果汁中の糖分をワイン酵母によってアルコール発酵を行わせる(単発酵方式).発酵後搾汁し樽に詰めて熟成させる.ワイン製造では,雑菌の繁殖抑制,酸化防止,色素の安定化のため一般に亜硫酸塩を添加する.アルコール度は10～12%のものが多く,白ワインは,赤ワインに比べて糖分が多く甘味が強い.赤ワインの色は果皮のアントシアン色素による.そのほかのワインの特徴成分として,酒石酸,乳酸などの有機酸,アミノ酸およびポリフェノール化合物などがある.果実酒としては,ワインのほかにりんご酒,チェリー酒などがある.

### 2) 蒸留酒

原料を発酵させた後,蒸留してつくった酒.

#### ①ウイスキー

麦芽に水を加え糖化させた後にアルコール発酵を行い,この発酵液を蒸留し,樽貯蔵して熟成させたものである.大麦麦芽のみを原料として糖化しアルコール発酵後蒸留したモルトウイスキーと,大麦以外の穀類(ライ麦,とうもろこしなど)を原料として麦芽で糖化しアルコール発酵後蒸留したグレンウイスキーがある.アルコール度は37～45%である.

#### ②ブランデー

ワイン(ぶどう酒)を蒸留したもので,白色蒸留酒を樽詰し熟成させるとブランデー特有の風味が付与され琥珀色になる.熟成には少なくとも3～5年間以上を要する.アルコール度はウイスキーとほぼ同程度である.フランスのコニャックとアルマニャックは,ブランデーの代表的な産地である.

#### ③しょうちゅう(焼酎)

しょうちゅうは,米・大麦・そば・さつまいもなどのでん粉質原料を麹(使用するコウジカビは *Asp. kawachii, Asp. awamori, Asp. saitoi*)で糖化しアルコール発酵させたもろみ,あるいは糖質原料をアルコール発酵させたもろみを蒸留したもので,蒸留法により2つに分類される.もろみを連続式蒸留機で蒸留した甲類(ホワイトリカー)と,もろみを単式蒸留機で蒸留した乙類(本格焼酎)である.アルコール度は20～35%である.

### 3) 混成酒

醸造酒や蒸留酒または原料用のアルコールに糖類,香料,色素などを加えてつくった酒で,再製酒ともいう.リキュール,みりんなどがある.みりんは混成酒に分類されるが発酵調味料でもあるので,次の発酵調味料の項で解説する.

#### ①リキュール

リキュールは,醸造酒や蒸留酒に植物の花,葉,茎,根,果実あるいは動物を浸漬し,その香味や有効成分を抽出し,必要に応じてさらに糖や色素などを加えて調製した酒類である.アルコール度は13～35%である.

## b 発酵調味料

### ①みそ（味噌）

　みそは，蒸煮した大豆に麹（使用するコウジカビは *Asp.oryzae*）と食塩を混合して発酵・熟成させて製造する半固体状の発酵食品である．みそは調味料としての使用を目的にした普通みそと，副食を目的としたなめみそに分けられる．一般に，みそと称する場合は普通みそをいう．みそは全国各地に様々な種類のものが存在している．使用される麹原料により，米みそ，麦みそ，豆みそに分類される．みそは熟成過程において，麹の酵素による糖化とたんぱく質の分解が起こり，耐塩性の乳酸菌や酵母の働きにより味や香りの成分が産生し，アミノカルボニル反応によるみそ特有の色調も生じる．米みそには多くの種類があり，白みそもその一つで白く光沢があり上品な甘い芳香が特徴の甘みそ（食塩相当量6.1%）である．信州みそは代表的な米みそで淡黄色の香味のある淡色辛みそ（12.4%）であり，仙台みそも代表的な米みそで赤色辛みそ（13.0%）である．麦みそ（10.7%）は田舎みそともよばれ，九州など西日本での生産・消費が多い．豆みそ（10.9%）は辛口の赤色みそで愛知，三重，岐阜の3県を中心に製造されており，八丁みそ，三州みそなど独特の風味をもっている．

### ②しょうゆ（醤油）

　しょうゆの日本農林規格（JAS規格）（平成27年12月3日，農林水産省告示第2596号）により，しょうゆの製造は，本醸造方式，混合醸造方式および混合方式の3方式に分類される．

　本醸造方式は伝統的なしょうゆ本来のつくり方で，蒸し大豆（または脱脂大豆）と炒ってひき割った小麦を混合し，コウジカビ（*Asp.oryzae* あるいは *Asp.sojae*）を散布し，全原料を麹にする．このしょうゆ麹に食塩水を加えもろみとして発酵・熟成させてつくる液体調味料である．発酵・熟成過程においては，麹の酵素が作用してたんぱく質の分解と糖化が起こる．また耐塩性の乳酸菌や酵母の働きにより，数多くの成分が産生し，しょうゆ特有の風味が醸成される．発酵・熟成後，もろみを圧搾し，固形分（しょうゆ粕）と液分に分離する．この得られた液分を生しょうゆ（生揚げしょうゆ）という．その後，静置しておりを除き，加熱処理をしてしょうゆ製品とする．製造法はみそに似ているが，原料のすべてを麹にする点，熟成後固液分離する点などでみそとは異なる．醸造過程において，芳香成分の4-エチルグアヤコール，旨味成分のグルタミン酸，エステル類が産生される．色については，アミノカルボニル反応によってしょうゆ特有の色調が生じる．

　JAS規格によって，こいくちしょうゆ（食塩相当量14.5%），うすくちしょうゆ（16.0%），たまりしょうゆ（13.0%），さいしこみしょうゆ（12.4%），しろしょうゆ（14.2%）の5種類に分類され，こいくちしょうゆが全国生産量の約8割を占める．

### ③みりん（味醂）

　みりんはわが国独特の調味料で，混成酒の一種であり，本みりんと本直しがある．本みりんは，蒸したもち米と麹（米麹）を混合し，しょうちゅうまたはアルコールを加えてもち米を糖化させた後，ろ過したもので，アルコール度約14%である．本直しは，本みりんのもろみが熟成する前に，しょうちゅうやアルコールを加えてアルコール度を22%以上にしたもので飲用に供せられる．

### ④食酢

　食酢は4～5%の酢酸を主成分とする酸性調味料で，醸造酢と合成酢がある．醸造酢は穀類や果実を原料とし，アルコール発酵により得られるアルコールを酢酸菌で酸化発酵させてつくる．

穀物酢（米酢，粕酢，麦芽酢など）や果実酢（ワインビネガー，りんご酢など）がある．有機酸，糖，アミノ酸，エステル類を含むので旨味と芳香がある．

## c その他の微生物利用食品

### ①漬物

漬物は野菜類などを食塩やみそ，しょうゆ，食酢，米ぬか，酒かす，麹などの調味材料に漬け込んで貯蔵性を高め，独特の香味を付与したものである．乳酸菌や酵母の発酵作用を利用したぬか漬け（ぬか床のビタミン $B_1$，$B_2$ が漬物に移行），食塩と乳酸菌を利用した塩漬けなどがある．

### ②ヨーグルト

第8章8-2のc「乳類」参照．

### ③チーズ

第8章8-2のc「乳類」参照．

### ④納豆

納豆は糸引き納豆と寺納豆の2種類に分けられる．糸引き納豆は，蒸煮大豆に納豆菌（*Bacillus subtilis natto*）を接種し発酵させ，納豆菌のプロテアーゼとアミラーゼの作用で大豆の組織を軟化し，消化しやすくしたもので，独特の風味がある．その粘質物は，グルタミン酸のポリペプチドとフルクタン（フルクトースのポリマー：レバン）の混合物である．この糸引き納豆に米麹と食塩を加えて発酵・熟成させたものが五斗納豆である．また，原料の大豆を割り，皮を除いて糸引き納豆と同様に納豆菌で発酵させたものが挽きわり納豆である．

一方，寺納豆は，蒸煮大豆から麹をつくり塩水中に仕込み，熟成，乾燥したものである．食塩含量が高く，貯蔵性がある．大徳寺納豆，浜納豆，塩辛納豆ともよばれる．

### ⑤テンペ

インドネシアの伝統的な大豆発酵食品である．吸水させた大豆を蒸煮し，薄皮を除去して脱水した後，クモノスカビ（*Rhizopus oligosporus*）を接種し発酵させたもので，大豆たんぱく質が消化されやすくなっている．

## 8-5 バイオテクノロジー応用食品

バイオテクノロジーとは，生物（微生物，動物，植物）のもつ機能を利用して生物を改良したり，有用物質を生産する技術をいう．バイオテクノロジーの基本技術として，遺伝子組換え（組換えDNA）技術，細胞融合技術，細胞培養・組織培養技術，バイオリアクター技術の四つがあげられる．バイオテクノロジーは，食品産業や農業分野へ応用されることによって人類に様々な貢献をするものと考えられる．

バイオテクノロジー応用食品の健全な発展のためには，消費者に対して，遺伝子組換えなどの基本技術や安全性などに関する情報を正しく伝え，理解を得るための努力が不可欠である．

## a 遺伝子組換え食品

遺伝子組換え（Genetically Modified：GM）とは，生物の性質を特徴づける遺伝子の中の有用

な部分を取り出し，利用（改良）しようとする生物に導入し，新しい性質をもたせる技術である．

遺伝子組換え作物（GM作物）の作付面積は世界的には年々増加しており，2011年には世界29ヵ国，1億6,000万ha（ヘクタール）であり，栽培されているGM作物はだいず（GM作物の世界全体作付面積に占めるGMだいず作付面積の割合47%），とうもろこし（同32%），わた（同15%），なたね（同5%）などである．また，各作物ごとの世界全体作付面積に占めるGM作物作付面積の割合（2013年）はだいず79%，とうもろこし32%，わた70%，なたね24%である．遺伝子組換えによって導入された新たな性質は，除草剤耐性，害虫抵抗性などである．

日本国内では，現在のところ，GM作物は商業的には栽培されていない．厚生労働省および内閣府食品安全委員会によって食品8作物（大豆，じゃがいも，なたね，とうもろこし，わた，てんさい（砂糖大根），アルファルファ，パパイヤ），添加物7種類（キモシン，$\alpha$-アミラーゼ，リパーゼ，プルラナーゼ，リボフラビン，グルコアミラーゼ，$\alpha$-グルコシルトランスフェラーゼ）について安全性が確認され，販売・流通が認められている（2012年3月）．安全性が確認されたGM作物とその加工食品については，食品衛生法およびJAS法（農林物資の規格化および品質表示の適正化に関する法律）に基づく表示制度により，2001年4月から表示が義務付けられている．2015年4月からは食品表示法に基づき表示が行われている．

## b　細胞融合技術による食品

植物細胞の融合技術によって，ポマト（ポテトとトマト），オレタチ（オレンジとカラタチ），ヒネ（ヒエとイネ），メロチャ（メロンとカボチャ），トマピーノ（トマトとペピーノ），ネギタマ（ネギとタマネギ）などが開発された．微生物では，冷凍耐性とマルトース発酵能を併せもつ製パン用の酵母が開発された．また，清酒用の酵母やワイン酵母なども開発された．

## c　細胞培養・組織培養技術による食品

植物の細胞培養により，色素成分の生成，ベニバナや朝鮮ニンジンなどに含まれる有効成分の生産が試みられた．また，成長点培養によりウイルスや病原菌に感染していないアスパラガス，いちご，ぶどう，りんごなどの苗の生産が試みられた．

また，培養細胞技術は食品中の機能性物質探索手法の一つとして用いられている．

## d　バイオリアクター利用食品

バイオリアクターとは，固定化酵素や固定化微生物などを触媒として，目的とする物質を連続的に効率よく生産する反応装置をいう．固定化法には，酵素や微生物を不溶性の担体に固定する担体結合法，ある種のポリマーの中に閉じ込める包括法などがある．食品製造へのバイオリアクターの導入の利点として，次のことがあげられる．①生体触媒を用いるため，食品原料の変換・加工のための反応条件（温度，pH，圧力）が温和である．したがって，食品原料の品質劣化が起こりにくい．②生産物が一定条件で連続生産できるので，品質の均一性が確保される．③酵素を繰り返して利用できる，反応生成物の収率と純度が高い，自動制御が容易である，省力化・省エネルギー化が図れることなどから，製造コストを下げることができる．

バイオリアクターを利用して，異性化糖，サイクロデキストリン，アミノ酸，ペプチド，オリゴ糖などの生産が実用化されている．

## 8-6 新しい食品加工技術

科学・技術の発達に伴い，食品製造における自動化，効率化，省力化，省資源化および省エネルギー化が進むとともに，新しい食品加工技術が開発されている．

### a 高圧処理技術

2,000～6,000気圧の超高圧処理を行うことによって，たんぱく質の変性，多糖類のゲル化，糊化を引き起こすことができる．この方法は，加熱処理を必要としないため，成分変化や香り・ビタミンなどの消失が少なく，食品素材の生の風味を保持することができる．ジャムやジュースなどの製造，冷凍食品の解凍，酵素の失活や殺菌操作などに利用されている．

### b 高温高圧処理技術

エクストルーダーとよばれる装置を用いる．原料は装置の中で，加熱・加圧されながら移動し，細い出口から外部に押し出される．スナック菓子（膨化食品），ペットフード，大豆たんぱく質の組織化食品などの製造や食品素材の前処理に利用されている．

### c 膜処理技術

精密ろ過法，限外ろ過法，ナノろ過法，逆浸透膜法がある．膜処理は，相変化がないためエネルギー消費が少なく，また，加熱を伴わないため加熱臭の発生や変色，香気や栄養価の損失が抑制される．

精密ろ過法は，微生物のろ過・除菌（生ビール，ミネラルウォーター，生しょうゆなど），限外ろ過法は，①ジュースの清澄化，②チーズホエーたんぱく質の濃縮，ナノろ過法は，オリゴ糖の分画，逆浸透膜法は，①果汁の濃縮，②海水の淡水化などに利用されている．

### d 凍結操作の利用

凍結操作の食品製造への利用としては，凍結乾燥，凍結濃縮および凍結粉砕の3つがあげられる．

凍結乾燥は，食品中に含まれる水分を氷結晶化し，それを真空条件下において，昇華により水蒸気に変えて除去し，固形成分のみを残して乾燥品を得る方法である．凍結乾燥製品は，多孔質構造であるため復元性・溶解性にすぐれ，色調や香り，味，ビタミン類の成分も良好に保持されており，また，低水分のため長期保存が可能であるなどの長所を有する．その反面，吸湿性が強い，酸化しやすい，組織が脆いなどの欠点もある．インスタントコーヒー，即席めんの具材など多くの食品の製造に利用されている．

凍結濃縮は，食品原液中の水分を凍結させて氷として分離除去することにより，濃縮する方法である．蒸発濃縮などと比較して，低温処理であるため食品の品質を保持できる利点がある．果汁やコーヒーなどの濃縮に利用されている．

凍結粉砕は，液体窒素（−196℃）などを利用して原料を瞬間的に凍結し，脆化あるいは固化

した物質を超低温，無酸素の条件下で粉砕する方法である．常温での粉砕に比べて微粉砕が可能で，酸化・発熱による変質が少なく味や香りが損なわれないなどの特長を有する．粉末のコーヒー・緑茶・香辛料などの製造に利用されている．

## e 電磁波の利用

電磁波は波長によって分類され，波長の長い方から電波のマイクロ波，赤外線，可視光線，紫外線，エックス線，ガンマ（$\gamma$）線などとよばれる．これらのうち，食品加工に利用されているのはマイクロ波，遠赤外線，ガンマ線である．

マイクロ波（波長は $100\,\mu m \sim 1\,m$）加熱は，食品をマイクロ波電場に置くと，水などの低分子物質の極性分子（双極子）が電場に配向しようとして激しく回転・振動して摩擦熱が発生し，食品内部が発熱することを利用して加熱する操作である．マイクロ波加熱の特長は，食品の形状・寸法に影響されないこと，食品の表面と内部から同時に加熱を行うことができる点である．家庭用，業務用の電子レンジに利用されている．

遠赤外線（波長は $4\,\mu m \sim 1\,mm$）の波長域が食品を構成している分子の振動数と近いため，食品はこの遠赤外線を分子内まで吸収することにより，分子に収縮・振動・回転運動などを起こさせ，自己発熱させることができる．遠赤外線加熱の特長は，加熱が均一であること，焦げずに内部までよく熱が通ることがあげられる．石焼きいもの石や炭火焼の炭が発生する遠赤外線がその例である．

ガンマ線（波長は $10\,pm$ 以下）は，我が国では，じゃがいもの発芽防止のために1973年に照射が許可された．

## f 超臨界ガスの利用

液体に対して圧力と温度を同時に高くしていくと，液体でもない気体でもない超臨界ガスの状態に変化する．超臨界ガスは，液体と気体の両方の性質をもっている．このため，超臨界ガスは液体の溶解力とガスの拡散性・浸透性を併せ持ち，抽出溶媒として優れている．また，圧力と温度によって密度すなわち溶解力が大きく変化することから回収も容易である．二酸化炭素は臨界圧力が $72.8\,atm$，臨界温度が $31.1\,°C$ と比較的常温に近く，引火性や化学反応性がなく，純度の高いものが安価に入手できることから最もよく利用されている．コーヒー豆からの脱カフェインやホップからのホップエキスの抽出などが実用化されている．

# 9 食品表示基準

　食品を摂取する際の安全性および一般消費者の自主的かつ合理的な食品選択の機会を確保するために，食品衛生法，JAS法および健康増進法の食品に関する規定を統合し，食品の表示に関する包括的かつ一元的な制度の創設が図られ，2015（平成27）年4月に食品表示法とこれに基づき定められた食品表示基準が施行された．さらに，新しい食品表示法のもとで機能性表示食品制度も導入された．

## a　表示の種類と基準

### 1) 食品表示基準

　食品表示基準は加工食品，生鮮食品または添加物に適用される．

#### ①加工食品

　生鮮な農産物などの原料を加工して製造された飲食料品をいう．加工食品の表示事項は，次のようなものである．

　（1）義務表示事項：1. 名称，2. 保存の方法，3. 消費期限または賞味期限，4. 添加物，5. 栄養成分の量および熱量，6. 製造所または加工所の所在地および製造者または加工者の氏名または名称，7. アレルゲン，8. L-フェニルアラニンを含む旨，9. 機能性表示食品，10. 遺伝子組換え食品に関する事項，11. 乳幼児規格適用食品である旨，12. 食品表示基準別表第19に定めるもの（食肉類，乳製品類，生かきやふぐなどの魚介類などについて）．

　（2）任意表示事項：1. 栄養機能食品に係る栄養成分の機能，2. 栄養成分の補給ができる旨および栄養成分または熱量の適切な摂取ができる旨，3. 糖類を添加していない旨，4. ナトリウム塩を添加していない旨．

#### ②生鮮食品

　野菜や果物などの農産物，肉や卵などの畜産物，魚や貝などの水産物で加工していないものをいう．生鮮食品の義務表示事項は，名称、原産地などの横断的義務表示事項に加えて，次の各食品では，食品表示基準に定められた各食品の義務表示事項を表示しなければならない（**表9.b.1**参照）．

　（1）義務表示事項：1. 特定保健用食品に係る事項，2. 機能性表示食品に係る事項，3. 遺伝子組換え農産物に関する事項，4. 乳児用規格適用食品である旨，5. 食品表示基準別表第24に定めるもの（果実類，食肉類，鶏卵，生かきについて）．

〈表9.a.1〉　機能を表示する栄養成分の量

| 栄養成分 | | 1日当たりの摂取目安量に含まれる栄養成分の量 | |
|---|---|---|---|
| | | 下限値 | 上限値 |
| 脂肪酸 | n-3系脂肪酸 | 0.6 g | 2.0 g |
| ミネラル類 | 亜鉛 | 2.64 mg | 15 mg |
| | カリウム | 840 mg | 2,800 mg |
| | カルシウム | 204 mg | 600 mg |
| | 鉄 | 2.04 mg | 10 mg |
| | 銅 | 0.27 mg | 6.0 mg |
| | マグネシウム | 96 mg | 300 mg |
| ビタミン類 | ナイアシン | 3.9 mg | 60 mg |
| | パントテン酸 | 1.44 mg | 30 mg |
| | ビオチン | 15 μg | 500 μg |
| | ビタミンA | 231 μg | 600 μg |
| | ビタミン$B_1$ | 0.36 mg | 25 mg |
| | ビタミン$B_2$ | 0.42 mg | 12 mg |
| | ビタミン$B_6$ | 0.39 mg | 10 mg |
| | ビタミン$B_{12}$ | 0.72 μg | 60 μg |
| | ビタミンC | 30 mg | 1,000 mg |
| | ビタミンD | 1.65 μg | 5.0 μg |
| | ビタミンE | 1.89 mg | 150 mg |
| | ビタミンK | 45 μg | 150 μg |
| | 葉酸 | 72 μg | 200 μg |

(2) 任意表示事項：栄養成分は，加熱などにより栄養成分に大きく変化が生じる食品については，機能を有する栄養成分の量が食品表示基準別表第11の上下限値の範囲内（**表9.a.1**）にあることを担保する調理法を表示すること．

### ③添加物

食品衛生法において，添加物とは，食品の製造の過程においてまたは食品の加工もしくは保存の目的で，食品に添加，混和，浸潤その他の方法によって使用するものをいうと定義されており，保存料，甘味料，着色料，香料など食品の製造過程または食品の加工・保存の目的で使用されるものである．添加物の表示基準は，次のようなものである．

(1) 義務表示事項：1. 名称，2. 保存の方法，3. 消費期限または賞味期限，4. 製造所または加工所の所在地および製造者または加工者の氏名または名称，5. 使用の方法，6. 成分および重量パーセント，7. その他（色素など）．

## 2) 栄養成分表示の義務化

健康で栄養バランスがとれた食生活を営むことの重要性を消費者自らが意識し，商品選択に役立てることで適切な食生活を実践する契機となる効果が期待されること，さらに国際的にもコーデックス委員会において「栄養表示に関するガイドライン」の見直しがなされ，原則，あらかじめ包装された食品の栄養表示を義務とすべき旨が追記されたことなどを踏まえ，原則として，すべての一般用加工食品および一般用の添加物に栄養成分表示が義務付けられた．脂質の過剰摂取などによる生活習慣病などの症例を踏まえ，原則として，消費者向けのすべての加工食品と生鮮食品のうちの鶏卵に，熱量，たんぱく質，脂質，炭水化物およびナトリウムとこれらの含有量をこの順序で表示することが義務付けられている．ただし，ナトリウムの表示は，食塩相当量で表示することとなっている．また，飽和脂肪酸と食物繊維の2成分は任意表示の推奨表示成分であり，その他の任意表示成分として糖類やコレステロールなどがある（**表9.a.2**）．

義務表示栄養成分を表示する場合は**表9.a.3**の様式で，義務表示栄養成分と任意表示（推奨）および任意表示（その他）栄養成分を合わせて表示する場合は**表9.a.4**の様式で表示する．

〈表9.a.2〉 栄養成分の表示と区分

| 表示区分 | 栄養成分 |
|---|---|
| 義務表示 | 熱量，たんぱく質，脂質，炭水化物，ナトリウム（「食塩相当量」で表示） |
| 任意表示（推奨） | 飽和脂肪酸，食物繊維 |
| 任意表示（その他） | 糖類，糖質，コレステロール，ビタミン類，ミネラル類（ナトリウムを除く） |

〈表9.a.3〉 義務表示栄養成分の表示

| 栄養成分表示 | |
|---|---|
| 食品単位当たり* | |
| 熱量 | kcal |
| たんぱく質 | g |
| 脂質 | g |
| 炭水化物 | g |
| 食塩相当量 | g |

*食品の単位：100 g，100 mL，1食分，1包装，その他の1単位のいずれかを表示．1食分である場合は，1食分の量を併記して表示．

注：表9.a.4の脂質の項の―飽和脂肪酸，―n-3系脂肪酸，―n-6系脂肪酸の表記は，これら成分が脂質と同レベルではなく，脂質の内訳表示を意味している．栄養成分表示に際しては，この意味がわかるように記載する．炭水化物についても同様である．

〈表9.a.4〉 義務表示および任意表示栄養成分の表示

| 栄養成分表示 | |
|---|---|
| 食品単位当たり* | |
| 熱量 | kcal |
| たんぱく質 | g |
| 脂質 | g |
| ―飽和脂肪酸 | g |
| ―n-3系脂肪酸 | g |
| ―n-6系脂肪酸 | g |
| コレステロール | mg |
| 炭水化物 | g |
| ―糖質 | g |
| ―糖類 | g |
| ―食物繊維 | g |
| 食塩相当量 | g |
| 上記以外の栄養成分 | mgまたは$\mu$g |

## a 表示の種類と基準

〈表9.a.5〉「栄養成分の補給ができる旨」の表示対象となる栄養成分および基準値

| 栄養成分 | 「高い旨の表示」(「高」,「多」,「豊富」その他これに類する表示)は,次の基準値以上であること | | | 「含む旨の表示」(「源」,「供給」,「含有」,「入り」,「使用」,「添加」その他これに類する表示)は,次の基準値以上であること | | | 「強化された旨の表示」は,次の基準値以上であること** | |
|---|---|---|---|---|---|---|---|---|
| | 食品100g当たり* | | 100 kcal 当たり | 食品100g当たり* | | 100 kcal 当たり | 食品100g当たり* | |
| たんぱく質 | 16.2 g | (8.1 g) | 8.1 g | 8.1 g | (4.1 g) | 4.1 g | 8.1 g | (4.1 g) |
| 食物繊維 | 6 g | (3 g) | 3 g | 3 g | (1.5 g) | 1.5 g | 3 g | (1.5 g) |
| 亜鉛 | 2.64 mg | (1.32 mg) | 0.88 mg | 1.32 mg | (0.66 mg) | 0.44 mg | 0.88 mg | (0.88 mg) |
| カリウム | 840 mg | (420 mg) | 280 mg | 420 mg | (210 mg) | 140 mg | 280 mg | (280 mg) |
| カルシウム | 204 mg | (102 mg) | 68 mg | 102 mg | (51 mg) | 34 mg | 68 mg | (68 mg) |
| 鉄 | 2.04 mg | (1.02 mg) | 0.68 mg | 1.02 mg | (0.51 mg) | 0.34 mg | 0.68 mg | (0.68 mg) |
| 銅 | 0.27 mg | (0.14 mg) | 0.09 mg | 0.14 mg | (0.07 mg) | 0.05 mg | 0.09 mg | (0.09 mg) |
| マグネシウム | 96 mg | (48 mg) | 32 mg | 48 mg | (24 mg) | 16 mg | 32 mg | (32 mg) |
| ナイアシン | 3.9 mg | (1.95 mg) | 1.3 mg | 1.95 mg | (0.98 mg) | 0.65 mg | 1.3 mg | (1.3 mg) |
| パントテン酸 | 1.44 mg | (0.72 mg) | 0.48 mg | 0.72 mg | (0.36 mg) | 0.24 mg | 0.48 mg | (0.48 mg) |
| ビオチン | 15 μg | (7.5 μg) | 5 μg | 7.5 μg | (3.8 μg) | 2.5 μg | 5 μg | (5 μg) |
| ビタミンA | 231 μg | (116 μg) | 77 μg | 116 μg | (58 μg) | 39 μg | 77 μg | (77 μg) |
| ビタミン$B_1$ | 0.36 mg | (0.18 mg) | 0.12 mg | 0.18 mg | (0.09 mg) | 0.06 mg | 0.12 mg | (0.12 mg) |
| ビタミン$B_2$ | 0.42 mg | (0.21 mg) | 0.14 mg | 0.21 mg | (0.11 mg) | 0.07 mg | 0.14 mg | (0.14 mg) |
| ビタミン$B_6$ | 0.39 mg | (0.20 mg) | 0.13 mg | 0.20 mg | (0.10 mg) | 0.07 mg | 0.13 mg | (0.13 mg) |
| ビタミン$B_{12}$ | 0.72 μg | (0.36 μg) | 0.24 μg | 0.36 μg | (0.18 μg) | 0.12 μg | 0.24 μg | (0.24 μg) |
| ビタミンC | 30 mg | (15 mg) | 10 mg | 15 mg | (7.5 mg) | 5 mg | 10 mg | (10 mg) |
| ビタミンD | 1.65 μg | (0.83 μg) | 0.55 μg | 0.83 μg | (0.41 μg) | 0.28 μg | 0.55 μg | (0.55 μg) |
| ビタミンE | 1.89 mg | (0.95 mg) | 0.63 mg | 0.95 mg | (0.47 mg) | 0.32 mg | 0.63 mg | (0.63 mg) |
| ビタミンK | 45 μg | (22.5 μg) | 30 μg | 22.5 μg | (11.3 μg) | 7.5 μg | 15 μg | (15 μg) |
| 葉酸 | 72 μg | (36 μg) | 24 μg | 36 μg | (18 μg) | 12 μg | 24 μg | (24 μg) |

*（ ）内は，一般に飲用に供する液状の食品100 mL 当たりの場合．
**たんぱく質および食物繊維にあっては他の食品に比べて強化された割合が25%以上のものに限られている．

〈表9.a.6〉「栄養成分または熱量の適切な摂取ができる旨」の表示対象となる栄養成分および基準値

| 栄養成分・熱量 | 「含まない旨の表示」(「無」,「ゼロ」,「ノン」その他これに類する表示)は,表中の基準値に満たない場合にすることができる．また，この基準値より値が小さければ「0」と表示可能である． | | 「低い旨の表示」(「低」,「ひかえめ」,「少」,「ライト」,「ダイエット」その他これに類する表示)は,表中の基準値に満たない場合にすることができる．「低減された旨の表示」は他の同種の食品に比べて低減された当該栄養成分の量または熱量の量が表中の基準値以上の場合にすることができる[1]． | |
|---|---|---|---|---|
| | 食品100g当たり | 一般に飲用に供する液状の食品100mL当たり | 食品100g当たり | 一般に飲用に供する液状の食品100mL当たり |
| 熱量 | 5 kcal | 5 kcal | 40 kcal | 20 kcal |
| 脂質 | 0.5 g | 0.5 g | 3 g | 1.5 g |
| 飽和脂肪酸 | 0.1 g | 0.1 g | 1.5 g かつ飽和脂肪酸由来の熱量[2] | 0.75 g かつ飽和脂肪酸由来の熱量[2] |
| コレステロール | 5 mg かつ飽和脂肪酸の含有量[3] | 5 mg かつ飽和脂肪酸の含有量[3] | 20 mg かつ飽和脂肪酸の含有量[4] | 10 mg かつ飽和脂肪酸の含有量[4] |
| 糖類 | 0.5 g | 0.5 g | 5 g | 2.5 g |
| ナトリウム | 5 mg | 5 mg | 120 mg | 120 mg |

[1] 加えて，他の食品に比べて低減された割合が25%以上である場合に限られる（ただし，当該食品の保存性・品質維持などに係る場合は例外扱いとなることもある）．
[2] ただし，「低い旨の表示」の場合には，当該食品の熱量のうち飽和脂肪酸に由来するものが当該食品の熱量の10%以下であるものに限る．
[3] ただし，飽和脂肪酸の量が1.5g（液状食品の場合は0.75g）未満であって当該食品の熱量のうち飽和脂肪酸に由来するものが当該食品の熱量の10%未満であるものに限る．
[4] ただし，「低い旨の表示」の場合には，飽和脂肪酸の量が1.5g（液状食品の場合は0.75g）以下であって当該食品の熱量のうち飽和脂肪酸に由来するものが当該食品の熱量の10%以下であるものに限る．
また，「低減された旨の表示」は，飽和脂肪酸の量が当該他の食品に比べて低減された量が1.5g（液状食品の場合は0.75g）以上のものに限る．

備考1．ドレッシングタイプ調味料（いわゆるノンオイルドレッシング）について，脂質の「含まない旨の表示」については「0.5 g」を「3 g」とする．
2．1食分の量は15g以下である旨を表示し，かつ，当該食品中の脂肪酸の量のうち飽和脂肪酸の量の占める割合が15%以下である場合，コレステロールに係る含まない旨の表示及び低い旨の表示のただし書きの規定は，適用されない．

食品表示基準が適用される栄養成分は，たんぱく質，脂質，飽和脂肪酸，$n-3$ 系脂肪酸，$n-6$ 系脂肪酸，コレステロール，炭水化物，糖質，糖類（単糖類または二糖類であって，糖アルコールでないものに限る.），食物繊維，ミネラル（亜鉛，カリウム，カルシウム，クロム，セレン，鉄，銅，ナトリウム，マグネシウム，マンガン，モリブデン，ヨウ素，リン：13 成分），ビタミン（ナイアシン，パントテン酸，ビオチン，ビタミン A，ビタミン $B_1$，ビタミン $B_2$，ビタミン $B_6$，ビタミン $B_{12}$，ビタミン C，ビタミン D，ビタミン E，ビタミン K，葉酸：13 成分）である．

栄養成分や熱量の栄養強調表示には，所定の基準値より多い場合の表示と基準値より少ないときの 2 種類がある．**表 9.a.5** は「補給ができる旨」の表示，**表 9.a.6** は「適切な摂取ができる旨」の表示の基準値を示す．相対表示は，他の食品と比較して大幅に多い（2 倍など）または少ない（ハーフ，1/4 など）ことを表示するもので，比較対象商品との差（増加量または低減量）が基準値以上であることが求められる．

### 3） 期限表示

食品が一定の品質を有していると認められる期限を示す日付であり，加工食品および生鮮食品は消費期限または賞味期限のいずれかを表示することが義務づけられている．

#### ①消費期限

開封していない状態で，なおかつ表示されている方法により保存した場合において，腐敗，変敗その他の品質の劣化に伴い安全性を欠くこととなるおそれがないと認められる期限をいう．年月日で表示される．品質が劣化しやすく，製造日を含めておおむね 5 日以内に消費すべき食品につけられる表示である．弁当，調理パン，惣菜，生菓子類，食肉，生めん類などが対象商品である．

#### ②賞味期限

開封していない状態で，なおかつ表示されている方法により保存した場合において，期待されるすべての品質の保持が十分可能であり，食品の特質を保持しておいしく食べられると認められる期限をいう．年月日で表示される．ただし，この期限を過ぎても，これらの品質が保持されていることがあるものとされており，ただちに食べられないということではないとしている．消費期限表示の食品に比べ，品質が比較的劣化しにくい食品につけられる．例として清涼飲料水，即席めん類，冷凍食品，スナック食品などがあげられる．

### 4） アレルギー表示

アレルゲンを含む食品に起因する健康被害を防止する目的で，特定原材料である 7 品目，卵，乳，小麦，そば，落花生，えび，かに，について，これらのアレルゲンを含む原材料にアレルゲンを表示することが義務づけられた（例えば，マヨネーズ（卵を含む），焼きうどん（小麦を含む）など．）．また，特定原材料に準ずる，あわび，いか，いくら，オレンジ，カシューナッツ，キウイフルーツ，牛肉，くるみ，ごま，さけ，さば，大豆，鶏肉，バナナ，豚肉，まつたけ，もも，やまいも，りんご，ゼラチンの 20 品目については表示が推奨されている．

### 5） 原材料・原産地表示・添加物表示

一般消費者向けに販売されるすべての飲食料品に，原産地や原材料の表示が義務づけられている．原材料名の表示は，原材料と添加物を区分して，重量順に表示しなければならない．容器包装された加工食品は，使用したすべての添加物を表示しなければならない．ただし，**加工助剤，キャリーオーバー**およびビタミン，ミネラル，アミノ酸などの栄養強化剤などについては，表示が免除されている．

### 6） 遺伝子組換え食品

遺伝子組換え食品とは，遺伝子組換え技術を用いて開発された作物と，それを用いて加工工

程後も組み換えられた DNA またはこれによって生じたたんぱく質が残存する加工食品であり，食品表示基準に基づく表示が義務づけられている．表示義務の対象は，大豆（枝豆および大豆もやしを含む），とうもろこし，ばれいしょ，なたね，綿実，アルファルファ，てん菜，パパイヤの8作物とこれらを原料とした加工食品である．

## b 健康や栄養に関する表示の制度

### 1) 特別用途食品

乳児，幼児，妊産婦・授乳婦，病者などの発育や健康の保持・回復に適するという特別の用途について表示を行う食品である（**図9.b.1**）．特別用途食品は，健康増進法に基づき，消費者庁により許可される．許可については，許可基準がありその適合性を審査する『許可基準型』と許可基準がなく個別に評価する『個別評価型』がある．

許可基準型の病者用食品には，低たんぱく質食品，アレルゲン除去食品，無乳糖食品，**総合栄養食品**（いわゆる濃厚流動食）がある．妊産婦・授乳婦用粉乳，乳児用調製粉乳，えん下困難者用食品は，いずれも表示の許可基準がある．特定保健用食品の区分は，個別評価型，条件付き，規格基準型，疾病リスク低減表示，再許可などがある（次の2）の①特定保健用食品の項を参照）．

### 2) 保健機能食品制度

保健機能食品制度は，消費者が食品を選択するための正確な情報を提供する目的で，一定の条件を満たした食品について，食品の機能性を表示することを認めるための制度として創設された（2001年）．現在は，食品表示基準において規定されており，表示する機能などの違いによって，特定保健用食品，栄養機能食品および機能性表示食品の3つに分類されている（**図9.b.2**）．**表9.b.1**に，各保健機能食品における表示事項と表示禁止事項を示す．

#### ①特定保健用食品

「特別の用途」の一つの「特定の保健の用途」に適する旨の表示をすることについて，表示されている食品成分の効果や安全性について国が審査を行い，健康の維持増進に役立つことが科学的根拠に基づいて認められ，その食品成分の機能性の表示を消費者庁長官が許可している食品である．特定保健用食品の「保健の用途」の表示内容と関与成分について，**表9.b.2**に示す．

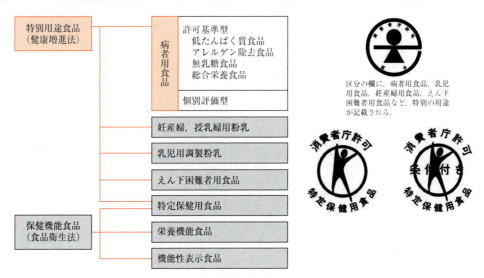

〈図9.b.1〉 特別用途食品と保健機能食品

| 食品 | | | | 医薬品 |
|---|---|---|---|---|
| 一般食品 | 保健機能食品 | | | (医薬部外品を含む) |
| (いわゆる健康食品を含む) | 特定保健用食品 (個別許可型) | 栄養機能食品 (規格基準型) | 機能性表示食品 (届出型) | |
| 食品として機能性の表示ができない | 食品として機能性の表示ができる | | | |

〈図 9.b.2〉 保健機能食品の位置づけ

〈表 9.b.1〉 保健機能食品における表示事項と表示禁止事項

| 表示関連 | 特定保健用食品 | 栄養機能食品 | 機能性表示食品 |
|---|---|---|---|
| 表示事項 | (1) 特定保健用食品である旨:「特定保健用食品」又は「条件付き特定保健用食品」と表示<br>(2) 許可等を受けた表示の内容(保健の用途)<br>(3) 栄養成分の量及び熱量:熱量,たんぱく質,脂質,炭水化物,ナトリウム(食塩相当量に換算)及び関与成分の単位当たりの含有量を表示<br>(4) 1日当たりの摂取目安量<br>(5) 摂取の方法<br>(6) 摂取をする上での注意事項<br>(7) バランスのとれた食生活の普及啓発を図る文言*<br>(8) 関与成分について栄養素等表示基準値が示されているものにあっては,1日当たりの摂取目安量に含まれる当該関与成分の栄養素等表示基準値に対する割合<br>(9) 調理又は保存の方法に関し特に注意を必要とするものにあっては,当該注意事項<br>(10) 許可証票 | (1) 栄養機能食品である旨および当該栄養成分の名称:「栄養機能食品(栄養成分の名称)」と表示<br>(2) 栄養成分の機能<br>(3) 1日当たりの摂取目安量<br>(4) 摂取の方法<br>(5) 摂取をする上での注意事項<br>(6) バランスのとれた食生活の普及啓発を図る文言*<br>(7) 消費者庁長官の個別の審査を受けたものではない旨<br>「本品は,特定保健用食品と異なり,消費者庁長官による個別審査を受けたものではありません。」と表示<br>(8) 1日当たりの摂取目安量に含まれる機能に関する表示を行っている栄養成分の量が栄養素等表示基準値に占める割合<br>(9) 栄養素等表示基準値の対象年齢及び基準熱量に関する文言<br>(10) 調理又は保存の方法に関し特に注意を必要とするものにあっては,当該注意事項<br>(11) 特定の対象者に対し注意を必要とするものにあっては,当該注意事項 | (1) 機能性表示食品である旨:「機能性表示食品」と表示<br>(2) 科学的根拠を有する機能性関与成分及び当該成分又は当該成分を含有する食品が有する機能性<br>(3) 1日当たりの摂取目安量並びに1日当たりの摂取目安量当たりの栄養成分の量と熱量及び機能性関与成分の含有量<br>(4) 届出番号:消費者庁長官より付与された届出番号<br>(5) 食品関連事業者連絡先として,電話番号<br>(6) 機能性及び安全性について国による評価を受けたものでない旨<br>(7) 摂取の方法,摂取する上での注意事項<br>(8) バランスのとれた食生活の普及啓発を図る文言*<br>(9) 調理または保存の方法に関し特に注意を必要とするものにあっては当該注意事項<br>(10) 疾病の診断,治療,予防を目的としたものではない旨<br>(11) 疾病に罹患している者,未成年者,妊産婦(妊娠を計画している者を含む.)及び授乳婦に対し訴求したものではない旨(生鮮食品を除く.)<br>(12) 疾病に罹患している者は医師,医薬品を服用している者は医師,薬剤師に相談した上で摂取すべき旨<br>(13) 体調に異変を感じた時は速やかに摂取を中止し医師に相談すべき旨 |
| 表示禁止事項 | 保健の用途の表示範囲は,健康の維持,増進に役立つ,または適する旨を表現するものであって,明らかに医薬品と誤解されるおそれのあるものであってはならないこと | (1) 食品表示基準別表第11に掲げる栄養成分以外の成分の機能を示す用語<br>(2) 特定の保健の目的が期待できる旨を示す用語 | (1) 疾病の治療効果または予防効果を暗示する表現<br>(2) 消費者庁長官に届け出た機能性関与成分以外の成分を強調する用語(健康の維持および増進の範囲を超えた,意図的な健康の増強を標榜するものと認められる表現)<br>(3) 科学的根拠に基づき説明されていない機能性に関する表現<br>(4) 消費者庁長官の評価,許可などを受けたものと誤解させるような用語 |

*「食生活は,主食,主菜,副菜を基本に,食事のバランスを.」と表示する.
注:「名称」,「保存の方法」などの横断的義務表示事項は省略してある.

〈表 9.b.2〉 特定保健用食品の保健の用途と主な関与成分

| 保健の用途の表示内容 | | 主な関与成分 |
|---|---|---|
| おなかの調子を整える | オリゴ糖類 | ガラクトオリゴ糖，キシロオリゴ糖，コーヒー豆マンノオリゴ糖，大豆オリゴ糖，フラクトオリゴ糖，乳果オリゴ糖など |
| | 菌類 | B. ブレーベ・ヤクルト株，L. アシドフィルス CK92 株，L. ヘルベティカス CK60 株，LC1 乳酸菌など |
| | 食物繊維類 | 小麦ふすま，還元タイプ難消化性デキストリン，ポリデキストロース，サイリウム種皮など |
| お通じを良好に保つのに役立つ | お通じの改善 | プロピオン酸菌による乳清発酵物，低分子化アルギン酸ナトリウム，難消化性デキストリン |
| | 腸内環境を改善 | 乳果オリゴ糖 |
| 骨の健康維持に役立つ | カルシウムの吸収を高めるなど | CPP（カゼインホスホペプチド），CCM（クエン酸リンゴ酸カルシウム），ビタミン $K_2$ など |
| | カルシウムの維持に役立つなど | 大豆イソフラボン |
| | 骨密度を高める | 乳塩基性たんぱく質 |
| 歯の健康維持に役立つ | 歯を丈夫で健康にする | キシリトール，リン酸-水素カルシウム，CPP-ACP（乳たんぱく分解物）など |
| | 虫歯の原因になりにくい | マルチトール，還元パラチノース，エリスリトール，茶ポリフェノール，緑茶フッ素，パラチノース |
| | 口内環境を整える | リン酸化オリゴ糖カルシウム（POs-Ca） |
| 血圧が高めの方に適する | | ラクトトリペプチド，カゼインドデカペプチド，γ-アミノ酪酸（GABA），杜仲葉配糖体（ゲニポシド酸など），サーデンペプチドなど |
| 血糖値が気になり始めた方あるいは血糖値の気になる方に適する | | グァバ葉ポリフェノール，難消化性デキストリン，小麦アルブミン，豆鼓エキス |
| 中性脂肪が気になる方に適する | 中性脂肪が気になる方 | DHA（ドコサヘキサエン酸），IPA（イコサペンタエン酸） |
| | 血中中性脂肪が高めの方 | ウーロン茶重合ポリフェノール |
| | 脂肪の多い食事を摂りがちな方 | グロビンたんぱく分解物 |
| コレステロールが気になる方あるいはコレステロールが高めの方に適する | | キトサン，サイリウム種皮，植物ステロール，大豆たんぱく質，低分子化アルギン酸ナトリウムなど |
| 体脂肪が気になる方に適する | | 茶カテキン，中鎖脂肪酸 |
| 貧血気味の方に適する | | ヘム鉄 |

特定保健用食品は，次のように分類される．

**個別許可型**： 薬事・食品衛生審議会において個別に審査を行い許可する．

**規格基準型**： すでに認可を受けている特定保健用食品のうち許可件数の多い関与成分について作成された規格基準に基づいて，審議会の審査を省き，消費者庁で審査を行い許可する．

**疾病リスク低減表示**： 疾病リスクの低減効果が医学的・栄養学的に広く認められ確立されている関与成分（カルシウムと葉酸）について，所定の表示が許可されている（**表 9.b.3**）．

**条件付き特定保健用食品**： 関与成分の有効性が個別審査で要求されている科学的根拠のレベルには届かないが，一定の有効性が確認されたとき許可する．

② 栄養機能食品

通常の食生活を行うことが難しく，1 日に必要な栄養成分（ビタミン，ミネラルなど）を摂取できない場合に，その成分の補給・補完のために摂取できる食品である．すでに科学的根拠が確認された栄養成分を一定の基準量含む食品であれば，特に届出などをしなくても，国が定めた表現によって機能性を表示することができる．栄養成分の機能を表示できる食品は，ミネラル 6 種類（亜鉛，カリウム，カルシウム，鉄，銅，マグネシウム），ビタミン 13 種類（ナイアシン，パントテン酸，ビオチン，ビタミン A，ビタミン $B_1$，ビタミン $B_2$，ビタミン $B_6$，ビタミン $B_{12}$，ビタミン C，ビタミン D，ビタミン E，ビタミン K，葉酸）および n-3 系脂肪酸のい

〈表 9.b.3〉 疾病リスク低減表示が認められている関与成分

| 関与成分 | 特定の保健の用途に係る表示 | 摂取をする上での注意事項 | 1日摂取目安量の下限値 | 1日摂取目安量の上限値 |
|---|---|---|---|---|
| カルシウム（食品添加物公定書等に定められたもの又は食品等として人が摂取してきた経験が十分に存在するものに由来するもの） | この食品はカルシウムを豊富に含みます．日頃の運動と適切な量のカルシウムを含む健康的な食事は，若い女性が健全な骨の健康を維持し，歳をとってからの骨粗鬆症になるリスクを低減するかもしれません． | 一般に疾病はさまざまな要因に起因するものであり，カルシウムを過剰に摂取しても骨粗鬆症になるリスクがなくなるわけではありません． | 300 mg | 700 mg |
| 葉酸（プテロイルモノグルタミン酸） | この食品は葉酸を豊富に含みます．適切な量の葉酸を含む健康的な食事は，女性にとって，二分脊椎などの神経管閉鎖障害を持つ子どもが生まれるリスクを低減するかもしれません． | 一般に疾病はさまざまな要因に起因するものであり，葉酸を過剰に摂取しても神経管閉鎖障害を持つ子どもが生まれるリスクがなくなるわけではありません． | 400 μg | 1,000 μg |

〈表 9.b.4〉栄養機能食品の規格基準と栄養機能および注意喚起表示

| | 栄養成分 | 1日当たりの摂取目安量に含まれる栄養成分の量 | | 栄養機能表示 | 注意喚起表示 |
|---|---|---|---|---|---|
| | | 下限値 | 上限値 | | |
| 脂肪酸 | n-3系脂肪酸 | 0.6 g | 2.0 g | n-3系脂肪酸は，皮膚の健康維持を助ける栄養素です． | 本品は，多量摂取により疾病が治癒したり，より健康が増進するものではありません．1日の摂取目安量を守ってください． |
| ミネラル類 | 亜鉛 | 2.64 mg | 15 mg | 亜鉛は，味覚を正常に保つのに必要な栄養素です．亜鉛は，皮膚や粘膜の健康維持を助ける栄養素です．亜鉛は，たんぱく質・核酸の代謝に関与して，健康の維持に役立つ栄養素です． | 本品は，多量摂取により疾病が治癒したり，より健康が増進するものではありません．亜鉛の摂り過ぎは，銅の吸収を阻害するおそれがありますので，過剰摂取にならないように注意してください．1日の摂取目安量を守ってください．乳幼児・小児は本品の摂取を避けてください． |
| ミネラル類 | カリウム | 840 mg | 2,800 mg | カリウムは，正常な血圧を保つのに必要な栄養素です． | 本品は，多量摂取により疾病が治癒したり，より健康が増進するものではありません．1日の摂取目安量を守ってください．腎機能が低下している方は本品の摂取を避けてください． |
| ミネラル類 | カルシウム | 204 mg | 600 mg | カルシウムは，骨や歯の形成に必要な栄養素です． | 本品は，多量摂取により疾病が治癒したり，より健康が増進するものではありません．1日の摂取目安量を守ってください． |
| ミネラル類 | 鉄 | 2.04 mg | 10 mg | 鉄は，赤血球を作るのに必要な栄養素です． | |
| ミネラル類 | 銅 | 0.27 mg | 6.0 mg | 銅は，赤血球の形成を助ける栄養素です．銅は，多くの体内酵素の正常な働きと骨の形成を助ける栄養素です． | 本品は，多量摂取により疾病が治癒したり，より健康が増進するものではありません．1日の摂取目安量を守ってください．乳幼児・小児は本品の摂取を避けてください． |
| ミネラル類 | マグネシウム | 96 mg | 300 mg | マグネシウムは，骨や歯の形成に必要な栄養素です．マグネシウムは，多くの体内酵素の正常な働きとエネルギーの産生を助けるとともに，血液循環を正常に保つのに必要な栄養素です． | 本品は，多量摂取により疾病が治癒したり，より健康が増進するものではありません．多量に摂取すると軟便（下痢）になることがあります．1日の摂取目安量を守ってください．乳幼児・小児は本品の摂取を避けてください． |
| ビタミン類 | ナイアシン | 3.9 mg | 60 mg | ナイアシンは，皮膚や粘膜の健康維持を助ける栄養素です． | 本品は，多量摂取により疾病が治癒したり，より健康が増進するものではありません．1日の摂取目安量を守ってください． |
| ビタミン類 | パントテン酸 | 1.44 mg | 30 mg | パントテン酸は，皮膚や粘膜の健康維持を助ける栄養素です． | |
| ビタミン類 | ビオチン | 15 μg | 500 μg | ビオチンは，皮膚や粘膜の健康維持を助ける栄養素です． | |
| ビタミン類 | ビタミンA | 231 μg | 600 μg | ビタミンAは，夜間の視力の維持を助ける栄養素です．ビタミンAは，皮膚や粘膜の健康維持を助ける栄養素です． | 本品は，多量摂取により疾病が治癒したり，より健康が増進するものではありません．1日の摂取目安量を守ってください．妊娠3ヶ月以内又は妊娠を希望する女性は過剰摂取にならないよう注意してください． |

| | | | | | |
|---|---|---|---|---|---|
| ビタミン類 | ビタミンB$_1$ | 0.36 mg | 25 mg | ビタミンB$_1$は、炭水化物からのエネルギー産生と皮膚と粘膜の健康維持を助ける栄養素です． | 本品は，多量摂取により疾病が治癒したり，より健康が増進するものではありません．1日の摂取目安量を守ってください． |
| | ビタミンB$_2$ | 0.42 mg | 12 mg | ビタミンB$_2$は、皮膚や粘膜の健康維持を助ける栄養素です． | |
| | ビタミンB$_6$ | 0.39 mg | 10 mg | ビタミンB$_6$は、たんぱく質からのエネルギー産生と皮膚や粘膜の健康維持を助ける栄養素です． | |
| | ビタミンB$_{12}$ | 0.72 μg | 60 μg | ビタミンB$_{12}$は、赤血球の形成を助ける栄養素です． | |
| | ビタミンC | 30 mg | 1,000 mg | ビタミンCは、皮膚や粘膜の健康維持を助けるとともに、抗酸化作用を持つ栄養素です． | |
| | ビタミンD | 1.65 μg | 5.0 μg | ビタミンDは、腸管でのカルシウムの吸収を促進し、骨の形成を助ける栄養素です． | |
| | ビタミンE | 1.89 mg | 150 mg | ビタミンEは、抗酸化作用により、体内の脂質を酸化から守り、細胞の健康維持を助ける栄養素です． | |
| | ビタミンK | 45 μg | 150 μg | ビタミンKは、正常な血液凝固能を維持する栄養素です． | 本品は，多量摂取により疾病が治癒したり，より健康が増進するものではありません．1日の摂取目安量を守ってください．血液凝固阻止薬を服用している方は本品の摂取を避けてください． |
| 葉酸 | | 72 μg | 200 μg | 葉酸は、赤血球の形成を助ける栄養素です．葉酸は、胎児の正常な発育に寄与する栄養素です． | 本品は，多量摂取により疾病が治癒したり，より健康が増進するものではありません．1日の摂取目安量を守ってください．本品は胎児の正常な発育に寄与する栄養素ですが，多量摂取により胎児の発育が良くなるものではありません． |

注）ビタミンAの前駆体であるβ-カロテンについては，ビタミンA源の栄養機能食品（「栄養機能食品（ビタミンA）」）として認めるが，その場合の上限値は7,200 μg，下限値1,620 μgとする．また，β-カロテンについては，ビタミンAと同様の栄養機能表示を認める．この場合，「妊娠3ヶ月以内又は妊娠を希望する女性は過剰摂取にならないよう注意してください．」旨の注意喚起表示は，不要とする．（消費者庁ホームページ，内閣府令）

ずれかについて，当該食品の1日当たりの摂取目安量に含まれる栄養成分の量が規定の基準量（上限量・下限量）を満たしたものである．**表9.b.4**に栄養機能食品の規格基準と栄養機能および注意喚起表示を示した．

**③機能性表示食品**

事業者の責任において，科学的根拠に基づいた機能性を表示した食品であり，販売前に安全性および機能性の根拠に関する情報などが消費者庁長官へ届け出られたものである．ただし，特定保健用食品とは異なり，消費者庁長官の個別の許可を受けたものではない．対象栄養素ならびに構成成分は，たんぱく質（各種アミノ酸，各種ペプチド），$n-6$系脂肪酸（$\gamma$-リノレン酸，アラキドン酸），$n-3$系脂肪酸（$\alpha$-リノレン酸，IPA，DHA），食物繊維（難消化性デキストリン，グアーガム分解物），ビタミンA（プロビタミンAカロテノイド（$\beta$-カロテン，$\alpha$-カロテン，$\beta$-クリプトキサンチンなど））である．食品全般が対象であるが，特別用途食品，栄養機能食品，アルコールを含有する飲料は含まれない．さらに，健康増進法施行規則で定められている過剰な摂取が健康の保持増進に影響を与えるとされている栄養素（脂質，飽和脂肪酸，コレステロール，糖類（単糖類または二糖類であって，糖アルコールでないものに限る．），ナトリウム）は除かれる．**表9.b.5**に例として，機能性表示食品の表示しようとする機能性，主な対象者，機能性関与成分名，食品の区分，摂取する上での注意事項などを示した．

### 3）「いわゆる健康食品」の表示の概略

「健康食品」という名称は，明確な法律上の定義はなく，一般に，健康食品のうち国が規定した「保健機能食品」や「特別用途食品」などを除くものを「いわゆる健康食品」とよんでいる．「いわゆる健康食品」には，栄養補助食品，医薬品に該当しないハーブ類などが含まれる．

〈表9.b.5〉 機能性表示食品の届出情報例（消費者庁ホームページより任意に抜粋）

| 表示しようとする機能性 | 当該製品が想定する主な対象者 | 機能性関与成分名 | 食品の区分 | 摂取する上での注意事項 |
|---|---|---|---|---|
| 「届出表示」本品にはラクトフェリンが含まれているので、内臓脂肪を減らすのを助け、高めのBMIの改善に役立ちます。 | 腹部肥満傾向の健康な日本人男女（未成年者、疾病に罹患している者、妊産婦（妊娠を計画している者を含む。）及び授乳婦を除く。） | ラクトフェリン | 加工食品（サプリメント形状） | ・1日の摂取目安量をお守りください。<br>・食品アレルギーのある方は召し上がらないでください。<br>・食べ過ぎると一時的におなかがゆるくなることがあります。 |
| 本品には難消化性デキストリン（食物繊維）が含まれます。難消化性デキストリンは、食事から摂取した脂肪の吸収を抑えて排出を増加させるとともに、糖の吸収を穏やかにするため、食後の血中中性脂肪や血糖値の上昇を穏やかにすることが報告されています。さらに、おなかの調子を整えることも報告されています。本品は、脂肪の多い食事を摂りがちな方、食後の血糖値が気になる方、おなかの調子をすっきり整えたい方に適した飲料です。 | ・脂肪の多い食事を摂りがちな方<br>・食後の血糖値が気になる方<br>・おなかの調子をすっきり整えたい方 | 難消化性デキストリン | 加工食品（その他） | ・多量に摂取することにより、病気が治癒するものではありません。<br>・飲みすぎ、あるいは体質・体調により、おなかがゆるくなることがあります。 |
| 本品にはヒアルロン酸Naが含まれます。ヒアルロン酸Naは肌の潤いに役立つことが報告されています。 | 乾燥肌に悩む健常成人（未成年者、疾病に罹患している者、妊産婦（妊娠を計画している者を含む。）及び授乳婦を除く。）を対象とする。 | ヒアルロン酸Na | 加工食品（サプリメント形状） | ・1日の摂取目安量を守ってください。<br>・体調や体質により、まれに発疹などのアレルギー症状が出る場合があります。<br>・小児の手の届かないところにおいてください。 |
| 本品には、モノグルコシルヘスペリジンが含まれます。中性脂肪を減らす作用のあるモノグルコシルヘスペリジンは、中性脂肪が高めの方の健康に役立つことが報告されています。 | 健康な成人男女 | モノグルコシルヘスペリジン | 加工食品（サプリメント形状） | ・原材料をご参照の上、食品アレルギーのある方は摂取しないでください。<br>・妊娠・授乳中の方、未成年の方は摂取しないでください。<br>・商品により多少の色の違いがありますが、品質に問題はありません。<br>・乳幼児の手の届かないところに置いてください。<br>・ぬれた手で触らず、衛生的にお取り扱いください。<br>・開封後はなるべく早めにお召し上がりください。<br>・乾燥材は誤って召し上がらないでください。 |
| 本品にはルテイン・アスタキサンチン・シアニジン-3-グルコシド・DHAが含まれるので、手元のピント調節機能を助けると共に、目の使用による肩・首筋への負担を和らげます。 | 健康な成人男女 | ルテイン・アスタキサンチン・シアニジン-3-グルコシド・DHA | 加工食品（サプリメント形状） | ・原材料をご参照の上、食品アレルギーのある方は摂取しないでください。<br>・妊娠・授乳中の方、未成年の方は摂取しないでください。<br>・乳幼児の手の届かないところに置いてください。<br>・ぬれた手で触らず、衛生的にお取り扱いください。<br>・開封後はなるべく早めにお召し上がりください。<br>・乾燥剤は誤って召し上がらないでください。 |
| 本品はキトグルカン（エノキタケ抽出物）を配合しており、体脂肪（内臓脂肪）を減少させる働きがあります。体脂肪が気になる方、肥満気味の方に適しています。 | 体脂肪が気になる方<br>肥満気味の方 | キトグルカン（エノキタケ抽出物）：エノキタケ由来遊離脂肪酸混合物 | 加工食品（サプリメント形状） | ・多量に摂取することにより、疾病が治癒するものではありません。 |
| 本品には、葛の花由来イソフラボンが含まれるので、内臓脂肪（おなかの脂肪）を減らすのを助ける機能があります。 | 軽度肥満者（肥満1度） | 葛の花由来イソフラボン | 加工食品（サプリメント形状） | ・多量摂取により疾病が治癒したり、より健康が増進するものではありません。また、妊娠中の方あるいは妊娠の可能性のある方は医師とご相談ください。 |
| 本品には、米由来グルコシルセラミドが含まれます。米由来グルコシルセラミドには、肌の保湿力（バリア機能）があるため、肌の調子を整える機能があることが報告されています。 | 肌の乾燥を自覚し、経皮水分蒸散量が高めの方 | 米由来グルコシルセラミド | 加工食品（サプリメント形状） | ・多量摂取により疾病が治癒したり、より健康が増進するものではありません。また、妊娠中の方あるいは妊娠の可能性のある方は医師とご相談ください。 |
| 本品には生きたビフィズス菌（ロンガム種）が含まれます。ビフィズス菌（ロンガム種）には腸内フローラを良好にし、便通を改善する機能があることが報告されている。 | 疾病に罹患していない者（未成年者、妊産婦、授乳婦は除く） | ビフィズス菌（ロンガム種） | 加工食品（サプリメント形状） | ・1日の摂取目安量を守ってください。 |
| 本品には甘草由来グラブリジンが含まれます。甘草由来グラブリジンは体脂肪の増加を抑えることが報告されており、体脂肪が気になる方及び肥満気味の方に適しています。 | 正常高値及び肥満1度（BMI 24以上30未満）の成人（未成年者、疾病に罹患している者、妊産婦（妊娠を計画している者を含む。）及び授乳婦を除く。）を対象とする。 | 甘草由来グラブリジン | 加工食品（サプリメント形状） | ・1日の摂取目安量を守ってください。<br>・体調や体質により、まれに発疹などのアレルギー症状が出る場合があります。<br>・小児の手の届かないところにおいてください。 |
| 本品には、β-クリプトキサンチンが含まれています。β-クリプトキサンチンは骨代謝のはたらきを助けることにより、骨の健康に役立つことが報告されています。 | 健康な成人男女 | β-クリプトキサンチン | 生鮮食品 | ・多量に摂取することにより、疾病が治癒するものではありません。 |
| 本品にはDHAが含まれます。DHAには認知機能の一部である、数・ことば・図形・状況などの情報の記憶をサポートする機能があることが報告されています。 | 疾病に罹患していない成人 | DHA | 加工食品（その他） | ・切り口で手を切らないようにしてください。<br>・開缶の際は、液汁の飛びはねにご注意ください。<br>・開缶後は早めにお召し上がりください。<br>・破裂する恐れがありますので缶のまま温めないでください。<br>・さばのひれが希に硬い場合がありますので、ご注意ください。<br>・表面に白い斑点が粒状に固まっている場合がありますが、これは脂肪分ですので安心してお召し上がりください。<br>・本品は多量摂取により疾病が治癒したり、より健康が増進するものではありません。 |

## 参 考 書

### 第1章
青木正編著：新食品学総論・各論，朝倉書店，2002.
池田清和，柴田克己編：エキスパート管理栄養士養成シリーズ 食べ物と健康1，化学同人，2012.
一色賢司編：新スタンダード栄養・食物シリーズ 食品衛生学，東京化学同人，2014.
大石祐一，服部一夫編著：食べ物と健康 食品学，光生館，2013.
川上美智子，髙野克己編著：栄養管理と生命科学シリーズ 食品の科学総論 食べ物と健康，理工図書，2013.
熊倉功夫責任編集：日本の食事文化，味の素食の文化センター，1991.
熊倉功夫著：日本料理の歴史，吉川弘文館，2007.
森田潤司，成田宏史編：新食品・栄養科学シリーズ 食品学総論（第2版），化学同人，2012.
森高初惠，渡邊智子，板垣康治編著：サクセス管理栄養士講座 食べ物と健康 I 食品学・食品機能学，第一出版，2014.
福田靖子，小川宣子編：食生活論（第3版），朝倉書店，2007.

### 第3章
文部科学省 科学技術・学術審議会 資源調査分科会編，日本食品標準成分表2015年版（七訂），全国官報販売協同組合，2015.
文部科学省 科学技術・学術審議会 資源調査分科会編，日本食品標準成分表2010，全国官報販売協同組合，2010.
文部科学省 科学技術・学術審議会 資源調査分科会編，日本食品標準成分表2015年版（七訂）アミノ酸成分表編，全国官報販売協同組合，2015.
文部科学省 科学技術・学術審議会 資源調査分科会編，日本食品標準成分表2015年版（七訂）脂肪酸成分表編，全国官報販売協同組合，2015.
文部科学省 科学技術・学術審議会 資源調査分科会編，日本食品標準成分表2015年版（七訂）炭水化物成分表編―利用可能炭水化物，糖アルコール及び有機酸―，全国官報販売協同組合，2015.
厚生労働省「日本人の食事摂取基準（2015年版）」策定検討会報告書：日本人の食事摂取基準（2015年版），第一出版，2014.

### 第4章
（b 炭水化物）
久保田紀久枝，森光康次郎編：スタンダード栄養・食物シリーズ5 食品学―食品成分と機能（第2版補訂），東京化学同人，2011.
吉岡政七，遠藤克己著：新生化学ガイドブック，南江堂，1980.
青木正編著：新食品学総論・各論，朝倉書店，2002.
豊沢功，能岡浄，安部史子著：身近な食品学，化学同人，1998.
長澤治子編：食べ物と健康 食品学・食品機能学・食品加工学（第2版），医歯薬出版，2012.
辻啓介，森文平編：食品成分シリーズ 食物繊維の科学，朝倉書店，2002.
森田潤司，成田宏史編：新食品栄養科学シリーズ 食品学総論，化学同人，2009.
（c 脂質）
青木正編著：新食品学総論・各論，朝倉書店，2002.
山科郁男監修，山嵜敏裕編：レーニンジャー・ネルソン・コックス 新生化学 第3版，廣川書店，2002.
日本油化学会編：第4版 油化学便覧―脂質・界面活性剤，丸善，2001.
栄養機能化学研究会編：栄養機能化学，朝倉書店，1996.
食品機能性の科学編集委員会編，西川研次郎監修：食品機能性の科学，（株）産業技術サービスセンター，2008.
宮沢陽夫，柳田晃良，藤本健四郎編：脂質栄養と健康，建帛社，2005.
文部科学省 科学技術・学術審議会 資源調査分科会編，日本食品標準成分表2015年版（七訂），全国官報販売協同組合，2015.
藤田哲著：改訂 食用油脂，幸書房，2011.
佐藤清隆，柳田晃良，和田俊監修：機能性脂質のフロンティア，シーエムシー出版，2004（普及版2014）.
湯木悦二著：食用油脂の特性とその用途. 食の科学，44, 49-58, 1978.
ネスレ栄養科学会議監修，菅野道廣，近藤和雄，板倉弘重，ブルース・ジャーマン著：健康と脂質摂取，建帛社，2006.
（d たんぱく質）
青木正編著：新食品学総論・各論，朝倉書店，2002.
加藤保子，中山勉編：食品学 I，食品の化学・物性と機能，南江堂，2010.
種村保子ら著：イラスト食品学総論（第4版），東京教学社，2013.
文部科学省 科学技術・学術審議会 資源調査分科会編，日本食品標準成分表2015年版（七訂）アミノ酸成分表編，全国官報販売協同組合，2015.
科学技術庁資源調査会・資源調査所編，改訂日本食品アミノ酸組成表，大蔵省印刷局，1986.

Wood, W. ら著：Biochemistry, W. A. Benjamin, 1974.
井村伸正ら編：生化学ハンドブック，丸善，1984.
鈴木旺ら訳（S. ホワイト著）：ホワイト生化学，廣川書店，1979.
佐竹一夫著：タンパク質，朝倉書店，1975.
（e 酵素）
小崎道雄監修，相沢孝亮，小野正之，手塚隆久，柳田藤治著：酵素利用ハンドブック，地人書館，1980.
渡辺篤二訳（Birch, G. G. ら著）：食物の科学，建帛社，1980.
小川正，的場輝佳編：栄養・健康科学シリーズ 食品加工学（改訂第2版），南江堂，1997.
青木正編著：新食品学総論・各論，朝倉書店，2002.
知地英征編：食べ物と健康Ⅰ 食品と成分（第3版），三共出版，2011.
櫻井芳人監修，荒井綜一，倉田忠男，田島眞編：新・櫻井 総合食品事典，同文書院，2012.
（f 核酸）
青木正編著：新食品学総論・各論，朝倉書店，2002.
（g ビタミン）
文部科学省 科学技術・学術審議会 資源調査分科会編，日本食品標準成分表2015年版（七訂），全国官報販売協同組合，2015.
厚生労働省「日本人の食事摂取基準（2015年版）」策定検討会報告書：日本人の食事摂取基準（2015年版），第一出版，2014.
青木正編著：新食品学総論・各論，朝倉書店，2002.
村松陽治編：生化学，化学同人，2012.
（h ミネラル）
青木正編著：新食品学総論・各論，朝倉書店，2002.
文部科学省 科学技術・学術審議会 資源調査分科会編，日本食品標準成分表2015年版（七訂），全国官報販売協同組合，2015.
厚生労働省「日本人の食事摂取基準（2015年版）」策定検討会報告書：日本人の食事摂取基準（2015年版），第一出版，2014.
（i 食品の有害成分（有害物質））
久保田紀久枝，森光康次郎編：スタンダード栄養・食物シリーズ5 食品学—食品成分と機能性（第2版補訂），東京化学同人，2011.
日本薬学会編：スタンダード薬学シリーズ5 健康と環境（第2版），東京化学同人，2012.
有薗幸司編：健康・栄養科学シリーズ 食べ物と健康 食品の安全，南江堂，2013.
阿部尚樹，植木幸英著：サクセス管理栄養士講座 食べ物と健康Ⅱ 食品衛生学，第一出版，2011.
菅家祐輔，坂本義光編：食安全の科学—食生活を脅かす化学物質の生体作用，三共出版，2009.
（j 食品の嗜好成分その変化 1）食品の味と機能）
青木正編著：新食品学総論・各論，朝倉書店，2002.
伏木亨編：光琳選書① 食品と味，光琳，2003.
大石祐一，服部一夫編著：食品学，光生館，2013.
太田静行著：食品調味論，幸書房，1976.
菅野道廣，上野川修一，山田一彦編：食べ物と健康1，南江堂，2007.
山本隆著：脳と味覚，共立出版，1996.
河村洋二郎編：うま味—味覚と食行動，共立出版，1993.
味の素編：甘味料の科学，味の素セミナー（パンフレット），1984.
川上美智子，高野克己編著：食品の科学総論（食べ物と健康），理工図書，2013.
久保田紀久枝，森光康次郎編：食品学（第2版補訂），東京化学同人，2011.
岸直邦編：2005年版食品添加物便覧（改訂第34版），食品と科学社，2005.
伊藤汎，小林幹彦，早川幸男：光琳選書⑦ 食品と甘味料，光琳，2008.
（j 食品の嗜好成分その変化 2）食品の色と機能）
川村信一郎訳（Eskin, N. A. M. ら著）：食品の生化学，医歯薬出版，1979.
片山脩，田島眞著：光琳選書② 食品と色，光琳，2003.
鎌田栄基，片山脩著：食品の色，光琳，1977.
谷村顕雄，片山脩，遠藤英美，黒川和男，吉積智司編：天然着色料ハンドブック，光琳，1979.
高市真一編，三室守，高市真一，富田純史著：カロテノイド—その多様性と生理活性，裳華房，2006.
矢澤一良編著：アスタキサンチンの科学，成山堂書店，2009.
吉川敏一編：フラボノイドの医学，講談社サイエンティフィク，1998.
大庭理一郎，五十嵐喜治，津久井亜喜夫編著：アントシアニン—食品の色と健康，建帛社，2000.
並木満夫，松下雪郎編：食品の品質と成分間反応，講談社サイエンティフィク，1990.
岩田久敬編著：新選食品学講本，養賢堂，1979.
大澤俊彦，大東肇，吉川敏一監修：がん予防食品—フードファクターの予防医学への応用，シーエムシー，1999.

横越秀彦監修：ストレスの基本理解と抗ストレス食品の開発，シーエムシー，2006（普及版2012）．
大澤俊彦監修：抗肥満食品の開発と応用，シーエムシー，2007（普及版2012）．
家森幸男，太田静行，渡邊昌編：大豆イソフラボン，幸書房，2001．
津田孝範，須田郁夫，津志田藤二郎編著：アントシアニンの科学―生理機能・製品開発への新展開，建帛社，2009．
西川研次郎監修，食品機能性の科学編集委員会編集：食品機能性の科学，（株）産業技術サービスセンター，2008．
久保明著：糖化を防げばあなたは一生老化しない，永岡書店，2011．
伊藤正男，井村裕夫，高久史麿総編集：医学大辞典 第2版，医学書院，2009．
(j 食品の嗜好成分その変化 3) 食品の香り成分とその変化)
Guadagni, D. G. ら著：Correlation of sensory and gas-liquid chromatographic measurements of apple volatiles. *Food Tech.*, **20**, 518-521, 1966.
片山脩ら著：食品の色・味・匂，食品技術研究会セミナー講演集，三琇書房，1980．
川崎通昭，司英隆著：季刊化学総説（日本化学会編），No. 40，学会出版センター，1999．
藤巻正生，倉田忠雄著：食品の加熱香気．化学と生物，**9**，85-95，1971．

## 第5章
Szczesniak, A. S. 著：Classification of textural characteristics. *J. Food Science*, **28**, 385-389, 1963.
川端晶子著：食品物性学，建帛社，1989．
西成勝好，矢野俊正編：食品ハイドロコロイドの科学，朝倉書店，1990．

## 第6章
(社)日本フードスペシャリスト協会編：食品の官能評価・鑑別論演習（第3版），建帛社，2008．
大越ひろ，神宮英夫編著：食の官能評価入門，光生館，2009．
古川秀子編著，上田玲子著：続おいしさを測る―食品開発と官能評価，幸書房，2012．
島田淳子著：おいしさの基本条件．臨床栄養，**77**，367-375，1990．
川端晶子監修：フローチャートによる調理学実験，地人書館，1989．
吉川誠次，佐藤信著：食品工学シリーズ15 食品の品質測定，光琳書院，1961．

## 第7章
青木正編著：新食品学総論・各論，朝倉書店，2002．
綾野雄幸著：食物繊維はガン・成人病を予防する，講談社，1986．
池田清和，柴田克己編：エキスパート管理栄養士養成シリーズ 食べ物と健康1，化学同人，2012．
大石祐一，服部一夫編著：食べ物と健康 食品学，光生館，2013．
川上美智子，高野克己編著：栄養管理と生命科学シリーズ 食品の科学総論 食べ物と健康，理工図書，2013．
近藤雅雄，松崎広志著：コンパクト基礎栄養学，朝倉書店，2013．
「食物アレルギー診療の手引き2008」検討委員会編：厚生労働科学研究班による食物アレルギーの診療の手引き2008，厚生労働省，2008．
日本応用糖質科学会東日本支部監修，日高秀昌，板野好幸編，中久喜輝夫著：健康の科学シリーズ8 糖と健康，学会出版センター関西，1998．
森田潤司，成田宏史編：新食品・栄養科学シリーズ 食品学総論，化学同人，2012．
長澤治子編著：食べ物と健康 食品学・食品機能学・食品加工学，医歯薬出版，2012．
青柳康夫編著：改訂食品機能学［第2版］，建帛社，2009．
宮澤陽夫，五十嵐脩著：新訂 食品の機能化学，アイ・ケイコーポレーション，2010．
栄養機能化学研究会編：栄養機能化学，朝倉書店，1996．

## 第8章
(8-1 a 穀類)
瀬口正晴，八田一編：新食品・栄養科学シリーズ 食品学各論 第2版，化学同人，2012．
栗原浩，津野幸人，蓬原雄三，山田盾著：農学基礎セミナー作物栽培の基礎，農山漁村文化協会，2000．
青木正編著：新食品学総論・各論，朝倉書店，2002．
山口裕文，島本義也編著：栽培植物の自然史，北海道大学図書刊行会，2003．
佐藤洋一郎，加藤鎌司編著：麦の自然史，北海道大学出版会，2010．
山口裕文，河瀨眞琴編著：雑穀の自然史，北海道大学出版会，2006．
佐藤洋一郎著：稲のきた道，裳華房，1992．
松尾孝嶺編著：稲学大成 第1巻 形態編，農山漁村文化協会，1997．
(8-1 c 豆類)
FAO/WHO：アミノ酸評定パタン（Amino acid scoring pattern），1973．
科学技術庁資源調査会・資源調査所編，改訂日本食品アミノ酸組成表，大蔵省印刷局，1986．
文部科学省 科学技術・学術審議会 資源調査分科会編，日本食品標準成分表2015年版（七訂），全国官報販売協同組

合，2015.
文部科学省　科学技術・学術審議会　資源調査分科会編，日本食品標準成分表2015年版（七訂）アミノ酸成分表編，全国官報販売協同組合，2015.
山内文男，大久保一良編：シリーズ〈食品の科学〉大豆の科学，朝倉書店，1992.
(8-1 e　野菜類)
文部科学省　科学技術・学術審議会　資源調査分科会編，日本食品標準成分表2015年版（七訂），全国官報販売協同組合，2015.
辻村卓ら著：出回り期が長い食用植物のビタミンおよびミネラル含有量の通年成分変化[2]．ビタミン，**72**，613-617，1998.
厚生労働省健康局がん対策・健康増進課：平成24年国民健康・栄養調査結果の概要，2013.
（独）農業・食品産業技術総合研究機構野菜茶業研究所野菜病害虫・品質研究領域野菜品質・機能性研究グループ：野菜の最適貯蔵条件一覧表，2014.
(8-1 f　果実類)
Hertog, M. G. L. ら著：Antioxidant flavonols and coromary disease risk. *Lancet*, **349**, 699, 1997.
伊藤三郎編：食物と健康の科学シリーズ　果実の機能と科学，朝倉書店，2011.
Suzuki, K. ら著：Relationship between serum carotenoids and hyperglycemia：a population-based cross-sectional study. *J. Epidemiol.*, **12**(6), 357-366, 2002.
佐々木直亮著：りんごと健康，第一出版，1990.
矢野昌充著：カンキツによるがん予防．日食科工誌，**49**(3)，139-144，2003.
川井悟著：カンキツ類のがん抑制成分．化学と生物，**39**(12)，795-802，2001.
文部科学省　科学技術・学術審議会　資源調査分科会編，日本食品標準成分表2015年版（七訂），全国官報販売協同組合，2015.
厚生労働省編：平成24年国民健康・栄養調査報告，2013.
間苧谷徹，田中敬一著：くだもののはたらき（改訂版），日本園芸農業協同組合連合会，2005.
五十嵐喜治著：地域食品の品質・機能性，農山漁村文化協会，2000.
菱田明，佐々木敏監修：日本人の食事摂取基準（2015年版），第一出版，2014.
青木正編著：新食品学総論・各論，朝倉書店，2002.
久保田紀久枝，森光康次郎編：食品学—食品成分と機能性，東京化学同人，2011.
五明紀春，田島眞，三浦理代著：新訂食品機能論，同文書院，2008.
長澤治子編著：食品学・食品機能学・食品加工学，医歯薬出版，2012.
菅原龍幸編著：改訂食品学II，建帛社，2013.
大石祐一，服部一夫編著：食品学，光生館，2013.
(8-1 g　きのこ類)
河岸洋和監修：きのこの生理活性と機能性の研究，シーエムシー出版，2005（普及版2011）．
杉田孝一，平宏和，田島眞，安井明美編：日本食品大事典　第2版，医歯薬出版，2008.
林野庁ホームページ：分野別情報・特用林産物の生産動向・きのこ類．（更新日2014年10月31日）
菅原龍幸編：シリーズ〈食品の科学〉キノコの科学，朝倉書店，1997.
文部科学省　科学技術・学術審議会　資源調査分科会編：日本食品標準成分表2010，全国官報販売協同組合，2010.
芦澤正和，梶浦一郎，竹内昌昭，中井博康監修：オールカラー版食品図鑑，女子栄養大学出版部，1995.
女子栄養大学出版部編：食用植物図説，女子栄養大学出版部，1970.
平宏和総監修，芦澤正和ら監修：食品図鑑，女子栄養大学出版部，2006.
(8-1 h　藻類)
岩槻邦男，馬渡峻輔監修，千原光雄編集：藻類の多様性と系統　第6版，裳華房，2007.
山田信夫著：新訂増補版　海藻利用の科学，成山堂書店，2013.
山田信夫著：海藻フコイダンの科学，成山堂書店，2006.
大石圭一編：シリーズ〈食品の科学〉海藻の科学，朝倉書店，1993.
杉田孝一，平宏和，田島眞，安井明美編：日本食品大事典　第2版，医歯薬出版，2008.
高市真一編，三室守，髙市真一，富田純史著：カロテノイド—その多様性と生理活性，裳華房，2006.
科学技術庁資源調査会・資源調査所，改訂日本食品アミノ酸組成表，大蔵省印刷局，1986.
文部科学省　科学技術・学術審議会　資源調査分科会編，日本食品標準成分表2015年版（七訂），全国官報販売協同組合，2015.
文部科学省　科学技術・学術審議会　資源調査分科会編，日本食品標準成分表2015年版（七訂）アミノ酸成分表編，全国官報販売協同組合，2015.
(8-2 a　食肉類)
青木正編著：新食品学総論・各論，朝倉書店，2002.
櫻井芳人監修，荒井綜一，倉田忠男，田島眞編：新櫻井総合食品事典，同文書院，2012.
大石祐一，服部一夫編著：食べ物と健康　食品学，光生館，2013.
沖谷明紘編：シリーズ〈食品の科学〉肉の科学，朝倉書店，1996.

藤田恒夫監訳（クルスティッチ，R.著）：立体組織学図譜II 組織，西村書店，1986．
齋藤忠夫，西村敏英，松田幹編著：最新畜産物利用学，朝倉書店，2006．
菅原龍幸編著：改訂食品加工学，建帛社，2012．
瀬口正晴，八田一編：新食品・栄養科学シリーズ食品学各論（第2版），化学同人，2012．
田主澄三，小川正：エキスパート管理栄養士養成シリーズ 食べ物と健康2，化学同人，2013．
中江利孝編著：乳・肉・卵の科学 機能と特性，弘学出版，1986．
長澤治子編著：食べ物と健康 食品学・食品機能学・食品加工学，医歯薬出版，2012．
細野明義，吉川正明，沖谷明紘，八田一編：畜産食品の事典，朝倉書店，2007．
Bendall, J. R. 著：Post mortem change in muscle. Bourne, G. H. (ed).：Structure and Function of Muscle, pp. 243-309, Academic Press, 1973.
森田重廣監修：食肉・肉製品の科学，学窓社，1992．
文部科学省 科学技術・学術審議会 資源調査分科会編，日本食品標準成分表2015年版（七訂）脂肪酸成分表編，全国官報販売協同組合，2015．
文部科学省 科学技術・学術審議会 資源調査分科会編，日本食品標準成分表2015年版（七訂），全国官報販売協同組合，2015．
谷口宏吉ら著：食品材料学，朝倉書店，1977．
Wierbicki, E. ら著：Post-mortem changes in meat and their possible relation to tenderness together with some comparisons of meat from heifers, bulls, steers, and diethylstilbestrol treated bulls and steers. *Food Technol.*, **10**, 80-86, 1956.
Terasaki, M.ら著：Studies on the flavor of meats. Part I. Formation and degradation of inosinic acids in meats. *Agr. Biol. Chem.*, **29**, 208-215, 1965.

(8-2 b 魚介類)
河野友美編：新・食品事典3 魚I，真珠書院，1991．
河野友美編：新・食品事典4 魚II，真珠書院，1991．
國崎直道ら編：新食品・加工概論，同文書院，2001．
瀬口正晴，八田一編：新食品・栄養科学シリーズ 食品学各論 第2版，化学同人，2012．
田主澄三，小川正：エキスパート管理栄養士養成シリーズ 食べ物と健康2，化学同人，2014．
文部科学省 科学技術・学術審議会 資源調査分科会編：日本食品標準成分表2010，全国官報販売協同組合，2010．
文部科学省 科学技術・学術審議会 資源調査分科会編：五訂増補日本食品標準成分表脂肪酸成分表編，全国官報販売協同組合，2005．

(8-2 c 乳類)
中西武雄，藤巻正生，安藤則秀，佐藤泰，中村良著：改訂新版 畜産物利用学，朝倉書店，1972．
文部科学省 科学技術・学術審議会 資源調査分科会編，日本食品標準成分表2015年版（七訂），全国官報販売協同組合，2015．
文部科学省 科学技術・学術審議会 資源調査分科会編，日本食品標準成分表2015年版（七訂）脂肪酸成分表編，全国官報販売協同組合，2015．

(8-2 d 卵類)
青木正編著：新食品学総論・各論，朝倉書店，2002．
浅野悠輔，石原良三編著：卵 その化学と加工技術．光琳，1985．
今井忠平，南羽悦悟，栗原健志著：改訂増補 タマゴの知識，幸書房，2008．
大石祐一，服部一夫編著：食べ物と健康 食品学，光生館，2013．
齋藤忠夫，西村敏英，松田幹編著：最新畜産物利用学，朝倉書店，2006．
Stadelman, W. J., Cotterill, O. J. 編，森田重広訳：卵の科学と技術，学窓社，1979．
瀬口正晴，八田一編：新食品・栄養科学シリーズ 食品学各論（第2版），化学同人，2012．
田主澄三，小川正：エキスパート管理栄養士養成シリーズ 食べ物と健康2，化学同人，2013．
中江利孝編著：乳・肉・卵の科学 機能と特性，弘学出版，1986．
中村良：タマゴの貯蔵と加工．食の科学，**16**，43-50，1974．
中村良編：シリーズ〈食品の科学〉卵の科学，朝倉書店，1998．
並木満夫，中村良，川岸舜朗，渡邊乾二編：現代の食品化学（第2版），三共出版，1992．
長澤治子編著：食べ物と健康 食品学・食品機能学・食品加工学，医歯薬出版，2012．
細野明義，吉川正明，沖谷明紘，八田一編著：畜産食品の事典，朝倉書店，2007．
文部科学省 科学技術・学術審議会 資源調査分科会編，日本食品標準成分表2015年版（七訂），全国官報販売協同組合，2015．

## 第9章

森友彦，河村幸雄編：食べ物と健康3，化学同人，2013．
青柳康夫編：食品機能学，建帛社，2003．
消費者庁資料：健康や栄養に関する表示の制度，栄養表示基準，特別用途食品の表示 など

# 用語解説 （五十音順）

ここに解説してある語句は本文中赤字で示した．

**＊アミノカルボニル反応**
　アミノ基をもつ化合物（たんぱく質，ペプチド，アミノ酸など）とカルボニル基をもつ化合物（還元糖，アルデヒド，ケトンなど）が非酵素的に反応して褐変物質のメラノイジンと香気成分を生成する反応．

**＊α化米**
　α米ともいい，米を炊飯後，急速乾燥したもので保存食などに使用される．でん粉の糊化（α化）状態が保たれているため，水や湯を加えるだけで食べることができる．消化酵素も働きやすく消化しやすい．

**＊閾値**
　閾値とは味を識別できる最小限界値のことで，化合物によりこの値は異なる．閾値には味の存在を感知できる最小の値である刺激閾値（検知閾値ともいう）と，どのような味であるか識別可能な最小の値である弁別閾値（認知閾値ともいう）がある．

**＊いくら，すじこ**
　さけ，ますの卵巣ごと塩蔵したものがすじこ．いくらは卵粒を塩蔵したものであり，ロシア語で魚卵を意味している．

**＊異性体**
　同じ分子式で表される化合物で，分子の構造が異なるために性質の異なる化合物．構造異性体，立体異性体（幾何異性体，光学異性体），配位異性体などがある．

**＊栄養素密度**
　一定のエネルギーを摂取するごとにどれだけの栄養素を摂取できるかで食品の栄養価を評価する考え方．食品のエネルギー100 kcal当たりに含まれている栄養素の量．

**＊加工助剤**
　食品の加工工程で使用されるが，中和や除去により最終的にはほとんど残留しないものをいう．

**＊還元糖**
　フェーリング液を還元し酸化銅を沈殿させるなどの還元性をもつ糖をいい，水溶液中でアルデヒド基またはケトン基を形成する．すべての単糖や遊離のアルデヒド基またはグリコシド性ヒドロキシ基をもつオリゴ糖も含まれる．スクロースやトレハロースは溶液中でアルデヒド基およびケトン基を生じないため還元糖ではない．

**＊キャリーオーバー**
　原材料中に添加された食品添加物が食品に持ち越されているが，食品添加物としての効果が発揮できないほど微量に存在するものをいう．アレルギー表示義務のある食品では表示が必要となる．

**＊グリコシド結合**
　糖のもつグルコシド性のヒドロキシ基と，糖およびその他の有機化合物との脱水縮合による結合のこと．

**＊グリセミック・インデックス（GI値）**
　50 gのぶどう糖を摂取した後，2時間の血糖値上昇曲線を描き，その曲線の下面の面積を基準（100）として，同量の糖質を含む食品を摂取した後，2時間の血糖値の上昇曲線から面積を求め，基準値に占める割合をパーセントで表した数値である．

$$GI値 = \frac{食品摂取時の血糖値上昇曲線の面積}{ぶどう糖摂取時の血糖値上昇曲線面積} \times 100$$

**＊血栓**
　血液が凝固してできた塊を血栓という．主に血管内に血小板が凝集して，血液が凝固することで生成する．

**＊検定**
　母集団に対して仮定を設定し，これが成立するかどうかを官能検査から得たデータを基準として判断する．

**＊麹**
　米，麦，大豆などの穀物にコウジカビなどの微生物を繁殖させたもの．コウジカビは増殖するために菌糸の

先端からでん粉やたんぱく質などを分解する様々な酵素を生産・放出し，培地である加熱処理した米，麦，大豆のでん粉やたんぱく質を分解し，生成するグルコースやアミノ酸を栄養源として増殖する．コウジカビの産生した各種分解酵素の作用を日本酒，みそ，食酢，しょうゆ，焼酎など発酵食品を製造するときに利用する．

\***固定化酵素**

　酵素を樹脂やゲルなどの不溶性の担体に固定化し，移動相に原料である反応物質を加え，この酵素を固定した担体を通過する間に，酵素反応を連続的に行わせて目的とする有用物質を得るための生物反応を利用した工業プロセスのための装置である．バイオリアクターとよばれる．

\***ゴマリグナン**

　リグナンとは，$n$-フェニルプロパンが $n$-プロピル側鎖の2位で2分子結合した形の $\beta, \gamma$-ジベンジルブタン骨格をもつ物質をいう．植物界に広く分布し，抗酸化作用を示す．ごまには抗酸化作用を示すリグナン類のセサミン，セサミノール，セサモリンが含まれ，これらはゴマリグナンとよばれる．ごま油には，これらのほかに，エピセサミンとセサモールが含まれるが，これらは，ごま油精製の過程でセサミンの転換およびセサモリンより生成したものである．

\***触媒**

　触媒は，特定の化学反応に活性を示し，反応に必要な活性化エネルギーを下げ，反応速度を速めてスムースに反応を完結させる働きと，自身は反応の前後で変化することなく，かつ生成物にはなんらの影響を及ぼすことなく，繰り返して同じ反応を速やかに行わせる特徴を併せもつ．

\***ずり**

　ずりとは，下面が固定されている立方体の上面に平行な力が作用したときに立方体に生じる変形をいう．せん断ともいう．

\***総合栄養食品**

　疾患などによって経口摂取が不十分な者の食事代替品として，液状または半固形状で適度な流動性を有しており，所定の栄養成分などの基準に適合したものをいう．

\***増粘剤**

　食品の粘度を高めて安定化させる添加剤であり，増粘安定剤あるいは粘稠剤ともいわれる．液体のゲル化をうながすゲル化剤，ハム肉などに使用される結着剤などを含む場合もある．

\***塑性**

　塑性とは，小さい応力では固体のような弾性を示し，ある応力以上になると流動を始める性質をいう．

\***弾性率**

　フックの法則における弾性率は，その変形の違いにより分けられる．のび変形に対する弾性率をヤング率，ずり変形に対する弾性率をずり弾性率あるいは剛性率という．

\***単分子層吸着水**

　食品構成物質の表面に単分子層で並び，食品構成成分（たんぱく質や糖質のヒドロキシ基，アミノ基，カルボニル基）と主に水素結合で結びついている水分子．

\***地産地消**

　農林水産物（食用に供されるものに限る）を，その生産された地域内において消費すること．食料自給率の向上，フードマイレージ低減に加え，直売所や加工の取組みなどを通じて六次産業化にもつながる．

\***腸肝循環**

　肝臓ではコレステロールを材料に胆汁酸をつくる．胆汁酸は腸管（十二指腸）へ排出され，脂肪の消化吸収に作用する．その後，一部は体外に排泄されるが，多くは肝臓に戻り，胆汁酸の材料として再利用される．これを腸肝循環という．

\***腸内細菌叢**

　ヒトの腸管内では多種多様な微生物が生存し増殖と死滅を繰り返しており，一つの微生物生態系を構成している．このような微生物群を腸内細菌叢または腸内フローラという．腸管内に生存する微生物種により，生理機能が変化し健康に影響を及ぼす．

\***電気陰性度**

　分子内の原子の結合において，結合している原子が互いに共有電子対を引きよせる相対的な強さの尺度である．値が大きいほど共有電子対を引きよせる力が強い．

**＊トリプシンインヒビター**
　たんぱく質分解酵素のトリプシンの作用を阻害する物質．たんぱく質の一種で，腸内に分泌されるトリプシンと結合し，その働きを止めてしまう．

**＊ヒスタミン**
　さばやいわしなどに含まれているヒスチジンが，細菌により脱炭酸されてヒスタミンとなって魚体内に蓄積し，アレルギー様食中毒の主要原因物質となる．

**＊フィトケミカル**
　フィトは植物，ケミカルは化学成分を表しており，「通常の身体機能維持には必要としないが，健康によい影響を与えるであろう植物由来の化合物」を意味する用語として使用されている．フィトケミカルの多くは，果物や野菜の色素成分や香辛成分のポリフェノール類，有機含硫化合物，テルペノイド類（カロテノイドも含む）などであり，活性酸素から体を守る抗酸化作用や抗発がん作用が期待されている．

**＊ふかひれ**
　さめのひれの素干し．中国料理の高級食材として利用され，コラーゲンやエラスチンの給源となる．

**＊分解度DE（Dextrose Equivalent）**
　でん粉の分解度の指標であり，固形分に対する還元糖の割合をぶどう糖として算出したものである．

$$分解度DE = \frac{全還元糖（ぶどう糖として表示）}{固形分} \times 100$$

**＊ヘミアセタール**
　アルデヒド基またはケトン基とアルコール性OH基の結合により形成される化合物．

**＊無脂乳固形分**
　牛乳から水分と乳脂肪分を除いた成分で，たんぱく質，炭水化物，ミネラル，ビタミンなど．

**＊律速酵素**
　複数の酵素が関与して働くときに，働く順番や，反応速度が個々によって違うので，その速度を「律速段階」という言葉で表し，一番遅くに反応をするものを律速酵素という．

**＊六次産業化**
　農山漁村の活性化のため，農林水産物の生産（第一次産業）だけにとどまらず，それらを原材料とした加工食品の製造・販売や観光農園など地域資源を活用したサービス（第二次産業，第三次産業）などの事業融合により，地域ビジネスの展開と新たな業態創出を行う取り組み．

# 索　引

## 欧　文

ACP　65
ADP　168, 169, 173
AGEs　94
AMP　59, 174
5′-AMP　59
ATP　70, 111, 168, 169, 173
5′-ATP　59
Atwaterの係数　16
$A_W$　23
CA貯蔵　140, 151
CCM　116
CoA　65
CPP　116
DHA　35, 36, 115, 116, 174, 175, 177, 194
DNA　57, 58
DPA　35, 36
EPA　35, 175
FAD　62
FAO　5, 11, 47, 133
FMN　62
FOS　116
GABA　118, 124
GDL　134
GI値　150, 226
GM作物　208
5′-GMP　59
HACCP　5
HbA1c　94, 151
HDL　18, 43, 193
HLB　105
HTST法　187
Hx　174
HxR　174
IMP　169, 173, 174
5′-IMP　59, 85
IPA　35, 36, 115, 116, 174, 177, 194
JAS規格　5, 204, 206
JAS法　208, 211
$K$値　173, 174
LDL　18, 43, 151, 193
LL牛乳　186, 188
LT　36
LTLT法　186
MA包装　140, 151
MBP　116
MSG　85
NAD　62
NADP　62
O/W型　104, 196, 200
PCB　78
PG　36
pH　45, 83, 91, 168, 186, 195
pI　45

RNA　57, 58
SD法　109
S-S結合　50
TX　36
UHT法　187, 188
UNU　47, 133
VLDL　115
WHO　3, 47, 133
W/O型　104, 190, 200

## ア　行

アイスクリーム類　190
亜鉛　68, 71
あおさ　160
あおのり　160
青葉アルコール　97
青葉アルデヒド　97
赤身魚　172
アクチン　51, 53, 165, 166, 168, 169, 173, 174
アクトミオシン　165, 168, 173
あさくさのり　160
あさの実　138
あさり　181
あし（練り製品）　173
味　79
味の相乗効果　85
味の対比効果　83
味の変調現象　83
味の抑制効果　83
アシルキャリアープロテイン　65
あずき　135
L-アスコルビン酸　20, 66, 84, 121
アスコルビン酸オキシダーゼ　66, 141
アスタキサンチン　90, 173
アスタシン　90
アスパラガス　146
アスパラギン　46, 146
アスパラギン酸　46
アスパルテーム　48, 80, 81, 82
アセスルファムカリウム　80, 82
アセトイン　97, 98
アデニル酸　59
アデニン　57, 59
アデノシルコバラミン　65
アデノシン 5′-一リン酸　174
アデノシン 5′-三リン酸　59, 168, 173
アデノシン 5′-二リン酸　168, 173
アドバンテーム　82
アノイリナーゼ　66
アビジン　192, 193
アフラトキシン　76
アマドリ転位　94, 95
あまのり　160

アマランサス　129
アミグダリン　73
アミノカルボニル反応　54, 94, 170, 206
アミノ酸　45
α-アミノ酸　45
α-L-アミノ酸　45
β-アミノ酸　45
γ-アミノ酸　45
アミノ酸系旨味成分　85
アミノ酸スコア　47, 133, 158, 166, 174, 182
アミノ酸成分表2015年版　17
アミノ酸デアミナーゼ　56
アミノ酸評点パタン　47, 133
アミノ糖　28, 29
δ-アミノバレラール　97
δ-アミノバレリアン酸　97
γ-アミノ酪酸　118
アミラーゼ　131, 145, 198
α-アミラーゼ　56
β-アミラーゼ　56
アミロース　30
アミロペクチン　30, 124, 126
アーモンド　138
アラキドン酸　35, 36
アラニン　46, 175
アラビノース　27
アリイナーゼ　57, 97, 143, 146
アリイン　97, 146
アリシン　71, 97, 146
アリチアミン　146
アリルイソチオシアネート　57, 71, 87, 97
亜硫酸ガス　94
アルカリ性食品　68, 182
アルカロイド　72, 83
アルギニン　46
アルギン酸　33, 158
アルコール　20, 37
アルコール飲料　204
α化　31
α化米　31, 226
α-でん粉　31
α-ヘリックス構造　49
アルブミノイド　51
アルブミン　51, 133, 192
アルドン酸　28
アレルギー表示　214
アレルゲン　119, 192, 214
アロマ　96
あわ　129
あわび　181
アンセリン　166
アントシアナーゼ　56
アントシアニジン　91, 151
アントシアニン　91, 144

アントシアン　56, 91, 145
アンモニア　99, 173
硫黄　71
イオウ糖　28
イオン結合　50
いか・たこ類　181
いかなご　176
閾値　79, 83, 226
いくら　179, 226
イコサペンタエン酸　35, 36, 115, 174, 175, 177, 194
いさき　176
異性化液糖　198
異性化酵素　55
異性化糖　81
異性体　25, 226
イソチオシアネート類　87, 145
イソフムロン　83
イソフラボン　90, 134
イソプレン単位　90, 121
イソマツタケオール（イソオクテノール）　155
イソマルトオリゴ糖　116, 117
イソロイシン　45, 46, 47
イタイイタイ病　78
一次機能　3, 110
一次構造（たんぱく質）　49
一重項酸素　120, 121
糸まり構造　49
1:2点識別法　109
一価不飽和脂肪酸　17
一般成分（食品）　16
遺伝子組換え食品　207, 214
イヌリン　33, 132, 145
イノシン　174
イノシン酸　59, 85, 169, 173, 174
5′-イノシン酸ナトリウム　200
いぼだい　177
イボテン酸　85
イポメアマロン　73
色（食品）　87
いわし　177
いんげんまめ　136
インスタント食品　13
インスリン　48, 50, 117
インディカ　123
インドール　97

ヴィシン　74
ウイスキー　205
ウィンタリング　43
ウェルシュ菌　77
うこん　87
うしのした　179
旨味　79, 85
旨味調味料（化学調味料）　59

# 索　引

ウラシル　57
うるち米　30,124
ウロン酸　28,29
ウーロン茶　203
うんしゅうみかん　151

えい　178
エイコサペンタエン酸　35,175
栄養　2
栄養機能　3,110
栄養機能食品　110,217
栄養素密度　182,226
栄養成分　212,217
栄養成分表示　212
エキス成分　168,175
液糖　197
えぐ味　79,87
エステル交換　43
エストロゲン　116
4-エチルグアヤコール　206
エチレン　141,145
$n$-$x$ 表記法　35
$n$-3 系多価不飽和脂肪酸　17,115
$n$-6 系多価不飽和脂肪酸　17
$n$-3 系列不飽和脂肪酸　35,36
$n$-6 系列不飽和脂肪酸　35,36
N 末端アミノ酸　48
エネルギー　16
えのきたけ　156
エピカテキン類　203
えび・かに類　181
エマルション　104,185,200
エムルシン　73
エラスチン　166,174
エリスリトール　117,199
エリンギ　156
エルカ酸（エルシン酸）　35
エルゴカルシフェロール　19,61
エルゴステロール　19,39,61,155
塩化ナトリウム（食塩）（NaCl）　84
塩化マグネシウム　135
塩基性アミノ酸　46
遠赤外線　210
円卓法（官能検査）　107
えんどう　135
えんばく　128
塩味　79,84

おいしさ　101
黄色ブドウ球菌　77
応力緩和　103
大麦　126
オカダ酸　75
オキシアミノ酸　46
オキシミオグロビン　89,169,170
オキソニウムイオン　91
オクラトキシン　76
オープンパネル法　107
オボアルブミン　51,192,196
オボグロブリン　51,196
オボグロブリン $G_1$　192,193
オボグロブリン $G_2$　192,193
オボグロブリン $G_3$　192,193
オボトランスフェリン　192,196
オボムコイド　192,196
オボムチン　191,192,193,196
$\omega$（オメガ）表記法　35
オリゴ糖　28,80,81,116
$\gamma$-オリザノール　124
オリゼニン　124
オレイン酸　34,35,36

## カ 行

貝毒　75
灰分　17,67
回遊魚　177,178,179
貝類　180
香り（食品）　95
化学調味料　200
化学的方法（鮮度判定）　173
かき　181
核酸　57
核酸系旨味成分　85
核酸系呈味物質　57
核たんぱく質　52
加工食品　211,214
加工助剤　214,226
加工乳　188
がごめこんぶ　159
過酸化水素　120
過酸化物価　41
かじき　178
果実酒　205
カシューナッツ　139
可食部　16
加水分解　42
加水分解酵素　55
カゼイン　51,53,70,182,184,186,189
カゼインホスホペプチド　116
カゼインミセル　185
カゼイン粒子　183
カタラーゼ　57,186
かつお　178
活性化エネルギー　54
活性酸素　119,141
褐藻類　159
カップリングシュガー　198
褐変　93
カテキン　93,94,203
果糖　25,198
果糖ぶどう糖液糖　198
カード　185,189
カドミウム　72,78
加熱殺菌　186
カネミ油症事件　78
カフェイン　83,84,203
カプサイシン　86
カプサンチン　145
かぼちゃ　144
カラギーナン　158
ガラクタン　131
ガラクツロン酸　29
ガラクトオリゴ糖　116,117
ガラクタン　131
ガラクトサミン　29
ガラクトース　26,27
からし（マスタード）　201
カラーピーマン　144
辛味　79,86
カラメル　203
カラメル化　97
カリウム　67,69
カリフラワー　147
カルシウム　67,69,116,182
カルシフェロール　19,60,61
L-カルニチン　168
カルノシン　166
かれい　179
カレー粉　202
ガロカテキン　93,94
カロテノイド　59,89,121,173,195
$\alpha$-カロテン　18,59,60
$\beta$-カロテン　18,59,60,158,195
$\beta$-カロテン当量　18,19
$\gamma$-カロテン　59,60
かわのり　161
感覚機能　3,5,110,113,200
還元糖　27,28,226
乾しいたけ　71
感染型食中毒　77
乾燥食品　13,24
寒天　33,158,160
官能検査　106,173
かんぱち　177
ガンマ（$\gamma$）線　210
鹹味　79,84
甘味　79,80
甘味料　197
含硫アミノ酸　46,47

幾何異性体　35
幾何学的特性　101
危害分析・重要管理点　5
きくいも　132
きくらげ　156
きくらげ類　156
危険率（官能検査）　108
キサントフィル　90
基質特異性　56
キシリトール（キシリット）　29,80,82,117,199
キシロース　27
きす　176
キセロゲル　105
擬塑性流体　103
キチン　33
キトサン　33
絹ごし豆腐　134
キノン類　93
機能性（食品）　110
機能性表示食品　219
きび　129
起泡性　196
基本味　79
キモシン　57,185
キャソン流体　103
キャッサバ　132
キャベツ　142
キャリーオーバー　214,226
牛　161
牛脂（ヘット）　166
牛肉　163
牛乳　182,183,184,185,187
きゅうり　144
キュウリアルコール　97,144
キュウリアルデヒド　97,144
凝固たんぱく質　51
鏡像異性体　25
強化米　62,124
共役二重結合　35,87
共役リノール酸　35
共有結合　22
矯臭作用　200
強力粉　125,126
筋原線維たんぱく質　165,174
ギンコトキシン（メチルピリドキシン）　137
均質化（牛乳）　186
筋漿（筋形質）たんぱく質　165,174
ぎんなん　137

グアーガム　33
グアニル酸　59,85,155,168
5′-グアニル酸ナトリウム　200
グアニン　57,59
クエン酸　84,97,203
クエン酸リンゴ酸カルシウム　116
ククルビタシン　83,84,144
クチクラ　191
クミス　189
組み立て食品　13
クライマクテリック型果実　151
くり　137
グリアジン　126
グリコーゲン　32,167,168,174
グリコシド結合　28,226
グリシニン　133
グリシン　46,175
クリープ　103
グリセミック・インデックス　150,226
グリセリン　37
グリセロール　37
グリチルリチン　81
グリチルリチン酸二ナトリウム　82
$\beta$-クリプトキサンチン　18,59,195
クリーミング　186
クリーム　190
クルクミン　87
グルクロン酸　28,29
グルコシダーゼ　73,74
グルコース　25,26,27,28,80
D-グルコース　26,198
グルコースイソメラーゼ　198
グルコ糖酸　28
グルコノデルタラクトン　134
グルコマンナン　33,132
グルコン酸　28

# 索　引

グルタミン　46
グルタミン酸　46,175
L-グルタミン酸　159
L-グルタミン酸-γ-エチルアミド　85
L-グルタミン酸ナトリウム　85,200
グルテニン　126
グルテリン　51,136
グルテン　126
くるみ　137
クレアチン　168
クレアチンリン酸　168
クローズドパネル法　107
クローブ（ちょうじ）　201
グロビン　169
グロブリン　51,133,135,136,192
クロム　68,72
クロレラ　161
クロロゲン酸　93,203
クロロフィル　88,158,160
クロロフィルの固定　88

鶏　162
鯨　171
鶏脂　166
鶏肉　164
鯨肉　172
鶏卵　191
結合水　23
血栓　113,226
ゲニポシド酸　118
ケフィア　189
ゲル　105
ケルセチン　146
ケン化　38
ケン化価　41
健康食品　219
健康増進法　211,215
健康日本21（第2次）　4,141
原材料表示　214
原産地表示　214
懸濁液　104
検定　106,226
玄米　123

こい　180
ゴイトリン　74
高温短時間殺菌法　187
公害物質　78
光学異性体　25,45
高果糖液糖　198
香気成分　96
抗酸化作用　60,61,62,66,118,144
抗酸化成分　141
抗酸化物質　120
麹　204,226
高次構造（たんぱく質）　50
香辛料　200
合成甘味料　80,82
合成酵素　55
酵素　54,208
酵素-基質複合体　54,55

酵素的褐変　66,93
紅藻類　160
紅茶　93,94,203
高度不飽和脂肪酸　35
降伏値　103
鉱物性食品　10
高密度リポたんぱく質　18,193
コエンザイムA　65
凍り豆腐（高野豆腐）　53,134
糊化　31
五基本味　79
国際連合食糧農業機関　5,11
国民健康・栄養調査　11
穀類　122
ココア　203
ココアバター　203
ココナッツ　137
ココナッツパウダー　137
ココナッツミルク　137
個室法（官能検査）　107
五穀豊穣　122
五大栄養素　2,110
固定化酵素　57,208,227
ゴニオトキシン類　75
α-コネクチン　169
β-コネクチン　169
このしろ　176
コハク酸　84,85,175
コバミド　65
コバルト　65,72
コーヒー　203
コピー食品　13
ごぼう　145
ごま　138
ゴマリグナン　138,227
小麦　125
小麦粉　125,126
小麦胚芽油　126
米　123
米ぬか油　124,126
コラーゲン　49,51,54,66,166,173,174
コレカルシフェロール　19,61
コレステロール　17,38,39,174,194
コロイド　104,183
コンアルブミン　192
コンヴィシン　74
コーングリッツ　128
混成酒　205
こんにゃくいも　33,131
コンニャクマンナン　33,132
コンビーフ　171
コーンフラワー　128
コーンフレーク　128
コーンミール　128
こんぶ類　159

## サ　行

サイカシン　74
細菌学的方法（鮮度判定）　173
サイクロピアゾン酸　76

最適温度（酵素）　55
最適pH（酵素）　55
採点法　109
細胞融合　208
サイロキシン　71
索引番号　15
酢酸　34,84
サキシトキシン　75
さけ　179
さざえ　181
ささげ　135
差し引き法　17,24
サスペンション　103,104
サッカリン　80,82
殺菌（牛乳）　186
さつまいも　129
さといも　131
砂糖　197
さば　177
サブユニット　50
サフラン　202
サポニン　75
さめ　178
サラダ油　43
サルモネラ菌　77
さわら　178
酸アミド類　86
酸化還元酵素　55
酸化防止剤　42,43
酸化物（灰分）　67
三次機能　3,110,113,200
三次構造（たんぱく質）　49
三重らせん構造　49
サンショオール　86
酸性アミノ酸　46
酸性食品　68
三大穀物　122
3点比較法　108
酸度（牛乳）　186
さんま　178
酸味　79,83

ジアスターゼ　54,87
ジアセチル　97,98
シアノコバラミン　65
ジアリルジスルフィド　86,87,97,99,146
ジアリルスルフィド　87
しいたけ　155
シガテラ毒　75
シガトキシン　75
色素たんぱく質　52
識別試験　107
嗜好飲料　202
嗜好型官能検査　107
嗜好型パネル　107
嗜好試験　107
嗜好成分　79
死後硬直　168,173
自己消化　173
脂質　17,33,112,114,116,174,185,194
脂質食品　10
脂質代謝　115

しじみ　181
ししゃも　180
指数法則流体　103
シス型　35
シスチン　46,50
システイン　46,50
ジスルフィド結合　50
七味唐辛子　202
自動酸化　39
シート食品　13
失活（酵素）　54
シトシン　57
β-シトステロール　39,115
シトラール　97
シトリニン　76
シトロネラール　97
シナモン　202
ジノフィシストキシン　75
渋味　79,87
ジプロピルジスルフィド　87
ジペプチド　48,81
ジベンゾイルチアミン　62
脂肪酸　17,34
脂肪酸成分表2015年版　17
C末端アミノ酸　48
しめじ類　155
ジメチルジスルフィド　160
ジメチルスルフィド　145
霜降り肉　163
じゃがいも　72,130
ジャポニカ　123
シュウ酸　69,116,140,146
シュウ酸カルシウム　87
自由水　23
熟成　168
酒税法　204
酒石酸　84
順位法　109
しょうが（ジンジャー）　87,201
ショウガオール　87
消化性多糖類　30
脂溶性ビタミン　59
醸造酒　204
しょうちゅう　205
少糖類　28,80,116
消費期限　214
賞味期限　214
しょうゆ　135,206
蒸留酒　205
しょうろ　157
食塩　69,84,199
食塩相当量　20,69
食事バランスガイド　4,11
食酢　56,206
食生活指針　4,11
食中毒　77
食肉　161,165
触媒　43,54,208,227
食品衛生法　208,211
食品群　15
食品成分表　14
食品添加物　212,214
食品の機能性　110
食品の分類　10

# 索引

食品番号　15
食品表示基準　211, 215
食品表示法　5, 211
食品名　16
食品ロス　9
植物性食品　10, 122
植物性ステロール　115
食物アレルゲン　119
食物繊維　18, 21, 24, 32, 111, 116, 117, 140
食物連鎖　2, 75
食用油脂　42
食欲増進作用　201
食料自給率　7
しょ糖（スクロース）　28, 55, 56, 81
しらうお　176
しろうお　177
しろきくらげ　156
白身魚　172
真空凍結乾燥　13
ジンゲロール　87
ジンゲロン　87
ジンジャー（しょうが）　201
人乳　183, 185

すいかの種　138
水銀　72
水産食品　10
すいぜんじのり　161
水素イオン（H$^+$）　83
水素結合　22, 49, 50
水素添加　36, 43
水中油滴型（O/W型）エマルション　104, 196, 200
水分　16, 22
水分活性　23
水分含量　23
水溶性食物繊維　32, 117
水溶性たんぱく質　193
水溶性ビタミン　59, 62
スクアレン　174
スクラーゼ　55, 56
スクラロース　80, 82
スクロース（しょ糖）　26, 28, 55, 56
すさびのり　160
すじこ　179, 226
すずき　177
スタキオース　30, 134
酢卵　197
スチグマステロール　115
ステアリン酸　34
ステビア甘味料　80
ステビオシド　80, 81, 82
ステリグマトシスチン　76
ステロール　38
ストレッカー分解　95
スーパーオキシド　120
スーパーオキシドアニオン　120
スプリング模型　103
スピルリナ　161
ずり（応力）　102, 227
ずり速度　102

スルフィド類　87
スレオニン　46

ゼアキサンチン　90, 195
生活習慣病　4, 114
成形食品　13
制限アミノ酸　47, 133, 174
青酸配糖体　73
生産履歴管理　5
清酒　204
生鮮食品　211, 214
生体調節機能　3, 110, 113, 200
生乳　187
精白米　47, 123
成分調整牛乳　188
精米　123
清涼飲料　204
世界保健機関（WHO）　3
セサミン　138
セサモール　138
セージ　202
セマンティック・ディファレンシャル（SD）法　109
ゼラチン　51, 54, 166, 173
セリン　46
セルロース　32
セレウス菌　77
セレン　68, 72
鮮度判定　173, 195

相乗剤　42, 43
組織培養　208
ソース　199
疎水結合　50
塑性　103, 227
塑性流動　103
ソーセージ類　170
そば　127
ソーマチン　82
ソラニジン　72
ソラニン　72
そらまめ　136
ゾル　105
ソルビトール（ソルビット）　28, 29, 199
ソルボース　27

## タ 行

ダイオキシン　79
だいこん　145
だいず　132
大豆イソフラボン　116
大豆たんぱく質　115
大豆油　133
タイム　202
ダイラタンシー　103
ダイラタント流体　103
タウリン　168, 175
多価不飽和脂肪酸　17, 35
たけのこ　146
脱アミノ化　59
脱脂だいず　135
脱脂粉乳　188

ダッシュポット模型　103
脱離酵素　55
脱ロウ　43
タピオカでん粉（マニオカでん粉）　132
たまねぎ　146
ターメリック　87, 202
多量ミネラル　67
単純脂質　37
炭酸　84
炭酸塩（灰分）　67
男爵　130
単純たんぱく質　51
炭水化物　17, 24, 111, 167
淡水魚　180
弾性　102
弾性率　102, 227
単糖類　24, 80
タンナーゼ　56
タンニン　56, 87, 145, 160
短鎖脂肪酸　34
たんぱく質　17, 44, 111, 165, 174, 184
たんぱく質食品　10
単分子層吸着水　23, 227

血合肉　172
チアミナーゼ　175
チアミン　19, 62
チアミンリン酸エステル　62
チオグルコシダーゼ　87
チオグルコース　28
チオクローム　62
チキソトロピー　103
畜産食品　10
地産地消　9, 227
チーズ類　189, 207
窒素-たんぱく質換算係数　17, 45
チトクローム　172
チミン　57
着色作用　201
チャコニン　72
チャーニング　190
チャビシン　86
中間水分食品　23
中鎖脂肪酸　34
中性アミノ酸　46
中性脂肪　37, 114
中力粉　125, 126
腸炎ビブリオ　77
腸肝循環　115, 227
超高温殺菌法　187
調合香辛料　202
長鎖脂肪酸　34
ちょうじ（クローブ）　201
調整粉乳　188
超低密度リポたんぱく質　115
腸内細菌叢　198, 227
腸内フローラ（腸内細菌叢）　119
調味料　199
調理条件　21
超臨界ガス　210
チルド食品　13
チロキシン（サイロキシン）　71

チロシン　46, 93, 146

追熟　151
漬物　207
L-テアニン　85, 203
テアフラビン　93, 94, 203
低温殺菌法　186
低カロリーオリゴ糖　81
低カロリー甘味料　117
低脂肪牛乳　187, 188
低脂肪乳　188
低密度リポたんぱく質　18, 193
デオキシニバレノール　76
デオキシリボ核酸　57
デオキシリボース　57
テオブロミン　83, 84, 203
テクスチャー　101
鉄　68, 70
テトラコサヘキサエン酸　35
テトロドトキシン　75
L-デヒドロアスコルビン酸　20, 66
7-デヒドロコレステロール　19, 61
デュラム（マカロニ）小麦　125
テラピア　180
Δ（デルタ）表記法　35
テルペノイド　83
転移酵素　55
添加物（食品表示基準）　212
添加物表示　214
電気陰性度　50, 227
てんぐさ　160
電磁波　210
でん粉　30
でん粉糖　197
テンペ　135, 207

銅　71
糖アルコール　28, 29, 80, 117, 198
糖化最終生成物　94
糖化ヘモグロビン（HbA1c）　151
とうがらし（レッドペッパー）　201
凍結操作　209
糖酸　28
糖脂質　38
搗精（精米）　123
糖質　24, 111, 185, 194
糖質食品　10
糖たんぱく質　52
等電点　45, 46, 52
豆乳　134
豆腐　50, 134
動物性食品　10, 161
とうもろこし　127
糖誘導体　28
ドーリン　73
毒素型食中毒　77
毒素・感染両型食中毒　77
特定原材料　214
特定保健用食品　110, 215
特別牛乳　187, 188

# 索　引

特別用途食品　215
トクホ　→特定保健用食品
ドコサヘキサエン酸
　　35,36,115,174,177,194
ドコサペンタエン酸　35,36
トコトリエノール（α-，β-，γ-，
　　δ-トコトリエノール）　60,61
トコフェロール（α-，β-，γ-，δ-
　　トコフェロール）
　　19,60,61,121
どじょう　180
とちの実　137
杜仲葉配糖体　118
ドーパ　93
とびうお　178
トマト　144
トマピー　145
ドーモイ酸　75
とらふぐ　177
トランス型　35
トランス酸（トランス型脂肪酸）
　　36,43
トリアシルグリセロール　37,193
トリアシルグリセロール当量
　　16,17
トリグリセリド　37,38,185
トリコロミン酸　85
トリプシン　54
トリプシンインヒビター
　　75,134,192,228
トリプトファン　46,47
トリメチルアミン　97,99,173
トリヨードチロニン　71
トレオニン（スレオニン）　46,47
トレーサビリティ　5
ドレッシング　200
トレハロース　29,116,156
トロポニン　174
トロンボキサン　36
豚脂（ラード）　166

## ナ　行

ナイアシン　20,62,63
ながこんぶ　159
なす　144
ナスニン　91,144
ナチュラルチーズ　189
納豆　56,135,207
ナツメグ　202
ナトリウム　20,67,69
なめこ　156
鉛　72
ナリンギン　83,84,91,148,151
難消化性成分　32

苦味　79,83
苦汁（にがり）　135
肉基質（筋基質）たんぱく質
　　166,174
肉色の固定　89
肉用家畜　161
煮こごり　51,173
ニコチンアミドアデニンジヌクレ

オチド　62
ニコチンアミドアデニンジヌクレ
　　オチドリン酸　62
ニコチン酸　62,63,64
ニコチン酸アミド　62,63,64
二次機能　3,110,113,200,202
二次構造（たんぱく質）　49
にしん　178
ニシン酸　35
2点比較法　108
二糖類　28
ニトロソアミン　66,77
ニトロソミオグロビン　89
ニトロソミオクロモーゲン　89
ニバレノール　76
日本食品標準成分表　10,14
日本食品標準成分表2015年版（七
　　訂）　10,14,190
日本食品標準成分表2015年版（七
　　訂）アミノ酸成分表編　14
日本食品標準成分表2015年版（七
　　訂）脂肪酸成分表編　14
日本食品標準成分表2015年版（七
　　訂）炭水化物成分表編　14
日本人の食事摂取基準（2015年
　　版）　67,69
日本農林規格（JAS規格）　198,
　　206
乳　182,187
乳飲料　188
乳塩基性たんぱく質　116
乳果オリゴ糖　117
乳化剤　104
乳化性　38,193,196
乳酸　84,88,168
乳酸菌　207
乳酸菌飲料　189
乳酒　189
乳清たんぱく質　185
乳濁液　104,183
乳製品　187
乳糖（ラクトース）　28,183,
　　185
乳等省令　182,186,187,188,189,
　　190
ニュートン流体　102
ニュートンの粘性法則　102
尿素回路（オルニチン回路）　111
にんじん　146
にんにく　147

ぬか層　123
ヌクレオシド　57
ヌクレオチド　57

ねぎ類　143
熱凝固性　195
熱酸化重合　39,41
ネロール　97
粘性　102
粘弾性　103
粘度　102

のり類　160
ノンファットミルク　188

## ハ　行

バイオテクノロジー応用食品
　　207
バイオリアクター　208
胚芽（胚）　123,125
廃棄率　16
胚乳　123,125
胚盤　191,192
ハウ単位　195
麦芽糖（マルトース）　28
はくさい　143
白米　123
薄力粉　47,125,126
はたはた　177
バター類　97,190
畑の肉　132
はちみつ　199
発芽玄米　124
発酵食品　204
発酵茶　203
発酵調味料　206
発酵乳　189
はつたけ　157
発泡酒　205
パツリン　76
はとむぎ　128
馬乳　183
バニラ　202
バニリルケトン類　87
パネル　106,107
パパイン　56
ハム類　168,170
はも　179
パラカゼイン　185
パラカゼインカルシウム　185
パラチノース　116,198
バリン　45,46,47
パルミチン酸　34
パルミトレイン酸　35,36
パントテン酸　20,65
半発酵茶　203

ヒアシン　144
ひえ　129
ビオチン　20,65,66,193
非還元糖　28,29
非クライマクテリック型果実
　　151
非酵素的褐変　93,94
備考欄（成分表）　20
ひじき　160
比重　39,186,195
ビシリン　135
ヒスタミン　177,228
ヒスチジン　46,47,156
ヒストン　51
微生物利用食品　204,207
ヒ素　79
ヒ素ミルク事件　79
日高こんぶ　159

ビタミン
　　18,59,112,139,149,167,175,
　　185,194
ビタミンA　18,59
ビタミンB群　62
ビタミンB$_1$　19,62,63,64
ビタミンB$_2$　19,62,63,64
ビタミンB$_6$　20,63,64
ビタミンB$_{12}$　20,65
ビタミンC　20,66,121,130,140,
　　149,168
ビタミンD　19,60,61
ビタミンD$_2$　19,61,155
ビタミンD$_3$　19,61
ビタミンE　19,61,120,150
ビタミンE活性　62
ビタミンK　19,62
ビタミンK$_1$　19,62
ビタミンK$_2$　19,62
ビタミンP　91
ビータン　197
必須アミノ酸　46,133
必須脂肪酸　36,112
ひとえぐさ　161
p-ヒドロキシベンジルイソチオシ
　　アネート　57,87
ヒドロキソコバラミン　65
ピーナッツバター　138
非ニュートン流体　102
非ヘム鉄　71
ピペリジン　97,99
ピペリン　86
ヒポキサンチン　59,174
ひまわりの種　139
ピーマン　144
氷結点（氷点）　186
病原性大腸菌　77
病者用食品　215
評点法（採点法）　109
氷糖みつ　197
ひよこまめ　136
ピラジン類　97
ひらたけ　156
ひらめ　179
ピリドキサミン　64
ピリドキサール　64
ピリドキシン　64
ピリミジン塩基　57
微量ミネラル　67
ビール　204
ピロール核　88,89
ビンガム塑性流体　103

ファゼオルナチン（リナマリン）
　　73
ファゼオリン　135,136
ファンデルワールス力　50
フィコシアニン　89
フィコビリン　158
フィシン　56
フィブロイン　49
フィチン酸　69,116,122
フィトール　88
フィトケミカル　141,228

フィルム食品　13
フィロキノン　19,62
フィロズルチン　81,82
フェオフィチン　88
フェオフォルビド　88
フェニルアラニン　46,47
フェノールヒドロキシラーゼ　93
フォークト模型　104
ふかひれ　178,228
複合脂質　37
複合たんぱく質　51
ふぐ毒　75
不ケン化物　38
フコイダン　33,158
賦香作用　201
フコキサンチン　158
フコース　27
ふすま（小麦）　125
不斉炭素原子　25,45
豚　162
ブタキロサイド　74
豚肉　164
普通肉　172
フックの法則　102
フッ素　71
沸点　186
プテロイルグルタミン酸　63,65
ぶどう　151
ぶどう糖　24,198
ぶどう糖果糖液糖　198
フードマイレージ　7
ぶなしめじ　156
フノラン　158
不発酵茶　203
不飽和脂肪酸　17,34,174
フムロン　84
フモニシン　76
不溶性食物繊維　32,117
プラズマ　193
フラバノン　90
フラボノイド　90
フラボノイド色素　91
フラボノール　90
フラボン　90
フラボノイド配糖体　83,90
ブランチング（湯通し）　93,141
ブランデー　205
ぶり　178
フリーズドライ　13
フリーラジカル（ラジカル）　41, 93,119
プリン塩基　57
フルクトオリゴ糖　116,117,198
フルクトース　26,27,28,80
D-フルクトース　26,198
フルフラール類　97
フレーバー　96
プレバイオティクス　119
ブレンドスパイス　202
プロアントシアニジン　87,137
プロスタグランジン　36
プロセスチーズ　189
プロタミン　51
ブロッコリー　147

プロテアーゼ　51,54,56,168,207
プロテアーゼインヒビター　75
プロテインスコア　47
プロバイオティクス　119
プロビタミンA　18,59,149
プロビタミンD　61
プロビタミン$D_2$　19
プロビタミン$D_3$　19
プロピルアリルジスルフィド　87
プロピルメルカプタン　87
ブロメライン　56
プロラミン　51
プロリン　45,46
分解度DE　197,228
分岐鎖アミノ酸　45
分極　22
分子間力　50
分析型官能検査　107
分析型パネル　107
粉乳　188

ヘキサナール　97
ヘキサノール　97
ヘキセナール　97
ペクチナーゼ　56
ペクチン　32,56,148
ベーコン類　168,170
ヘスペリジン　90,91,150,151
ベタイン　175
β-シート構造　49
β-でん粉　31
ヘット　166
ペッパー（こしょう）　201
ヘテロサイクリックアミン　78
ペプシン　54
ペプチダーゼ　56
ペプチド　48
ペプチド結合　48
ペプトン　51
ヘマグルチニン（レクチン）　74, 134
ヘミアセタール　25,228
ヘミセルロース　32
ヘム色素　89,169
ヘム鉄　71,167
ヘモグロビン　89,165,169
ヘモグロビンA1c　94
ヘモシアニン　71
ペルオキシダーゼ　186
変異原性アルデヒド　78
変異原性物質　77
変性　51,53,135,173,195
変旋光　27
ベンゾ[a]ピレン　78

芳香族アミノ酸　46,47
放射性物質　79
ほうれんそう　143
飽和脂肪酸　17,34
保健機能食品　110,215
保健機能食品制度　110
補酵素　62
補酵素A　65
ホスビチン　193

ホスファターゼ　186
ホスファチジルコリン　194,196
ホスホセリン　193
ほそめこんぶ　159
ボツリヌス菌　77
ポテトチップス　131
ホモゲンチジン酸　87,146
ポリ塩化ビフェニール　78
ポリグルタミン酸　116
ポリヌクレオチド　57
ポリフェノール　87,93,120,137, 151,203
ポリフェノールオキシダーゼ 57,93,130,131,141,145,202, 203
ホルデイン　127
ホルデニン　127
ポルフィラン　158
ポルフィリン環　88,89
ポリペプチド　48,83
ポリペプチド鎖　49,50
ほんしめじ　155

## マ 行

まあじ　177
マイクロ波　210
マイコトキシン　76
まいたけ　156
マイトトキシン　75
膜処理　209
マグネシウム　67,70,88
まぐろ　178
まこんぶ　159
ます　180
マスキング　100,200
マスタード（からし）　201
まだい　179
まだら　179
マックスウェル模型　103
マッシュポテト　131
マッシュルーム　156
まつたけ　155
マツタケオール（1-オクテン-3-オール）　155
まつの実　137
マヨネーズ　38,196,200
マルターゼ　54
マルチトール（マルチット） 29,199
マルトース（麦芽糖）　28
マルビン　151
マンガン　68,72
マンニトール（マンニット） 29,155,199
マンヌロン酸　29
マンノース　27

ミオグロビン　49,89,165,169, 170,172,174
ミオゲン　166,173,174
ミオシン　51,153,165,166,168, 169,173,174
味覚　80

味覚変革物質　83
水分子　22
みそ　135,206
みついしこんぶ　159
水俣病　78
ミネラル　67,112,116,140,167, 175,185,194
味蕾　79
ミラクリン　83
みりん　206
ミロシナーゼ　87,145
無機質　18,67
無脂乳固形分　184,228
無脂肪牛乳　187,188
無脂肪乳　188
ムチン　130
六つの基礎食品　10

メイクイーン　130
メイラード反応　94
メチオニン　46
メチルコバラミン　65
メチル水銀　78
4-メチルチオ-3-ブテニルイソチオシアネート　87
メチルプロピルジスルフィド 97,98,99,146
メチルメルカプタン　97,99,145
メト化　89
メトミオグロビン　89,169
メトミオクロモーゲン　89
メナキノン　62
メナキノン類　19
メラニン　93,130
メラノイジン　94,95,203
メルカプタン（メチルメルカプタン）　97,145
メレンゲ　196
めん羊　162

もずく　160
もち米　30,124
モネリン　80,82
モリブデン　68,72
もろこし　129

## ヤ, ラ, ワ行

山羊乳　183
やし油　137
やまのいも　131
ヤラピン　130

有機塩基　57
有機酸　85,147
誘導脂質　38
誘導たんぱく質　51
有毒成分　72
有害化学物質（公害物質）　78
遊離アミノ酸　47,48,111
遊離脂肪酸　41
ユーグレナ　161
油脂　37

# 索 引

油脂食品 10
油中水滴型 190
油中水滴型（W/O型）エマルション 104,200
湯葉 134

葉酸 20,63,65,149
羊脂 166
ヨウ素 68,71
ヨウ素価 41
羊肉 165
ヨーグルト 189,207
四次構造（たんぱく質） 50
β-ヨノン核 59,60

らいまめ（らいままめ） 136
ライむぎ 128
羅臼こんぶ 159
ラクトアルブミン 51,185
ラクトグロブリン 185
ラクトース（乳糖） 28,185
ラクトスクロース 117
ラクトース分解酵素 185
ラクトン類（δ-デカラクトン） 97
ラジカルスカベンジャー 120
らっかせい 138
落花生油 138
ラテブラ 191,192
ラード 166
ラフィノース 30,134
ラミナラン 158
ラミニン 159

ラム 165
ラムノース 27
ラー油 202
卵 191
卵黄 191,193
卵黄係数 195
卵殻 191
卵殻色 195
藍藻類 161
ランダムコイル状構造（糸まり構造） 49
卵白 191,192
卵白障害 66

力学的特性 101
リキュール 205
リグニン 146
リコピン 90,146
リシノアラニン残基 54
りしりこんぶ 159
リシン 46,47,95,158
リジン 46
リスク分析 5,6
リゾチーム 192,193,196
律速酵素 115,228
リナマリン（ファゼオルナチン） 73,132
リナロール 97
リノール酸 34,35
α-リノレン酸 34,35,36,112
γ-リノレン酸 34,35,36
リパーゼ 56,57,185,186
リベチン 193

リボ核酸 57
リボキシゲナーゼ 97,126
リボース 27,57
リボたんぱく質 52,193
リボヌクレアーゼ 59
α-リポビテリン 193
β-リポビテリン 193
リボフラビン 19,62
リモニン 83,84,148
リモネン 98,151
硫化アルキル 97
硫化水素 97
硫化鉄 194
両親媒性分子 196
両性電解質 45
緑茶 203
緑黄色野菜 11,139,141
緑藻類 160
りょくとう 135
リン 67,70
りんご 151
リンゴ酸 84,203
リン酸 84
林産食品 10
リン脂質 37,70,134
リンたんぱく質 52,70,182

ルチン 91,127,146
ルテイン 90,195
ルミフラビン 62,64

冷凍食品 12
冷凍野菜 141

レオペクシー 103
レオロジー 102
レクチン（ヘマグルチニン） 74
レグメリン 135
レシチン 38,70,134,194,196
レタス 143
レチノール 18,59
レチノール活性当量 18,19,133,143,144,145,146,158,160
レッドペッパー（とうがらし） 201
レトルトパウチ食品 13
レニン・アンジオテンシン・アルドステロン系 113
レバウディオサイドA 81,82
レンズまめ（ひらまめ） 136
レンチオニン 71,155
練乳 189
レンニン 57,185
レンネット 57,185,189

ロイコトリエン 36
ロイシン 45,46,47
老化（でん粉） 31
六次産業化 9,228
ローファットミルク 188
ロングライフミルク 186,188

ワイン 56,205
わかめ 159
わさび 71,201

**編著者略歴**

青木 正（あおき ただし）
1947年 広島県に生まれる
1977年 広島大学大学院理学研究科博士課程修了
2014年まで 鈴峯女子短期大学食物栄養学科教授
　　　　　　理学博士

齋藤文也（さいとう ふみや）
1953年 岩手県に生まれる
　　　　（財）残留農薬研究所，小岩井農牧（株）小岩井農場技術研究センターを経て
2011年 岩手大学大学院連合農学研究科博士課程修了
前　会津大学短期大学部食物栄養学科教授
　　　博士（農学）

---

コンパクト食品学 総論・各論　　　定価はカバーに表示

2015年 3 月30日　初版第1刷
2016年 3 月25日　第2刷（訂正版）
2023年 4 月25日　第7刷

編著者　青　木　　　正
　　　　齋　藤　文　也
発行者　朝　倉　誠　造
発行所　株式会社　朝倉書店

東京都新宿区新小川町 6-29
郵便番号　162-8707
電　話　03(3260)0141
FAX　03(3260)0180
https://www.asakura.co.jp

〈検印省略〉

© 2015〈無断複写・転載を禁ず〉　印刷・製本　デジタルパブリッシングサービス

ISBN 978-4-254-61057-4　C 3077　　Printed in Japan

JCOPY　〈出版者著作権管理機構 委託出版物〉

本書の無断複写は著作権法上での例外を除き禁じられています．複写される場合は，そのつど事前に，出版者著作権管理機構（電話 03-5244-5088, FAX 03-5244-5089, e-mail: info@jcopy.or.jp）の許諾を得てください．